Gudrun Piechotta (Hg.)
Das Vergessen erleben

Gudrun Piechotta (Hg.)

Das Vergessen erleben

Lebensgeschichten von Menschen
mit einer demenziellen Erkrankung

Mabuse-Verlag

Bibliografische Information Der Deutschen Bibliothek

Die Deutsche Bibliothek verzeichnet diese Publikation in der Deutschen Nationalbibliografie; detaillierte bibliografische Angaben sind im Internet über http://dnb.ddb.de abrufbar.

© 2008 Mabuse-Verlag GmbH
Kasseler Str. 1a
60486 Frankfurt am Main
Tel.: 0 69 / 70 79 96-14
Fax: 0 69 / 70 41 52
www.mabuse-verlag.de

Satz: SATZ FÜR SATZ Alex Feuerherdt, Bonn
Umschlaggestaltung: Karin Dienst, Frankfurt am Main
Umschlagfoto: Anja Uhling, Frankfurt am Main
Druck: Fuldaer Verlagsanstalt GmbH & Co KG
ISBN: 978-3-938304-70-9
Printed in Germany

Inhalt

Geleitwort

Vor uns liegen persönliche Lebensberichte von Menschen, die mit dem Krankheitsbild der Demenz konfrontiert sind, als Erkrankte und als Angehörige. Manchmal sind es nur Ausschnitte, an denen die Berichtenden uns als Leserinnen und Leser teilhaben lassen, wie Fenster, durch die nur ein kleiner Teil der ganzen Dramatik sichtbar wird. In der Zusammenschau der Perspektiven des Kranken wie des Angehörigen wird die Problematik des gemeinsamen Lebens mit der Demenz dargestellt, die verschiedenen Wahrnehmungen der Wirklichkeit, die Ängste, der Zusammenbruch von Zukunftsplänen, die Belastung des gesunden Partners und die Wandlung der Beziehung zwischen den Angehörigen. Die unterschwelligen Wünsche an den Anderen, sei er nun der Kranke oder der Gesunde, kann der Leser häufig nur erahnen. Die Lektüre der Berichte ist oft erschütternd, doch sie kann dazu beitragen, uns Lesern zu vermitteln, was die Demenz-Krankheit – jenseits der medizinischen Fakten – für die Betroffenen und ihre Angehörigen bedeutet.

Die Diagnose Demenz ist für die Betroffenen und ihre Familien fast immer ein Schock. Andererseits kann sie auch eine Entlastung bedeuten, denn unerklärbare Verhaltensweisen werden nun benennbar und verstehbar, und es wird deutlich, dass es eben kein böser Wille ist, wenn der Betroffene vieles vergisst oder sich merkwürdig verhält.

In Deutschland leben ungefähr eine Million demenzkranke Menschen. Die Tendenz ist steigend. Altwerden fordert seinen Tribut, denn die Demenzerkrankungen nehmen mit dem Alter zu. Zwei Drittel der Kranken leben zu Hause, werden von Angehörigen, Freunden, Nachbarn umsorgt. Nur ein Drittel wird in Heimen betreut und gepflegt. Mit zunehmender Schwere der Krankheit ist häufig eine Pflege zuhause aus verschiedenen Gründen nicht mehr möglich.

Neben der häufigsten Form der Demenz (= erworbene Hirnleistungsschwäche), der nach dem deutschen Psychiater Alois Alzheimer benannten Alzheimer-Krankheit, gibt es die gefäßbedingten Formen der Demenz und andere spezielle Arten, die sich im Verlauf und im Auftreten unterscheiden. In einigen seltenen Fällen erkranken auch jüngere Menschen an Demenz. Die Krankheit führt zum Untergang von Nervenzellen, wodurch Gedächtnis und Orientierung der Betroffenen mehr und mehr beeinträchtigt werden. Im Verlauf der Krankheit wird es für die Betroffenen immer schwieriger, sich etwas zu merken, sich räumlich und zeitlich zu orientieren. Sie können schon bald weitgehend auf fremde Hilfe angewiesen sein.

Das Bild der Krankheit in der Öffentlichkeit ist geprägt von den späten Phasen der Krankheit, wenn völlige Hilfsbedürftigkeit eintritt, häufig auch Bettlägerigkeit. Aber es gibt eine lange Phase vor dieser Zeit, die man gemeinsam ausfüllen und erleben kann, trotz und mit den wachsenden Defiziten. Auch das wird in den Berichten in besonderer Weise deutlich.

Die Unterstützung im Bereich der Selbsthilfe ist immer noch durch die Not der Angehörigen geprägt. Sie begann mit Selbsthilfegruppen für Angehörige. Ganz allmählich wandelt sich der Fokus: Der von der Demenz-Krankheit Betroffene rückt mehr und mehr in den Mittelpunkt, denn der Kranke selbst leidet an den Gedächtnis- und Orientierungsverlusten, an den Angstzuständen, an seinen eigenen Aggressionen. Der Angehörige erlebt es mit, er leidet mit, er leidet vor allem an der Hilflosigkeit des Kranken und an seiner eigenen Ohnmacht. Er kann sich nur schützen, indem er sich über die Krankheit informiert, sich Solidarität sucht, zum Beispiel in Angehörigen-Selbsthilfegruppen. Er kann seine Belastung lindern, in dem er lernt, sich mit seinen eigenen Bedürfnissen auseinander zu setzen, sich Hilfe holt, auf sich achtet; letztlich kann nur ein gesunder Partner den Demenzkranken über die langen Jahre der Krankheit unterstützen.

Ich wünsche dem Buch aufmerksame Leserinnen und Leser, die die Wünsche zwischen den Zeilen erspüren und ein sensibles Verständnis für die Nöte der demenzkranken Menschen und ihrer Angehörigen entwickeln.

Heike von Lützau-Hohlbein
Vorsitzende der Deutschen Alzheimer Gesellschaft e.V., Berlin
München, 28. September 2007

Danksagung

Die Idee, dass Menschen selber *ihre* Lebensgeschichte, zu der auch das Erleben einer demenziellen Erkrankung gehört, schreiben bzw. erzählen und schreiben lassen, ist im Vorfeld auf eine sehr positive Resonanz gestoßen. Allen, die die Umsetzung der Idee auf verschiedenste Art und Weise ermöglicht und begleitet haben, bin ich außerordentlich dankbar.

Im Rahmen dessen habe ich die Gelegenheit bekommen, hochinteressanten und sehr interessierten, offenen und freundlichen Menschen zu begegnen, ihnen – den einst fremden Menschen – nahe zu sein, an ihrem Leben ein kleines Stück teilhaben zu dürfen.

Mein Dank gilt in ganz besonderem Maße den *Autorinnen und Autoren* dieses Buches.

Gleichmaßen gilt mein *großer Dank* den *Angehörigen*, die mir geduldig und freundlich geholfen haben, die Lebensgeschichte ihrer Mutter, ihres Vaters, ihres Ehepartners etc. zu rekonstruieren, wenn die Erkrankung den Autorinnen bzw. Autoren die Konstruktion einer vollständigen autobiografischen Lebensgeschichte nicht mehr erlaubte.

Für die große Unterstützung möchte ich mich auch bei denjenigen bedanken, die mir geholfen haben, Kontakt zu (potenziellen) Autorinnen und Autoren zu bekommen: So sage ich *herzlichen Dank* bei *Frau Astrid Rösing* (Pflegedienstleiterin), *Herrn Godehard Kopp* (Heimleiter) und dem freundlichen, kooperativen *Pflegepersonal* des Seniorenwohnzentrums Bovenden.

Danke sage ich *Frau Dr. med. Gerthild Stiens*, die bis vor einiger Zeit als Oberärztin in der Gedächtnisambulanz/Klinik für Psychiatrie und Psychotherapie an der Georg-August-Universität Göttingen tätig war und heute in Bonn arbeitet.

Des Weiteren gilt mein *Dank Frau Kerstin Krause-Köhler*

(Dipl. Soz.-Päd./Psychiatrische Universitätsklinik der Charité im St. Hedwig-Krankenhaus, Gerontopsychiatrisches Zentrum/Tagesklinik) und *Frau Mechthild Niemann-Mirmehdi* (Koordinatorin der Therapeutischen Dienste und stellvertretende Leiterin des Gerontopsychiatrischen Zentrums) von der Psychiatrischen Universitätsklinik der Charité im St. Hedwig-Krankenhaus.

Frau *Barbara Müller* (Mitarbeiterin an der Alice-Salomon-Hochschule Berlin) hat *dankenswerterweise* Korrektur gelesen.

Vielen Dank meinem Sohn *Daniel Henze* und meinem Mann *Karl-Heinz Henze*, die mir Stunden der Ruhe und Arbeit an dem Buch ermöglichten.

Gudrun Piechotta

Einleitung

Einer meiner Arbeitsschwerpunkte als Hochschullehrerin im Gesundheits- und Pflegemanagementstudiengang an der Alice-Salomon-Hochschule Berlin ist die Begleitung und Beratung von demenziell erkrankten Menschen und ihren Angehörigen. Im Rahmen dessen ist mir immer wieder aufgefallen, dass es im deutschsprachigen Raum zwar viel Literatur zum Thema „Demenz" gibt, jedoch nur wenige Bücher, die von Menschen geschrieben wurden, die selber an einer Demenz erkrankt sind.

In meinen Seminaren stellte ich aber auch immer wieder fest, dass für die Studierenden gerade mittels (auto-)biografischer Schilderungen die Lebenssituation der Betroffenen sehr gut nachvollziehbar und die Sensibilität für die vielschichtigen krankheitsbedingten Veränderungen und Belastungen für die demenziell erkrankten Menschen und ihre Angehörigen erhöht wird. So entstand bei mir der Wunsch, Menschen mit Demenz durch ein Buchprojekt selber zu Wort kommen zu lassen.

Um diese Absicht zu realisieren, habe ich mich auf die Suche nach Menschen begeben, die von einer demenziellen Erkrankung betroffen sind und denen die Krankheit – noch – erlaubt, über ihren Lebensweg und ihre aktuelle Lebenssituation, über ihr Erleben der Krankheitssymptomatik, über die krankheitsbedingten Veränderungen in ihrem Leben zu schreiben bzw. zu sprechen.

Die Suche war schnell erfolgreich: Dank der raschen und unkomplizierten Unterstützung in verschiedenen Institutionen konnte ich nach kurzer Zeit mit interessierten demenziell erkrankten Menschen (im Frühstadium und zu Beginn des mittleren Stadiums der Erkrankung) und ihren Angehörigen Kontakt aufnehmen, selbstverständlich nach vorheriger Information seitens der Mitarbeiterinnen und Mitarbeiter. Sowohl bei den erkrankten Menschen als auch bei den Angehörigen stieß die geplante Publikation auf große Resonanz.

Die vorliegenden zehn Geschichten umfassen keinesfalls nur den Lebensabschnitt, der von der demenziellen Erkrankung gekennzeichnet ist. Warum? Eine demenzielle Erkrankung ist ein tiefgreifendes, lebensveränderndes prozesshaftes Geschehen, dennoch ist es immer nur *ein* Teil des Lebenspuzzles.

Auf unserem Lebensweg mit seinen verschiedenen Lebensabschnitten agieren wir immer in verschiedenen sozialen Rollen und müssen immer mit differenten Kontexten, Erwartungen und Anforderungen umgehen. Das betrifft auch den Lebensabschnitt als älterer (mitunter sind allerdings auch jüngere Menschen betroffen, so z.B. die Autorin Frau Dr. Wolter) und demenziell erkrankter Mensch. Werden Menschen nur in ihrer Krankenrolle gesehen, wird oftmals ihre Biografie außer Acht gelassen, und damit werden ihre komplexen Erfahrungen, Leistungen und Kompetenzen nicht beachtet und nicht gewürdigt.

Menschen können krank werden, krank sein und ihr ganzes Leben kann sich durch eine Krankheit grundlegend verändern, aber sie haben auch *immer* eine individuelle Biografie, die *immer* die aktuelle Lebenssituation und die Wahrnehmung, den Umgang und gegebenenfalls die Bewältigung der Krankheit maßgeblich beeinflusst.

Die Lebensgeschichten dürften deutlich machen, dass eine angemessene Betreuung, Begleitung und Pflege nur gelingen kann, insbesondere bei demenziell erkrankten Menschen nur gelingen kann, wenn ein biografieorientierter Umgang gewährleistet ist. Ein solcher Umgang beinhaltet auch das Wissen über generationsspezifische Lebensumstände; viele aktuelle Verhaltens- und Handlungsweisen sind nur unter Einbeziehung der damaligen Lebenssituationen und -erfahrungen verstehbar (z.B. traumatische Erfahrungen durch Krieg und Flucht).[1]

---

1 Besonders aufschlussreich ist in diesem Zusammenhang das Buch von Radebold, Hartmut (2005): Die dunklen Schatten unserer Vergangenheit. Ältere Menschen in Beratung, Psychotherapie, Seelsorge und Pfle-

Und es gibt weitere gute Gründe, sich für die Biografie gerade älterer und demenziell erkrankter Menschen zu interessieren und ihnen die Möglichkeit zu geben, ihre persönliche Lebensgeschichte mitzuteilen: Das soziale Miteinander besteht aus Geben und Nehmen. Älteren Menschen, insbesondere denjenigen, die in stationären Einrichtungen leben, wird das Geben aber oftmals nicht mehr ermöglicht und damit wächst das Risiko, dass sie sich als passive Nehmende fühlen und ihr Dasein als sinnlos erleben. Das Erzählen oder Aufschreiben der eigenen Lebenserfahrungen und des Krankheitsprozesses kann dem entgegenwirken.

Das Kommunizieren von Lebensgeschichte(n) kann ein gebender Akt sein: Das Gegenüber darf Anteil nehmen, von den Erfahrungen des Anderen lernen, das Mitgeteilte kann geteilt und darüber kann Nähe und Vertrauen geschaffen werden.

Die erinnerte und kommunizierte Biografie kann die Wahrung der eigenen Identität beim Erzählenden bzw. Schreibenden unterstützen. Nach Meinung von Petzold gibt

„die Erinnerung an gelebtes Leben die Möglichkeit Gewonnenes und Erreichtes noch ein Stück zu bewahren, Dinge, die einem liebgeworden sind und die von den äußeren Bedingungen her verloren sind, noch ein wenig zu behalten (…), denn diese Ereignisse, Szenen, soziale Welten haben ja eine persönliche Bedeutung, auch wenn sie nicht mehr existieren …" (Petzold, 1985, S. 469).[2]

Gerade für Menschen, die sich mit alters- und krankheitsbedingten Verlusten konfrontiert sehen, kann der Blick auf ihren Lebensweg und ihre Lebensleistungen helfen, das Selbstwertgefühl und die Selbstrepräsentanz zu stabilisieren.

Die Diagnose einer demenziellen Erkrankung ist ein Schock, daran soll nichts beschönigt werden. Eine Erkrankung, die einen im wahrsten Sinne des Wortes „den Verstand verlieren lässt",

ge, Stuttgart: Klett-Cotta

2 Petzold, Hilarion (1985): Mit alten Menschen arbeiten. Bildungsarbeit, Psychotherapie, Soziotherapie. München: Pfeiffer

macht Angst, denn durch sie gehen Autonomie, Individualität und Leistungsfähigkeit verloren, die die zentralen Werte in unserer Gesellschaft darstellen. Dennoch kann etwas getan werden, um die Auseinandersetzung mit einer solchen Diagnose, bei sich selber und bei den Mitmenschen, zu fördern. Schwerdt (2005) fordert

> „ ... eine sehr frühe Auseinandersetzung in gesunden Tagen mit dem Lebensrisiko, an einer Demenz zu erkranken und in ihrem Verlauf pflegebedürftig zu werden, oder im nächsten persönlichen Umfeld betroffen zu sein. Diese Auseinandersetzung muss die Angst davor, die eigenen Verstandeskräfte zu verlieren, und die Angst davor, in allen Aktivitäten des Lebens abhängig von der Hilfe anderer zu werden, einschließen." (Schwerdt 2005, S. 75) [3]

Können (Mit-)Menschen wirklich lernen, sich ihrer Angst, selber einmal an einer Demenz zu erkranken, bewusst zu werden und konstruktiv damit umzugehen? Können sie lernen, ihre Angst vor einer demenziellen Erkrankung zu reflektieren und sie nicht in Form von Angst vor demenziell erkrankten Menschen agieren, indem sie ihnen aus dem Weg gehen und es anderen überlassen, sich um sie zu kümmern – und so mit dazu beitragen, dass die erkrankten Menschen und ihre Angehörigen in das soziale Abseits geraten? Können Menschen mittels Antizipation Sensibilität und Verständnis für die erkrankten Menschen entwickeln und für die hohen Anforderungen und Belastungen der Angehörigen, aber auch für die Vertreterinnen und Vertreter bestimmter Berufsgruppen, die die erkrankten Menschen und ihre Angehörigen begleiten und betreuen? Die Antwort lautet: Ja, es ist möglich und es ist nötig, Verständnis und Sensibilität für die Situation der erkrankten Menschen und ihrer Angehörigen zu entwickeln. Ja, es ist möglich, sich mit einer solchen Erkrankung und mit der Angst davor

---

3   Schwerdt, Ruth (2005): Prävention für Menschen mit Demenz: Sackgasse oder Einbahnstraße? Eine Durchsicht von Konzepten und Modellen. In: dies. (Hrsg.): Prävention in der Pflege und Betreuung von Menschen mit Demenz. Konzepte und Modelle zur Qualifikation und Kooperation, Frankfurt/M.: Fachhochschulverlag, S. 64-95

präventiv und konstruktiv auseinander zu setzen – und es ist nötig, schon vor dem Hintergrund steigender Zahlen von Betroffenen, d.h. Erkrankten und Angehörigen.

Ein Schritt in Richtung präventiv-antizipierende Auseinandersetzung kann das Lesen der vorliegenden Lebensgeschichten sein, denn die Autorinnen und Autoren dieses Buches sind eben die Menschen, die einen solchen Krankheitsprozess erleben (oder als Angehörige den Krankheitsprozess miterleben). Sie lassen uns teilhaben an diesem Krankheitsgeschehen, mit dem sie nun Zeit ihres Lebens konfrontiert sind, deren Krankheitssymptome andauern, sich verstärken werden und sie lassen uns teilhaben an ihrer Trauer, Verzweiflung, Wut, Angst, Abwehr und Akzeptanz. All diese Gefühle und emotionalen Zustände finden sich in den vorliegenden zehn Lebensgeschichten:

Frau Edith Gabeler belasten erhebliche örtliche Orientierungsprobleme, aber sie meint auch, dass man „da gut mit leben (kann), wenn man ‚Ja‘ dazu sagt."

Herr Walter Sudhoff weiß plötzlich bei einem Besuch auf dem Friedhof nicht mehr, wo er langgehen muss.

Frau Hildegard Busse hat ihre vielen sozialen Kontakte „einschlafen" lassen – wahrscheinlich weil sie die Gesprächsinhalte nicht mehr verstand oder weil sie die Wege zu den Freunden oder Kirchenmitgliedern nicht mehr gefunden hat.

Frau Hermine Vogelsang lässt uns daran teilhaben, wie verwirrend es ist, wenn man „immer glaubte, etwas eingesteckt zu haben, aber es war nicht so." Und wenn man irgendwann weiß, dass man alles vergessen hat!

In der kurzen Geschichte von *Herrn Gerd Markgraf* wird die verzweifelte Suche nach seiner längst verstorbenen Ehefrau deutlich und die nachhaltige Erschütterung durch seine Erlebnisse während der Kriegsgefangenschaft.

Frau Dagmar Lempe meint, dass sie die Erkrankung so nimmt, wie sie ist, denn sie könne daran ja nichts ändern. Tröstlich findet sie die Vorstellung, dass es ein Leben nach dem Tod gibt und sie dann wieder ihrer geliebten Großmutter, „Mama" genannt, begegnen wird.

Für *Frau Helene Richter*, die sich krankheitsbedingt nicht mehr alleine versorgen konnte und nun in einer stationären Einrichtung lebt, steht an oberster Stelle der Wunsch nach einer eigenen Wohnung, die es ihr ermöglichen würde, ihre vielen Kinder, das leibliche und die nicht-leiblichen Kinder, einzuladen und bei sich zu haben.

Die Verzweiflung über das Vergessen wird unter anderem bei *Herrn Horst Jurisch* deutlich, der sich eine Person des Vertrauens wünscht, die neben einem steht, unsichtbar, die einen leitet und in Schutz nimmt.

Frau Charlotte Kampnagel berichtet von den „unheimlichen Orientierungsproblemen" und davon, was es heißt, wenn man im Bus sitzt und plötzlich die Strecke nicht mehr erkennt, die man seit vielen Jahren gefahren ist. Seit Krankheitsbeginn ist die Angst ein ständiger Begleiter in ihrem Leben.

Frau Dr. Doris Wolter lässt uns teilhaben an ihren beiden schweren Schicksalsschlägen: Sie ist ungewöhnlich früh an einer Demenz erkrankt und der Ehemann fordert die Trennung.

Die krankheitsbedingte Apraxie erlaubte keinem der zehn Autorinnen und Autoren, ihre Lebensgeschichte und die darin eingebundene Krankheitsgeschichte selber zu schreiben, und so kamen wir jeweils überein, dass die Erzählung auf Band aufgenommen, von mir transkribiert und redigiert wird. Allen Autorinnen bzw. Autoren und Angehörigen habe ich nach der Verschriftlichung der aufgezeichneten Gespräche angeboten, den – vorläufigen – Artikel zu lesen und gegebenenfalls zu ergänzen oder die Aussagen zu korrigieren.

Verschiedentlich waren der Ehepartner bzw. die Ehepartnerin bei den Gesprächen anwesend; zum Teil sind die Anmerkungen der Angehörigen bzw. ihre Schilderungen in die Lebensgeschichte der Autorin bzw. des Autors aufgenommen worden.

Die Erzählenden bekamen keine inhaltlichen Vorgaben, lediglich zu Beginn der Gespräche wurde nach der Kindheit und Jugend gefragt, und am Schluss stellte ich die Wunschfrage („Was würden Sie sich wünschen, wenn Sie jetzt drei Wünsche frei hätten?").

In Abhängigkeit von der jeweiligen Erzählatmosphäre, dem

persönlichen Erinnerungsvermögen und dem Erzählfluss haben sich allerdings unterstützende Fragen nach einzelnen Situationen und Wegbegleiterinnen/Wegbegleitern als hilfreich und notwendig erwiesen. Hatte ich bereits Informationen seitens der Angehörigen, ist dieses Wissen mitunter in unterstützender Frageform in die entsprechenden Erzählsequenzen eingeflossen. Bei belastenden bis traumatischen Themenbereichen wurde ein Nachfragen vermieden.

Liebe Leserinnen und Leser, begleiten Sie die Lebenswege der demenziell erkrankten Autorinnen und Autoren, lassen Sie sich mitnehmen und fühlen Sie sich ein. Die bewegenden Lebensgeschichten laden Sie dazu ein.

Gudrun Piechotta
Berlin/Göttingen, Oktober 2007

Edith Gabeler

Ich bin schon mein Leben lang ein Außenseiter gewesen

Vorbemerkung der Herausgeberin

Frau Gabeler ist an einer Demenz erkrankt, zum Gesprächszeitpunkt befindet sie sich noch im Frühstadium. Sie erzählt mir ihre Lebens- und Krankheitsgeschichte, denn das Schreiben fällt ihr mittlerweile schwer. Es ist größtenteils ein fröhliches Gespräch, immer wieder „berlinert" sie, immer wieder lachen wir, aber immer wieder ist sie auch traurig, wenn sie sich an Kränkungen erinnert, wenn sie ihre Trauer über den Tod des Ehemannes beschreibt, wenn sie die sich immer wieder einstellenden Gefühle von Außenseitertum, Heimatlosigkeit und die – krankheitsbedingten – Kontrollverluste beschreibt. Zugleich ist sie sehr stolz auf die aktive Gestaltung ihres Lebensweges, auf ihren Dickkopf, auf ihre Energie, sich Wünsche zu erfüllen und sich durchzusetzen. Und sie ist sehr stolz auf ihren Ehemann und auf ihre Kinder und Enkelkinder.

Wir führen das Gespräch zu zweit. Vor und nach diesem Gespräch habe ich allerdings mehrere Telefonate mit der Tochter Solveig[1] geführt, da Wohnorte, Daten, viele Lebensereignisse nicht mehr oder nicht mehr chronologisch beschrieben werden konnten oder Daten und Lebensverläufe – durchaus sinnhaft – umgedeutet und verändert wurden, wie zum Beispiel der Todeszeitpunkt und die Todesursache des Ehemannes; dieser starb an einer Krebserkrankung mit 81 Jahren und nicht, wie Frau Gabeler berichten wird, mit 38 Jahren und an einer Kriegsverletzung am Kopf. Sie ist zu diesem Zeitpunkt erst 63 Jahre alt und noch sehr aktiv. Wahrscheinlich hat sie sich damals noch so jung gefühlt und hatte noch

---

1   Die Tochter hat eine Vorsorgevollmacht für die Mutter.

so viele Pläne für gemeinsame Unternehmungen, die durch die Krebserkrankung und das Sterben des Ehemannes abrupt beendet wurden.

Nach einem Sturz im August, bei dem sie sich die Schulter gebrochen hat, wird Frau Gabeler in ein Krankenhaus eingewiesen, anschließend folgt eine Reha in derselben Klinik. Im Krankenhaus sagt sie eines Tages zu ihrer Tochter: „Ich glaube, es ist doch besser, ich gehe ins Heim." Die Tochter ist entsetzt, weint danach im Auto. Doch sie führt anschließend viele Gespräche mit dem ärztlichen Personal und dem Pflegepersonal, die ihr alle dazu raten, diesen Schritt JETZT zu machen. Sie hat ihre Mutter bereits vor einem Jahr in einer Seniorenanlage angemeldet, aber erst jetzt scheint die Zeit reif dafür zu sein. Schließlich meldet sie dem Heim den Einzug der Mutter, dann aber will die Mutter nicht mehr. Doch die Gespräche mit dem Krankenhauspersonal haben die Entscheidung der Tochter gestärkt und sie lässt sich nicht umstimmen – allerdings wird der Aufenthalt zunächst als Kurzzeitpflege definiert. Schon nach kurzer Zeit fühlt sich Frau Gabeler hier zu Hause und hat ihren Platz in der Gruppe gefunden, ist beliebt, macht ihre Späße, vor allem mit dem männlichen Personal und den Mitbewohnern. Jetzt geht es ihr gut. Das zeigt sich unter anderem daran, dass sie keine Medikamente mehr gegen die Depressionen nehmen muss und dass sie an Gewicht zugenommen hat.

Als ich Frau Gabeler besuche, lebt sie seit etwa drei Monaten in der Seniorenwohnanlage.

Frau Gabeler wurde 1927 in Berlin geboren. Kriegsbedingt flüchtete sie mit ihrer Familie nach Brandenburg. 1946 heiratete sie. Zunächst lebte sie mit ihrem Ehemann in Wöllmarshausen, einem kleinen Ort bei Göttingen. Er war 18 Jahre älter als sie, von Beruf Malermeister. Sie bekamen ihr erstes Kind, einen Sohn, zogen nach Göttingen um, bauten ein Haus und bekamen noch drei Töchter. Frau Gabeler war berufstätig und engagierte sich, neben der Familien- und Berufsarbeit, noch in vielen anderen Bereichen.

* * *

Kindheit, Jugend und frühes Erwachsenenalter

Mein Leben beginnt eigentlich damit, dass ich gar nicht da sein sollte! Ich sollte ein Willi mit schwarzen Locken sein, aber dann war ich ein Mädchen und hatte überhaupt keine Haare. Und ich bin ein uneheliches Kind. Meine Mutter hat mich von ihrem Schwager. Meine Mutter hat ihrem Schwager den Haushalt geführt, weil ihre Schwester gestorben war, da bin ich dann entstanden.

Ich habe Volksschule in Berlin durchgemacht und habe dann bei der Bank gelernt, bin gelernte Bankfrau, als erste nicht. Also, ich habe keine Oberschule, ich habe nur Volksschule, selbst in der Berufsschule war ich die Einzige, die nicht Realschule oder Gymnasium hatte, aber ich habe dann die Prüfung als Beste bestanden. Es war sehr schön. Ich konnte immer das machen was ich konnte. Die Firma ist dann leider kaputt gegangen, Bombenangriffe und dann die Russen, da ist alles kaputt gegangen, das war dann hin. Ja, als der Krieg zu Ende war.

Es hat mich furchtbar gekränkt, dass ich was anderes sein sollte als die, die nun einen Vater hatten. Aber ich hatte einen Stiefvater, der alles für mich getan hat. Als Erstes habe ich, glaube ich, seinen Namen bekommen, also Müller, brauchte nicht mehr den Mädchennamen meiner Mutter zu tragen. Und sie war nun verheiratet. Ich gehörte nun wirklich dazu, also auch die Großeltern, denen ich ja erst einmal völlig fremd war, in Dresden, und der Verwandtschaft. Ein einziger Onkel hat sich da dann einmal ein bisschen albern benommen und hat einmal gesagt: „Du gehörst gar nicht in die Familie rein!" Und dann soll ich mich hingestellt haben und gesagt haben: „DOCH!" Also, ich muss sagen, ich bekam dann auch noch den Bruder, den ich heiß und innig geliebt habe. Und wir haben einen sehr, sehr festen Kontakt miteinander gehabt, so, bis er jetzt ja leider schon tot ist. Die Verhältnisse waren sehr armselig, so, in Berlin, vier Treppen hoch. Aber wir hatten das Glück, über unserer Küche war die Waschküche für das ganze Haus, und wenn da keiner gewaschen hat, dann haben wir sonnabends da gebadet. Mein Stiefvater hat Holz mitgebracht. Wir brauchten also nicht zu frieren. Es gab keine Zentralheizung.

Ich hatte ja das Glück, dass meine Mutter dann heiratete, den Otto Müller, und da entstand mein Bruder draus. Und mein Bruder und ich, wir waren also, ich hätte für den mein Leben hingegeben. Er war ja acht Jahre jünger, er lebt leider nicht mehr. Und ich muss sagen, die Familie meines Stiefvaters hat mich voll und ganz aufgenommen.

Da war also, was zumindest ich als Kind nie gemerkt habe, dass da ein Unterschied war. Meine Mutter hat leider nicht unterlassen können, es immer wieder zu betonen: „Du musst ja froh und dankbar sein", und: „Du gehörst ja eigentlich gar nicht dazu!" Und ich habe manchmal abends in meinem Bett geheult und es ging so weit zeitweise, dass sie für meinen Bruder Süßigkeiten kaufte und ich kriegte nichts. Da ist mein Stiefvater dann eingesprungen und hat gesagt: „Also, das gibt es nicht, entweder alle oder keiner!" Und die Familie meines Stiefvaters hat mich voll aufgenommen, kann ich nicht anders sagen.

Zu allen Familien, allen Leuten, die ich auch als Kind kennen gelernt habe, da konnte ich zu jeder Zeit und Stunde wieder hingehen. In Dresden war Verwandtschaft, die Großmutter, die Großeltern, und vor allem der Großvater ist mit mir nach Dresden gegangen und hat mir gezeigt, wie schön Dresden ist. Also, ich kenne es noch, wie es eine ganz, ganz wunderbare Stadt war. Das war noch vor dem Krieg.

Vor dem Krieg war ich dann manchmal in den Ferien bei den Großeltern. Großvater war ein hoch intelligenter Mann, der aber ein großer Nationalsozialist war. Und die neue Regierung wollte ihn dann nicht mehr. Aber er war, er hat mir die Welt gezeigt, er hat mir Dresden gezeigt, wir sind ein Stück mit dem Dampfer gefahren. Und er hatte unheimlich viele Bücher und von dem Moment an, wo ich lesen konnte, in der Schule, war kein Buch vor mir sicher. Bücher, die ich überhaupt nicht verstanden habe, aber ich habe sie verschlungen. Großvater hatte ein bisschen Pech, also dieser Großvater von Vaters Seite, er war Nationalsozialist, er war großer Parteigenosse und da hat sich dann einiges Böses auch abgespielt.

Meine Mutter hat mich unehelich geboren, ist mit mir mit dem

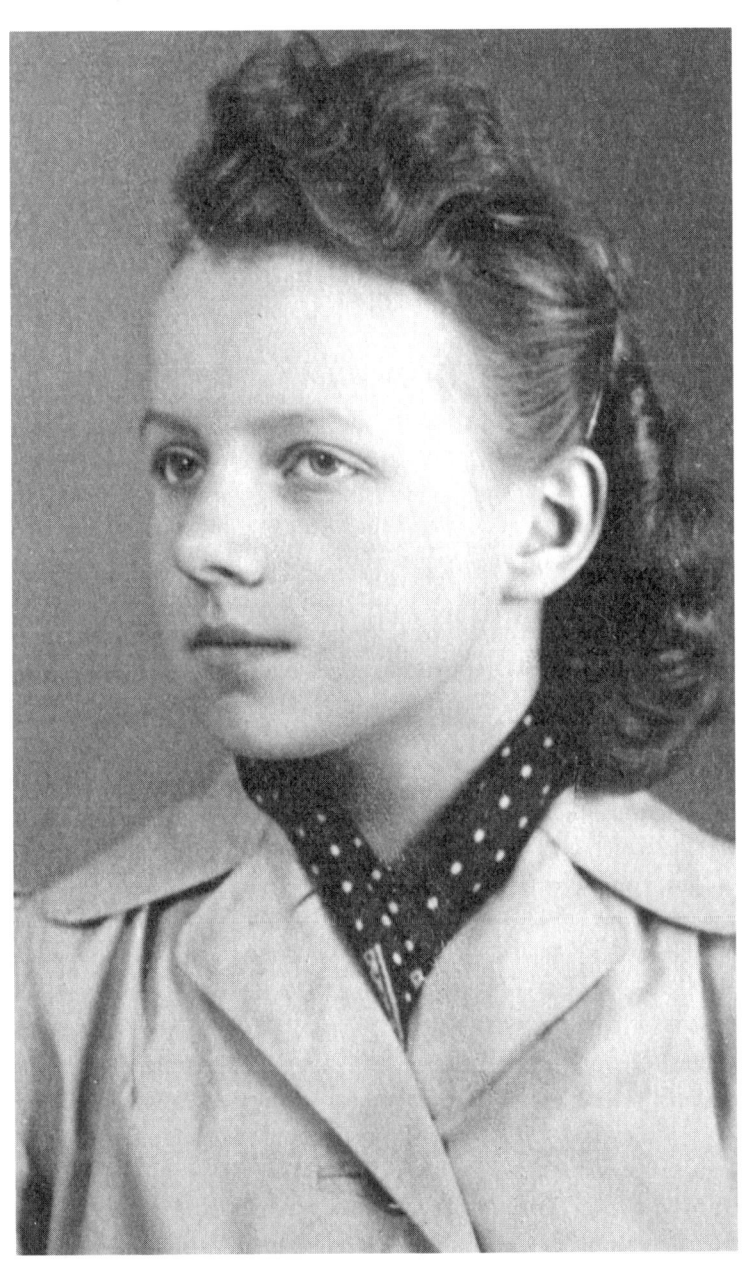

Edith Gabeler mit 15 Jahren

Zug nach Tilsit zur Verwandtschaft gefahren. Da mussten wir umsteigen und ich kriegte Durchfall, und dann gab es ja noch nicht so Tempos oder so was. Die ganzen Windeln waren schon dreckig. Wir sind angekommen und dann soll meine Großmutter uns abgeholt haben und gefragt haben: „Wann ist das Kind denn getauft?" Und meine Mutter hat rumgedruckst, denn ich war noch gar nicht getauft. Und dann sind sie los, vom Bahnhof zum Pastor, und der war gerade beim Mittagessen, und der musste aufhören und dann bin ich da getauft worden.

Bei diesen Großeltern in Ostpreußen war ich dann immer in den Sommerferien. Dann standen die Gören immer schon Spalier an der Straßenbahnhaltestelle, hatten das dann immer irgendwie schon erfahren, die Gören, und dann wurde gesungen: „Berliner, mach 'nen Diener, mach 'nen Knicks, sonst gibt's Wichs!" Es war herrlich!

Vor eineinhalb Jahren war hier einmal eine Zusammenkunft von ehemaligen Tilsitern. Ich bin da auch hingegangen, und ein sehr korpulenter Herr guckte mich an, und ich wusste sofort wer das war, der war nämlich als Junge schon etwas dicker als die anderen. Und dann habe ich gesagt: „Du kannst ruhig ‚Du' zu mir sagen." Und dann habe ich ihm das vorgesagt, was sie für 'nen Spruch immer sagten: „Mensch, Müllers Edith ist da!" Und dann war natürlich was los.

Die Familie meines Erzeugers kenne ich nicht. Meine Mutter hat ihn ja nicht geheiratet oder er hat sie nicht geheiratet, wie sie das gemacht haben, weiß ich nicht. Ich habe eine Schwester, meine Halbschwester, wir haben den gleichen Vater gehabt, meine Schwester ist ja nun schon lange tot. Die Familie kenne ich, die lebt, und es soll noch mehr Kinder geben. Aber wozu soll ich die kennen lernen? Wozu? Es würde mich aber doch interessieren. Und wenn ich doch einmal Kontakt aufnehme? Ich weiß nicht. Die Familie meines Stiefvaters, das war meine Familie. Und der Großvater, ich war die einzige Enkelin, obwohl ich ja nicht seine echte Enkelin war, der er Dresden gezeigt hat. Und ich kenne Dresden noch, wie es war. Und die Verwandtschaft in Dresden besteht heute noch. Die Chefmaskenbildnerin von der Semperoper ist meine Nichte.

Hildchen, meine Halbschwester, ihre Mutter und meine Mutter waren Schwestern, wir waren also Cousinen noch nebenbei. Und wir hatten den gleichen Vater, aber hintereinander, sie war vor mir dran.

Hildchens Mutter ist zuerst gestorben. Die hatte Lungentuberkulose, das war ja damals in Wedding so gang und gäbe. Und dann ist meine Mutter nach Berlin zum Schwager und hat ihrem Schwager den Haushalt geführt, und dann bin ich entstanden. Meine Schwester und ich, wir haben uns sehr gut verstanden. Ihre Kinder, die rufen mal an. Und wenn sie in Göttingen waren oder wenn sie in Berlin waren, sind sie auch gekommen. Also, kann ich nicht anders sagen. Es ist ein Familieninstinkt da. Sabine, die Tochter meiner Schwester, ist mit meiner Tochter Solveig bekannt, die sind also Cousinen. Aber da hab ich auch ein bisschen gebremst, ich will nicht in eine neue Familie. Ich will nicht mehr. Dann ist man Uroma, und dann muss man an allen möglichen Feiereien teilnehmen.

Also, bei mir war nichts normal. Na ja, das sind alles solche Sachen. Ich habe einen Teil schon aufgeschrieben, das hat mein Bruder gekriegt, es sind tausend und eine Sache. Nein, tausend ist übertrieben, aber so 20, 30 Dinge, dann irgendwie, irgendwo – und dann fallen sie mir wieder ein.

Ich muss sagen, ob es Mitleid war oder einfach meine Art, es fiel mir nicht schwer, Zuneigung zu kriegen, oder, Aufmerksamkeit genügte auch. Ich habe nur leider nur die Volksschule besucht, doch mit sehr gut abgeschlossen und bin dann in eine Banklehre. Eine stinkfeine Privatbank. Ich konnte nur Deutsch, kein Englisch, kein Italienisch usw. Und das war eine Bank, die für die Schauspieler und für die Offiziere Konten führte und auch ins Ausland. Ich wurde mit meinen 14 Jahren vereidigt. Wie ich mich gefühlt habe! Georg Frommberg & Co, eine Privatbank in Berlin. Und es hat keine acht Wochen gedauert und ich habe dann eine Abteilung geführt! Es hat mir sehr viel Spaß gemacht und vor allen Dingen denn auch, wenn ich irgendetwas so Tolles da geschafft hatte, dann stand mal eine Schüssel mit Kuchen da, oder z.B. Damenstrümpfe oder irgendetwas was es sonst nicht gab. Diese Bank hatte Offiziere, Parteigenossen, Schauspieler als Kunden und ich musste schwören, dass ich nichts raustrage.

Es gibt die Bank nicht mehr, die ist dann nachher, wie die Russen kamen, kaputt gegangen. Aber da habe ich eine Menge gelernt. Wir hatten einen Prokuristen, der hat gesagt: „Fräulein Müller, Sie schaffen das. Wenn Sie wollen, schaffen Sie das!" Denn alle anderen davor hatten mindestens Mittlere Reife. Meine Mutter hat mich das nicht machen lassen, weil ich Geld verdienen sollte.

Georg Frommberg & Co. Das Erste, was sie mir sagten, ich dürfte über nichts reden, was da war. Und das kam daher, die hatten nach Schweden, und vor allen Dingen über Süddeutschland, Verbindungen ins Ausland. Viele Offiziere und vom Theater, die Bank war gleich hinter dem Deutschen Theater in Berlin. Und die hatten dann ihre Konten bei uns. Ich mit meinen 15 Jahren wurde dann da vereidigt. Und dann habe ich immer geguckt, da war noch ein junger Mann, der Peter, wir beide haben uns dann immer angeguckt und er stand ganz stramm, wie so ein HJ-Junge stehen muss. Ja, Georg Frommberg und Co, gibt's auch nicht mehr, ist alles, alles kaputt.

Bei den Kämpfen um Berlin ist da sehr, sehr viel kaputt gegangen – unnötig. Viele Berliner hätten sich, glaube ich, doch lieber ergeben als alles kaputt gehen zu lassen. Die ganze Straße, gegenüber waren zwei Banken, das ist alles weg. Es ist mein Zuhause, also meine Kinderheimat. Es ist nicht mehr da, ist vollkommen weg, ist abgerissen worden. Da ist jetzt ein breiter Durchgang. Also, da gibt es gar nichts, nur ein paar Bäume auf der Straße.

Heirat, Familie, Beruf

Wir sind dann hier zu der Verwandtschaft von Mutters Seite. Da waren welche aus Ostpreußen ausgewandert und hier, das ist so ein Zweig der Familie für sich.

Dann sind wir los und haben also gehamstert, weil wir Hunger hatten, und im Osten gab es kaum was zu essen, und ich hatte einen kleinen, jüngeren Bruder. Dann habe ich in Wöllmarshausen meinen Mann kennen gelernt und bin dann in Wöllmarshausen hängen geblieben.

Also, die Ziege, bei der ich melken gelernt habe, die tut mit heute noch Leid! Ja, ich habe mich auch in das Leben eingewöhnt und habe da in Friedland, im Grenzdurchgangslager, gearbeitet, als Sekretärin. Wir hatten inzwischen Kinder, einen Sohn, drei Töchter. Aber ich habe immer gearbeitet. Ich habe immer einen Beruf gehabt und habe immer in Friedland gearbeitet, sehr schön, immer so Nerven beanspruchend, wenn dann die Heimkehrer kamen, oft barfuß und einen Kumpel tragend. Also, das habe ich da alles mitgemacht.

Es ist jetzt vielleicht so eineinhalb Jahre her, da war so ein Treffen der ehemaligen Bediensteten vom Grenzdurchgangslager Friedland. Und da haben wir natürlich bis in die Nacht hinein erzählt. Das war ein Erinnern. Das Lager Friedland hat mich aber auch viel, viel Kraft gekostet. Ich habe Solveig, die mittlere Tochter, mitnehmen müssen. Habe sie dann bei den Putzfrauen abgeliefert, dass sie weiterschlafen konnte, denn ich musste morgens um 7.00 Uhr da sein. Sie war da der Liebling aller und der Koch, der hat sie da verwöhnt, bis ich gesagt habe: „Du, ich will keen Luftballon wieder mit nach Hause nehmen."

Lager Friedland ist eine Station, die mir geholfen hat, mit meinem Leben klar Schiff zu machen, nicht mehr zu verstecken, dass ich ein uneheliches Kind bin. Meine Mutter hat mich ja von ihrem Schwager gekriegt und so gab es vielerlei Schwierigkeiten, die aus meiner Herkunft entstanden sind. Meistens habe ich das veranlasst, weil ich nicht drüber reden wollte. Heute sage ich mir, wenn alle unehelichen Kinder aufmarschieren würden, würden die ehelichen in der Ecke stehen. Aber zu der Zeit war das noch eine Sache, die man am besten versteckte.

Was ich hier vermisse sind Theaterbesuche. Von Kind an bin ich ins Theater gegangen. So als 13-, 14-Jährige in die Ballettschule in Berlin im Theater und später auch mit meinem Mann. Wir sind ins Theater, wir sind nach Kassel gefahren, wenn's da irgendwas gab. Wir hatten ja ein Auto, ich bin ja gefahren. Und wir sind auch im Ausland ins Theater gegangen. Ich kann kein Englisch, mein Mann

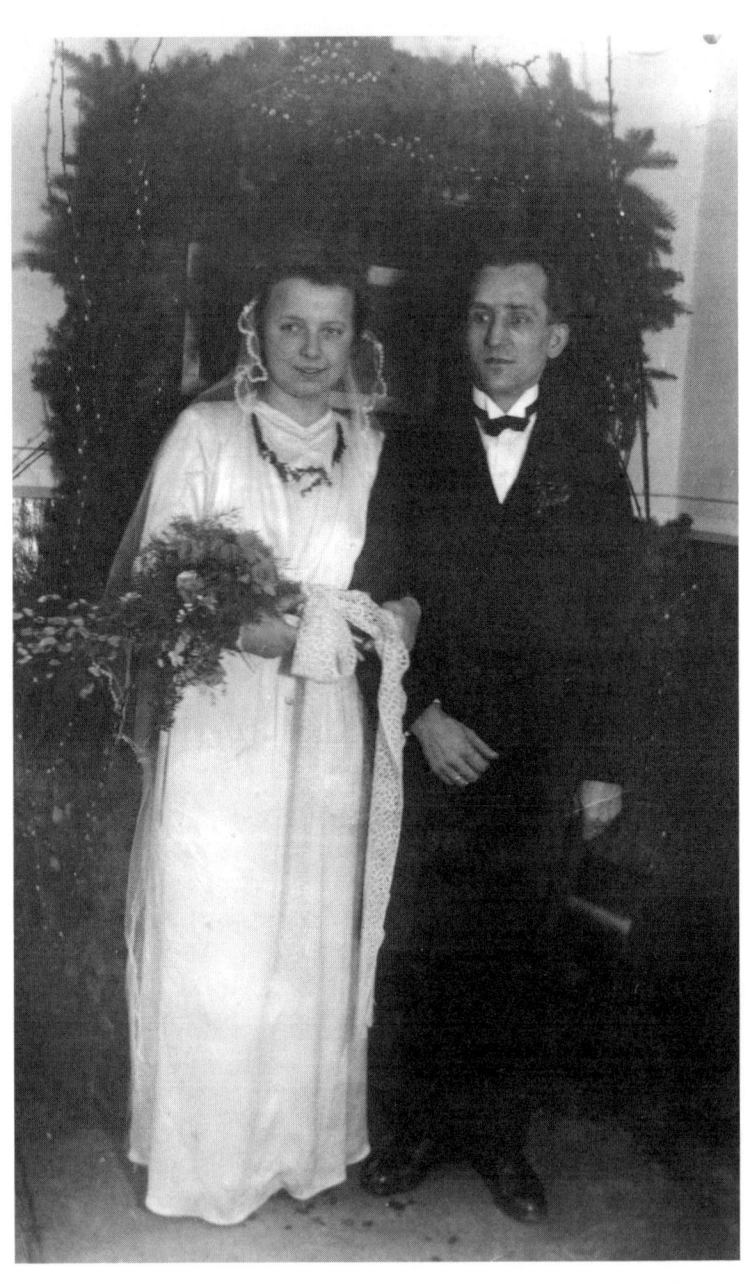

Die Hochzeit von Edith und Heinrich Gabeler, Februar 1946

konnte sehr gut Französisch. Ich kann keine Fremdsprache, also ich habe es nie gelernt. Ich wollte es, und dann hat meine Mutter gesagt, wozu willst Du das denn, das brauchst Du nicht, lerne mal kochen, das ist wichtiger. Und da ist das ganz verblieben.

Aber ich kann mich durchschlagen, also, so ist das nicht. In der Kindheit wird mehr in einen Charakter reinbugsiert, als man sich überhaupt denken kann. Nur ein Beispiel: Wie wir noch in Göttingen wohnten, so in der Nachbarschaft, ein Junge, der wurde von klein auf auf den Pott gesetzt. Der war 14, da konnte der noch nicht alleine auf Toilette gehen. Der war in der Schule und die Mutter hatte das durchgesetzt, dass dann irgendjemand, ich weiß nicht, ob Lehrer oder wer, mit ihm auf die Toilette gegangen ist. Es gibt Dinge, die sich einfressen – gute und auch schlechte. Offen sein, das ist wichtig.

Mein Leben ist in Wellen verlaufen. Mein Vati war mein Vater, mein Stiefvater und seine Familie, da gehörte ich dazu. Der Großvater, wie Dresden noch stand, hat mir die einzelnen Häuser und Türen gezeigt, was da für verschiedene Klinken waren, also, der hat mir eine Menge beigebracht und Interesse auch für Äußerlichkeiten.

Dann war der Krieg zu Ende, die Russen kamen, und meine Mutter ist dann mit mir zu der Verwandtschaft hier ins Gartetal. Und dann habe ich meinen Mann kennen gelernt. Und ich muss sagen, das war der richtige Deckel auf meinem Pott. Mein Mann war sehr intelligent, der hatte sich die Welt angesehen, also zumindest Deutschland und dann Südfrankreich. Und er sprach auch Französisch, konnte Französisch. Englisch konnten wir beide nicht, und trotzdem haben wir die Welt erobert! Wir haben viele, viele Reisen gemacht. Ich hatte Führerschein, wir hatten ein Auto. Dann sind wir nach Italien, nach Jugoslawien, sind nach Norden gegurkt, alles mit meinem Auto.

Früher haben wir mit den Kindern Fahrten gemacht. Mein Mann hat mit seinen Kindern viel gespielt und ich habe sie bestrickt und benäht und vor allen Dingen habe ich ihnen gesagt: „Lernt! Was ihr im Kopf habt, kann Euch niemand mehr nehmen!" Und sie haben alle eine gute Ausbildung: Regina, die Älteste, ist Krankenschwester, Solveig und Iris haben studiert, und unser Sohn hat ein Handwerk. Der wollte nichts anderes, der wollte was mit den Händen machen, nun muss ich dazu sagen, er ist fast zwei Meter groß. Was die Mädchen studiert haben, weiß ich gar nicht mehr. Aber ich habe immer gesagt, was ihr gelernt habt, kann Euch keiner wegnehmen. Ich bin froh, dass die Kinder alle eine gute Ausbildung bekommen haben. Ich habe ja immer mitgearbeitet, damit das da ist.

Wir haben unsere Kinder alle auf Schule geschickt. Oft bin ich gefragt worden: „Du bist doch selber nicht auf die höhere Schule gegangen, warum denn dann die Kinder?" Und da habe ich gesagt: „Das kann ihnen keiner wegnehmen. Ich hab mir hinterher alles mühsam erstoppeln müssen, selber beibringen müssen." Aber ich sage, die haben, die wissen, worauf sie stehen. Und Gott sei Dank haben sie es auch alle gut für sich ausgenutzt, und beruflich und familiär und geben es auch an ihre Kinder weiter.

Meine Kinder haben gelernt, rauszugehen, sich die Welt anzusehen. Da bereue ich keine Minute. Sie haben alle was gesehen und unsere Kinder haben alle gelernt, ein Instrument zu spielen. Wir hatten ein Klavier, wo das geblieben ist, weiß ich überhaupt nicht. Sie haben Geige, teilweise Geige, gelernt zu spielen, wie unser Sohn Hartmut. Sie haben alle Flöte sowieso gelernt. Sie haben alle Musikunterricht gehabt. Na ja, ich muss dazu sagen, dass mein Schwiegervater, also der Vater meines Mannes eine Kapelle aufgestellt hatte. Der war Kapellmeister. So haben die Kinder alle Musik im Blut und haben alle gelernt, Musikinstrumente zu spielen. Und wir haben gerne gesungen. Mein Mann war auch sehr dafür, dass die Kinder an die Musik rankamen, weil es in der Familie lag, in der Familie meines Mannes. Mein Schwiegervater, den ich nie kennen gelernt habe, er lebte nicht mehr, als wir heirateten, hatte eine Kapelle, die nicht nur auf den Dörfern, sondern auch in Göttingen musizierte.

Es gab immer Leute, die Unterricht gegeben haben, Flötenunterricht, Geigenunterricht. Und wir hatten ein paar Jahre einen Griechen bei uns wohnen, Onkel Konstantin, der sehr musikalisch war und den Kindern Klavierspielen beibrachte. Dafür hat er keine

Miete zahlen müssen. Bei uns war immer Musik. Nur ich kann kein Instrument spielen, singen schon gar nicht. Wenn das Singen der Weihnachtslieder anstand, dann saßen die schon immer da, und sagten: „Mutti, hör bloß auf!"

Die Musik war ein Teil in unserer Familie. Unsere Kinder haben alle Klavier spielen gelernt. Wer wollte, konnte auch noch Geige lernen, und ich sage immer, das kann ihnen keiner wegnehmen. Ja, es war einfach etwas Selbstverständliches. Es sind Dinge, die man geben kann, wenn man will. Also, die haben alle mit Flöte angefangen – und ich bin dann besser in den Keller gegangen und habe Wäsche gewaschen. Aber sie haben es dann alle gelernt. Sie haben Unterricht gekriegt. Das gehörte zu unserem Leben dazu.

Mein Mann und ich, wir sind in Konzerte gegangen, in Australien, ach, war das schön! Also auch in ausländischen Orten. Mein Mann sprach noch sehr gut Französisch. Der war auch als junger Mensch durch Frankreich und Italien usw. gereist. Wir haben einfach zusammengepasst. Ja, ich habe ihn sehr vermisst, als er nicht mehr da war. Er starb relativ früh mit 38 Jahren. Er war Hirnverletzter durch den Krieg. Er hatte im Kopf eine Platte drin.

Wir sind auch gemeinsam in die Oper gegangen, zu Konzerten, und wenn wir unterwegs waren, und da stand dann irgendwas, also, wenn wir dann da ein Zimmer hatten in dem Ort, und da stand dann irgendetwas, haben wir gesagt: „Da gehen wir hin!" Dann sind wir da hingegangen als ganz Fremde. Wir haben sehr schöne Dinge erlebt da und natürlich auch einiges, wo wir uns hinterher halb schief gelacht haben.

Mein Mann ist ja frühzeitig gestorben. Ja, ich hatte mal einen Freund, na ja, aber da war nicht mal im Bette was Interessantes. Wir hatten ja inzwischen, mein Mann und ich, das Haus gebaut und die Kinder haben eine vernünftige Ausbildung gekriegt, haben alle studiert. Regina ist Krankenschwester geworden. Sie hat nicht studieren wollen und ich glaube, das ist auch der richtige Beruf für sie.

Mein Mann war von Beruf Malermeister. Der hatte den absoluten Farbsinn. Der konnte sagen, also, dieses ist ja keine Grundfarbe, die ist aus den und den Farben. Und dann habe ich immer gesagt: „Was hast Du denn nur alles in deinem Kopf drin?" Und dann hat er immer gesagt: „Das weiß man doch!" Er war der jüngste von den – drei oder vier? – Jungs. Es waren drei. Der hätte eigentlich weiter ausgebildet werden müssen. Der konnte viel und hatte den absoluten Farbsinn und so. Und er hatte viele Bücher, die mich auch interessiert haben.

Als mein Mann mich bei der Verwandtschaft damals vorstellte, da ging wohl ein Aufschrei durch die Familie: „Eine Berlinerin!!!" Das war wohl so das Unmöglichste, was kommt, was es nur gab. Und es gibt einen Schwager, der bis zu seinem Tode nicht mit mir geredet hat. Ja, weil er da eine Einheimische heiraten sollte, die dann auch wieder verwandt mit denen da war.

Wir haben dann in Wöllmarshausen gelebt, später haben wir in Göttingen gebaut und ich habe ja in Friedland dann viele Jahre gearbeitet, habe Solveig immer mitgenommen. Und die Rotkreuz-schwestern haben sich dann um sie gekümmert. Es war auch ein Kindergarten da, aber die Einheimischen kamen nicht so früh da hin, wie ich es musste. Ich habe da lange Zeit, es klingt immer so ein bisschen doof, das geleitet. Vor zwei Jahren war mal ein Tref-fen, da war mal ein Treffen, also, das kann man gar nicht so erzäh-len. Ich habe Friedland mit aufgebaut. Das war ja nur ein kleiner Saal damals, mit ein paar Stühlen – der hat zwei gegeben und von da ist was gekommen und dann ist das richtig ausgebaut worden. Also, nicht nur von mir. Ich habe da aber einfach mitgemacht und viele, viele schriftliche Sachen erledigt. Ich konnte Schreibmaschi-ne, ich konnte Fernschreiber bedienen. Das war schon was. Neu-lich, habe ich gelesen, da war wieder in Friedland was los, aber da war ich ja nun hier und da konnte ich nicht hin. Da trifft sich dann die alte Garde, die paar, die noch übrig sind.

Ich habe immer gern gearbeitet, egal was es war. Ich habe auch beim Bauern gearbeitet in Wöllmarshausen. Wie gesagt, die Ziege bei der ich melken gelernt habe, die tut mir heut noch Leid. Wir hatten dann auch ein Schwein, was wir gefüttert haben. Das war mehr mein Hund als ein Schwein.

Ich finde, wenn ich will, Anklang bei Menschen. Und ich bin immer bereit gewesen, anderen zu helfen – und bin unheimlich oft enttäuscht worden. Aber noch was anderes: Ich habe in Göttingen, als wir dann da gewohnt haben, Mutter-Kind-Turnen gemacht, ich habe Schwimmunterricht gegeben für Erwachsene, ich habe Schwimmunterricht gegeben für Kinder. Also, ich habe immer etwas für die Gemeinschaft getan.

Was für mich erstaunlich ist, jetzt lachen Sie nicht, komischerweise, dass die Männer sich sehr gerne anschmiegen oder gerne mit mir reden oder froh sind, wenn ich mich um sie kümmere. Dann denke ich immer, Du lieber Gott, watt sollste denn. Ich habe auch nach meinem Mann die eine oder andere Bekanntschaft gehabt, aber nie etwas, was in Richtung Nachfolger ging. Das könnte ich nicht.

Mein Mann war schon die große Liebe. Vor allen Dingen, was wir alles gemeinsam gemacht haben. Wir haben die Welt gemeinsam erobert, bis Australien. Wir sind bis zum Nordkap gewesen, wir sind bis Australien gewesen, wir waren in Indien. Wir haben dadurch, dass ich Führerschein hatte und Autofahren konnte, wir haben die Welt selbst erkundet. Wir brauchten nicht in ein Hotel. Und ich brauchte also nicht das kleine Schwarze. Wir haben auch mal im Auto geschlafen, wenn es sein musste. Das finden Sie nicht mehr! Das findet man nicht mehr!

Alter und Krankheit

Ich habe meine Vergesslichkeit zunächst gar nicht gemerkt. Im Grunde genommen, jeder Mensch vergisst mal was. Was mich aufmerksam gemacht hat, war, wenn ich, wenn ich zum Beispiel in einem fremden Ort oder wenn ich, in Göttingen auch, wenn ich in eine andere Ecke rein gegangen bin, da hat es geklingelt, sage ich immer: „Du musst hier wieder zurück!" Dieses sich nicht mehr sicher fühlen. Dadurch bin ich darauf aufmerksam geworden, nicht mehr genau wissen, bist Du hier lang gegangen, wo bist Du her gekommen oder bist Du woanders lang gegangen. Diese unwillkürliche Überlegung ist dann da. Und heute weiß ich, wenn ich hier runter in die Stadt gehe, dann muss ich wissen, also, hier musst Du wieder zurück. Es ist belastend! Es ist belastend, aber man kann da gut mit leben, wenn man „Ja" dazu sagt. Wenn man sagt, nein, das brauche ich nicht, und ich kenne das alles, das hilft gar nicht.

In Göttingen kenne ich jede Ecke. Und ich bin auch in den Geschäften zum großen Teil noch bekannt, aber ich komme ja gar nicht nach Göttingen. Wie soll ich nach Göttingen kommen? Ich weiß auch nicht mal, ob hier ein Bus fährt nach Göttingen.

Die Straßen waren kein Problem, aber so dieses Abzweigen. Wenn ich mal mit dem Zug gekommen bin, nur mal so ein Beispiel, und dann wurde man abgeholt, und wenn man dann alleine zurück wollte, wie kommst Du jetzt zum Bahnhof? Also, in Göttingen ist es nicht so extrem. Wenn ich hier in die Stadt gehe, muss ich nur merken, also, da musst Du dann wieder zurück. Weil es alles noch viel zu fremd ist und ich noch viel zu wenig runter gehe. Das sind alles Dinge, die sich so ergeben, wenn man so alt ist. Und ich habe festgestellt, ich bin hier eine von den Uralten. Ja, es gibt ja einige, die gar nicht mehr aus dem Haus gehen und die eben sehr betüdelt werden müssen. Das will ich nicht, also, noch will ich es nicht!

Ich habe damals keinen Arzt aufgesucht, denn wenn ich so zu 95 Prozent mich überall, auch in fremden Orten, so zurechtfinde, dann sind die fünf Prozent, die machen auch Leute durch, die nicht darauf achten. Da habe ich mir keine Gedanken gemacht.

Auf der einen Seite ist das Leben wunderschön und ich bin dankbar dafür, wie viel Solveig so alles macht, auf der anderen Seite muss ich auch ganz schön bremsen, dass ich nun auch noch was machen darf. Ich könnte ja jetzt auch bei den Anderen sitzen und was weiß ich reden. Die haben außer ihrem Ort hier nichts weiter. Die sind früher mal nach Göttingen gefahren und wenn es hoch kam, sind sie auch mal nach Berlin gefahren.

Aus, Feierabend, will ich nicht mehr. Ich habe immer den Verdacht, dass die sagen, ich will damit angeben. Ich will damit gar nicht angeben, ich habe es einfach erlebt. Man hat ein ganz anderes Gefühl, wenn man in seinem Leben schon so viel gemacht hat und gekonnt hat.

Ich habe mit keinem darüber geredet. Ich sage mir, da bin ich ja nicht die Einzige. Wenn ich mich wirklich verlaufen würde, dann würde ich zusehen und mir einen Stadtplan kaufen. Das ist dann meine Reaktion auf etwas, was mich ganz persönlich betrifft. Das ist so, wenn ich zum Arzt gehe. Gestern also war der Arzt, der Flachsbart da, da musste ich furchtbar lachen und habe ihn angeguckt. Und er guckt mich an: „Frau Gabeler!" Der war Schüler am Max-Planck-Gymnasium, als ich da Schulsekretärin war. „Wie geht's?" – „Na ja, seitdem Sie nicht mehr da sind, geht's gut." Das war so ein Irrwisch in der Schule.

Ja, es kennen mich sehr viele Menschen – und ich kenne nicht mehr alle. Und dann rede ich mit, und so, und dann denke ich immer, wer ist das bloß, wer ist das bloß? Also, da ist eine Ecke weg.

Das macht einen nicht unsicher. Nee, das ist dann so. Man muss ja nicht alle kennen. Und vor allen Dingen, ich fühle mich nie so, dass ich ein Einzelwesen bin. Ich gehöre in die große Menge und da gibt es solche und solche und noch drei andere. Also, da habe ich mir so ein eigenes Bild von mir selber hergestellt: Ich bin gerne hilfsbereit und jeder Hund kommt zu mir, aber ich bin nicht mehr großzügig. Ich gebe nicht mehr ohne weiteres meine Zeit drauf. Dass ich da bei jemanden sitze und mir das Gelabere anhöre, wenn der Mann nun weggelaufen ist, oder dies oder das oder jenes. Eine Stunde – das ist das höchste der Gefühle und dann muss ich eben gehen.

Jetzt möchte ich hier den Ort richtig erkunden, aber ich mag nicht alleine hingehen. Hier die Gegend möchte ich so ein bisschen erkunden, also bis zu dem Turm oben war ich. Also, es ist so, ich sage mir auch, „Mensch, Du vergisst so viel!" Dann vergisst Du, um welche Ecke Du gehen musstest, um wieder zurück zu finden! Also, da bin ich schon vorsichtig. Und was meine Kinder gedacht haben, dass ich nun ganz abtrete mit dem Kopf, das ist nicht. Ich bin nicht mehr so, wie sie mich erlebt haben: Immer für andere da, kann ich nicht mehr. Ich will nicht mehr. Ich sitze hier und gucke raus und freue mich.

Ich fühle mich hier wie im Gefängnis! Erst einmal bin ich die Älteste, weitestgehend die Älteste hier oder vielleicht sind noch welche, die noch älter sind, und die ganze Art und Weise hier ist nicht mein Ding. Also, das ist nicht mein Ding. Also, ich kann mich nicht da hinsetzen und den ganzen Tag da Fernsehen sehen oder Radio anhaben. Ich habe in meinem Zimmer einen Fernseher, den habe ich einmal angehabt und dann war er wieder dicht. Wenn ich sage: „Kommt ihr mal mit?" – „Och, den Berg hoch? Och, nee, nee." Es ist noch keiner mitgegangen, meine Runde. Ich habe die Umgebung ausspioniert, wunderschön, einen uralten Friedhof entdeckt, weiter da raus. Ich kann nicht den ganzen Tag sitzen, ich mache Handarbeit, aber ich kann nicht den ganzen Tag drin sein. Ich muss raus. Wenn hier irgendetwas gemacht werden soll, dann bin ich natürlich dabei, doch ein bisschen fehlt mir schon die Kraft. Und leider Gottes sind das hier überwiegend Leute aus der Umgebung, die sich kennen. Und ich bin wieder einmal, kann ich nur sagen, wieder einmal ein Außenseiter, eine Zugereiste. Man kann sich unterhalten und so, auch am Tisch.

Wenn ich sage: „Kommt mal einer mit, da hoch?" – „Ach nee, nee, um Gottes willen." Die haben Angst, sich auf diesen einfachen Wegen zu verlaufen. Die sind noch nie da oben gewesen. Und man kann da wunderschön gucken, da rüber, also herrlich. Nur – es ist ihre Art und ich bin die Letzte, die jemanden ändern will.

Ich bin hier auch alleine. Beim Essen, man spricht zusammen, und auch die Männer reden mit mir, kann ich nicht anders sagen, aber sobald ich sage: „Wer geht denn mal mit mir mit, mit spazieren?" – es geht keiner. Da oben ist es wunderschön lang zu gehen. Ich bin dann bis nach ganz hinten, da kann man so am Feld, vom Feldweg runter. Ich habe mir hier so den Ort angeguckt, und als Nächstes werde ich mir so das Städtchen ansehen. Leider Gottes begreifen meine Kinder nicht, dass ich, dass ich meine Freiheit brauche. Ich habe ihnen ja auch ihre Freiheit gelassen. Sie haben die Berufe ergreifen können, die sie wollten. Allerdings mit der Maßgabe, bis zum Schluss, bis Du deinen Ausweis, dein Zeugnis hast. Regina ist Krankenschwester und sehr beliebt dort, Solveig hat ihren Beruf und die Jüngste hat ihren Beruf auch und auch unser Sohn hat seinen Beruf. Aber es ist leider so: Ich habe kaum Kontakt zu meinen Kindern. Solveig, die hat dafür gesorgt, dass ich hier rein konnte, obwohl ich da in dem Haus mich weiter hätte versorgen können. Aber sie meinte es gut, also bin ich hier mit hergegangen. Ich habe hier, wenn wir zusammen sitzen und essen, ja, und auch wenn wir mit den Männern reden, ich habe hier keinen näheren Kontakt! Weil ich, ja, anders bin. Ich gehe eben raus, ich laufe eben und ich laufe auch, wenn die Sonne nicht scheint und ich laufe auch, wenn die Sonne ganz heiß scheint. Und wenn ich sage: „Da unten, Mensch, das müsste man sich mal ansehen!", es kommt keiner mit. Ich bin etwas, worauf man nicht eingestellt ist – und warum sollte ich anders sein? Ich, meine Berliner Art, kommt bei dem einen oder anderen Mann an. Dann wird gealbert. Die Frauen, ja, wenn ich mich dazu setze, na ja, da gibt es kein echtes gemeinsames Gespräch. Auch mit Handarbeit, och ja. Ich mache das nicht absichtlich. Ich bin einfach so! Und dadurch, dass ich so unheimlich viel von der Welt gesehen habe, und mitgemacht habe. … Um jeden Furz ist hier ein Aufstand. Und ich habe diese wahnsinnig armen Menschen in Indien kennen gelernt, und die eine Würde an sich hatten, wo ich ganz tief Luft geholt habe. Und in Australien, mein Mann konnte sehr gut Französisch, ich konnte 25 Worte Englisch, haben wir uns überall durchgeboxt.

Mein Sohn hat immer gesagt: „Mutti, Du kannst hinkommen wo Du willst, Du kommst immer durch." Aber dies ist sehr abgeflaut. Ich mag keine, ich will keine neuen Leute mehr kennen lernen, oder so.

Es hat sich herausgebildet, aus diesem, wenn ich so sage: Kommt einer mal mit mir mit?" Oder: „Wollen wir nicht mal da lang gehen? Da ist es so schön und da kann man dies sehen." Es kommt keiner. Es hat sich dadurch, dass ich dann alleine gehe, herausgebildet, dass ich dann am Ende außerhalb der Allgemeinheit bin. Ich sitze dann hier auch gerne alleine, das tut mir auch nicht weh. Ich bin unten auch, decke auch den Tisch, spreche vor allen Dingen auch mit anderen Leuten und die sprechen mich auch an, aber es hat sich hier noch keine Freundschaft gebildet – und ich will auch keine mehr, also, nicht mehr. Wo ich am Tisch mit zusammen sitze, die wohnen hier. Im Ort, die wohnen hier im Ort. Da ist das ein ganz anderes Daseinsgefühl als ich es habe. Ich bin hier fremd. Und dies ist hier, mein Zimmer, ist mein Nest. Ich mache mein Bett selber, Toilette und Waschbecken, das wird jeden Tag gemacht. Ich räume hier auch auf, also, so ist das nicht. Ich möchte für mich bleiben. Und noch mal umlernen, und noch mal neue Lebensgeschichten hören und so, nein danke.

Ja, man ist ein bisschen müde. Ich sage mir, es reicht! Ich habe so viel für die Allgemeinheit getan, angefangen als Kind, wie wir ausgebombt waren, als Jugendliche in der Firma, in der ich gelernt habe, also in der Bank, Jägerstraße 20. Also, es ist so, ich will nicht mehr. Mein Erinnerungspott ist so groß, da kann ich das rausholen: Wir waren in Paris, wir waren auf dem Schiff Richtung Nordkap, wir waren in Australien, wir waren, ach wo wir überall waren. Und das sind Dinge, die kann mir keiner wegnehmen. Eine Zeit lang habe ich versucht fernzusehen, aber dann gibt's das, was mich interessiert, so selten mal und das andere Gebimse und die Liebesromane, das brauche ich alles nicht.

Das ist so ein Korb voller Erinnerungen, von Kindheit an ein kleines Körbchen, ähnlich wie so ein Osterkörbchen, und bis zum Schluss, dies ausziehen und einpacken in Wäschekörbe usw. Das sind alles Dinge, die da sind, die allermeisten habe ich abgeharkt, die kann ich ja nicht ändern. Soll ich nun nachheulen, weil als Kind meine große Puppe weiterverschenkt wurde, oder so? Das sind Dinge, die waren einmal.

Vielleicht, wenn ich noch Schreibmaschine schreiben würde, würde ich einiges aufschreiben. Auf der anderen Seite sage ich mir, wen interessiert denn das? Die Kinder vielleicht einmal, eins von den Enkelkindern vielleicht. Aber ich habe so wenig Kontakt zu den Enkelkindern, weil die ja auch nicht hier wohnen.

Mein Enkel, der Grischa, der sagt immer: „Omilein, Du wirst ja immer kleiner." – „Nee", habe ich dann gesagt: „Du wirst immer größer. Früher habe ich dir die Schuhe abgekratzt, wie viel hast Du denn jetzt da drunter?" Und dann wird gelacht und gealbert. Also, ich kann ganz fröhlich sein. Und ich kann auch einen ganzen Saal zum Lachen bringen – und ich will nicht mehr. Ich will nicht mehr. Und vor allen Dingen möchte ich das bisschen, was ich noch in mir habe, für mich behalten. Ich möchte nicht mehr diejenige sein, die immer gibt. Was ich habe, an Gedanken, an Geist, an Wollen, das ist meins, die anderen sollen sich gefälligst auch bewegen. Und ich habe eine große, große Portion von Menschen versorgt, bemuttert, ja, und auch ausgehalten. Und eine ganze Menge habe ich meinen Töchtern mitgegeben, die ja nun diesen Beruf haben, ein bisschen an die Enkel, und, also, ich denke, ich habe genug in meinem Leben getan.

Es ist schwierig, ganz schwierig, jedenfalls für mich, nicht in den Pott „Alte, die Alte braucht ja nichts mehr!", rein zu fallen, sondern einfach so zu bleiben wie ich bin oder zu sein wie ich sein möchte, mit Geist und mit einem bisschen Können.

Ich weiß nicht, ob ich hier ewig bleibe. Das kann ich nicht sagen. Die paar Jahre, die ich noch habe. Manches ist gut, das kann ich nicht anders sagen, manches, da stoß ich mich dran. Aber darüber möchte ich nicht reden.

Ich sage immer „uns". Mein Mann ist immer hier. Mein Mann war für mich die große Liebe – zum Entsetzen meiner Familie und seiner Familie. Ich kam ja nun aus der Stadt, aus Berlin. Und seine Familie, „oh Gott, die Berlinerin!" Wir haben uns nur amüsiert darüber.

Ich habe oft das Gefühl, er ist noch neben mir. Wenn irgendetwas ist, wo ich so nicht mit fertig werde, ich könnte jetzt nicht sagen was, also, nicht körperlich oder so, sondern, dass in der Familie etwas nicht klappt, dann weiß ich ganz genau: Heinrich, der ist noch da. Ich träume nicht von ihm oder denke, er läuft neben mir her oder so, aber so dieses Gefühl, da wird sich das schon einrenken. Aber da kann man auch schlecht mit jemand drüber reden. „Warum hast Du denn das eigentlich auch so gemacht? Wie bist Du denn da drauf gekommen?" Ich kann jetzt so kein Beispiel sagen, aber dass irgendeine Sache schief laufen wollte, und dann habe ich einfach das verändert. Und wenn mich dann einer fragen würde: „Hä, wie biste denn da drauf gekommen?", dann kann ich doch nicht sagen: „Ich hab von meinem Mann geträumt und der hat gesagt, ich soll das so machen."

Das ist ein Gefühl, allein und doch nicht allein sein. Ich bin auch nie auf die Idee gekommen, einen anderen Mann zu heiraten.

Und heute, also, gestern hat hier einer gesagt: „Du bist ne tolle Frau. Dich würde ich noch mal heiraten!" Dann gucke ich den nur an und denn weiß er schon, was ich sagen will: „Aber ich nicht dich!" Nein, also, ich kann durchaus auch einen Witz vertragen, durchaus auch einen derben Witz vertragen. Dafür bin ich auch in Berlin groß geworden. Aber es hat Grenzen, es hat Grenzen.

Ich vermisse meinen Mann bis heute. Ich hätte später, nicht heiraten, aber mit einem anderen Mann zusammen sein können, doch das ging nicht, ich hätte immer nur verglichen. Nein, das Kapitel ist abgeschlossen!

Ich habe es einmal mit einem Bekannten versucht, der es wirklich gut gemeint hatte und einen guten Beruf hatte. Nach vier Wochen habe ich gesagt: „Es wird nichts, such dir eine andere." Er wollte heiraten, er wollte meine Kinder adoptieren, das hätte ich sowieso nicht zugelassen. Wir hatten zu verschiedene Empfindungen.

Ich habe viel in der Gewerkschaft sehr viel mit Menschen, und dort auch mit Männern zu tun gehabt. Ich habe rumgealbert und war Hans Dampf in allen Gassen. Die sagten immer: „Die Berlinerin, wenn die da ist, dann ist immer was los." Ich habe mir da aber auch ein Schutzschild zugelegt: Ich mache allen Trara und entwickle auch was und so, aber an mein Herz, da lasse ich keinen mehr dran – nur meine Kinder und auch die Enkelkinder. Leider habe ich ganz, ganz wenig Kontakt zu den Enkelkindern.

Ich habe eine gute Rente, ich weiß gar nicht, wie Solveig das macht, ob ich dann überhaupt noch was habe. Das ist auch etwas, was mich so ein bisschen stört. Ich möchte demnächst einmal mit ihr darüber reden, wer das alles bezahlt. Also, hier bezahl ich, ich kriege eine gute Rente. Und was da nun von der Rente übrig ist, ob überhaupt was von übrig ist, ob ich mit einem Klingelbeutel von Haus zu Haus gehen muss? Ich hab genug zum Anziehen, ich kriege hier mein Essen, ich habe ein Bett, und vor allen Dingen habe ich ein Zimmer für mich allein. Ich habe noch nicht, doch einmal habe ich ferngesehen – und dann wieder ausgemacht. Ich beschaffe mir Bücher und lese auch mal Romane, mache Kreuzworträtsel, mache auch Handarbeiten.

Also, ein bisschen, glaube ich, haben alle Kinder von mir, dieses strebsam Sein, aber auch dieses Menschliche. Und von ihren Eltern haben es wieder die Enkelkinder, also von meinen Kindern aus, und das finde ich gut. Also, ich wüsste nicht, dass einer säuft oder dass einer was Schiefes gemacht hat, das ist mir nicht bekannt. Kann ich mir auch nicht gut vorstellen. Es sind alle prima Enkel. Und wenn die mich sehen, dann wird Omi erst mal in Arm genommen, auch mein anderthalb Kopf größerer Enkel.

Die werden ja immer größer. Ich weiß auch nicht. Ich weiß auch nicht, ob das an der Machart liegt oder an der Düngung liegt? Ich weiß es nicht. In der Familie meines Mannes waren sehr viel größere Menschen.

Ich will aber nicht hier in diesem Haus bleiben. Ich wünsche mir, hier rauszugehen und in mein Haus, ich habe ja unten ein Haus, und das so einzurichten, wie ich das haben möchte. Und da sind die Geschäfte nebenan, die Kirche nicht weit. Ich fühle mich hier nicht am richtigen Platz. Nein, dies hier ist nicht mein richtiges Zuhause. Wir sind ja auch ausgebombt worden. Ich fühle mir wie so eine Ausgebombte. Ich will das nicht übereilt irgendwie machen, aber ich will in das Haus. Und da ist die Straße gleich, die Geschäfte gleich. Und hier möchte ich nicht bleiben. Ich meine, sie sind alle nett und hilfsbereit, und viele hauen mich an: „Hör mal, Du …", und dies und das und jenes und mal einen Rat geben und einen Handschlag machen und so. Ich weiß es nicht, ich weiß auch nicht, was meine Kinder sich dabei gedacht haben, mich hier einzuquartieren. Ich bin ein Außenseiter hier.

Ich bin schon mein Leben lang ein Außenseiter – zum Guten, aber auch zum Bösen. Also, zum Bösen war zum Beispiel schon in der Schule, dass ich einen Stiefvater hatte. Die Menschen sind ja auch so, dass die Mütter dann gesagt haben: „Mit der braucht ihr nicht spielen, und die hat einen Stiefvater", und dadada. Und es sind Dinge, ich sage jetzt etwas ganz Böses, dass von denen, die da unten sitzen, dreiviertel mir nicht das Wasser reichen können. Sie sind wie sie sind, und jeder muss so sein, wie er will. Ich setze mich dazu und lache über die Sachen. Aber es sind ja andere, und ich weiß auch den Hintergrund: Die haben ja nicht so ein wild bewegtes Leben geführt wie ich es habe, die sind aufgewachsen hier und groß geworden und, und, und. Und haben dann geheiratet, auch hier. Das ist alles gut und richtig und ich gönne ihnen das von ganzem Herzen, all das habe ich nicht erlebt. Dafür habe ich anderes erlebt.

Manchmal habe ich Sehnsucht nach Berlin. Und ich weiß auch, dass ich da mal alleine hinfahre. Ich muss erst einmal klären, ob ich überhaupt an mein Geld rankomme oder ob ich da jedes Mal Solveig fragen muss. Oder ob ich mit Solveig das ausmachen muss, dass ich jeden Monat, von mir aus, 100 Mark kriege, das muss ich alles erst abklären. Und ich mache das nicht Hals über Kopf. Ich meine, ich habe immer ein bisschen Geld bei mir gehabt. Aber das sind Dinge, die ich klären möchte. Das muss eben klar sein, wie das weitergehen soll mit mir. Manches ist hier auch ganz nett. Komischerweise komme ich mit den Männern blendend aus. Doch ich bin anders. Und ich habe es akzeptiert, anders zu sein. Ich versuche nicht krampfhaft so zu sein wie die anderen sind. Also, ich ziehe mich ganz bestimmt nicht dreimal am Tag um. Ganz bestimmt nicht. Damit fängt es schon an. Ich habe gar nicht so viel, um so was anzuziehen. Ich weiß gar nicht, wo meine Sachen geblieben sind. Aber das ist ein anderes Kapitel. Ich passe nicht in den Kreis rein. Ich versuche dann, mich anzupassen, ich habe keine Lust, jetzt da Vormarschierer zu sein für was ganz anderes. Um Gottes willen, die sollen alle so sein, wie sie sein möchten. Zum Beispiel dieses hier: „Was, Du machst Handarbeiten?" Als wenn das eine Strafarbeit ist, macht mir doch Spaß. Das macht mir einfach Freude und Spaß. Warum soll ich dann da unten sitzen und mir das Gedöhns anhören? Oder: von morgens bis abends läuft das Radio, und wenn ich dann sage: „Irgendwas muss es doch jetzt im Fernsehen geben!", dann haben die kein Interesse. Was mir hier fehlt, ist etwas für den Grips. Das fehlt mir. Mal ein Buch besprechen. Es gibt so bestimmte Schriftsteller, die ich sehr mag. Oder auch Musik, dass man auch mal ernste Musik, also gar nicht ernste Musik, sondern andere Musik hört. Ja, das ist alles nicht da. Und es gibt auch nur ganz, ganz wenige Bücher.

Hier bleibe ich nicht. Das Zimmer ist gut, das Essen ist gut, die Behandlung ist gut, und ich fühle mich trotzdem nicht wohl. Natürlich ist Solveig in der Nähe, und die anderen werden auch sagen, hier hast Du es doch gut, hier brauchst Du dich nicht um das Essen und so was kümmern. Das ist für mich ganz unwichtig. Notfalls gehe ich da irgendwo essen, wo ich ein Teller Suppe für 80 Pfennige kriege. Wenn ich mich dann nicht mehr selber versorgen kann, dann wird es natürlich schwierig.

Ich bin jetzt vielleicht zehn Tage, 14 Tage hier. 14 Tage glaube ich. Ich gehe, ich laufe ja jeden Tag, entweder hier hoch oder da. Ich weiß genau wie die ganze Gegend aussieht, wo die schönen neuen Häuser sind, wo die alten Häuser sind. Ich gehe auch mal in den Ort runter.

Wissen Sie, es ist gar nicht so einfach zu erkennen, dass man anders ist als andere. Es ist nicht einfach. Aber nur mich anpassen? Ich bin so wie ich bin. Und sollen sie es auf die Berlinerin schieben. Dann sollen sie es machen, von mir aus auch. Ich bin immer bereit zu helfen, mich anzupassen, aber ansonsten ...?

Als mein Mann noch lebte, waren wir oft in Berlin. Mit dem Auto war es ja kein Problem. Und ich war auch jetzt, wie mein Bruder noch lebte, in Brandenburg an der Havel, da waren wir bestimmt in Berlin und haben alles angeguckt. Der Bruder ist ja leider tot. Meine Schwester ist tot. Meine Schwägerin stammt aus einer Familie mit zehn Töchtern, die hat ihre neun Schwestern alle da und wohnt in dem Haus. Aber ich habe eine Freundin in Berlin, eine Schulfreundin, die noch lebt, und eine, noch eine Schulfreundin, weiß ich, dass sie noch lebt. Aber es sind nicht nur die Menschen fremd, die Umgebung hat sich auch verändert.

Ich vermisse meinen Mann natürlich sehr. Und ich habe mich hier noch keinem fest angeschlossen. Ich setze mich, ich decke den Tisch mit und setze mich dazu und ich bleibe da auch mal sitzen. Aber länger als eine Stunde halte ich das nicht aus. Nee, nee. Und wenn ich sage: „Wer geht denn mal mit?" Also, am Anfang habe ich das gesagt, doch es macht keiner. Ja, wie es weitergehen soll, weiß ich nicht.

Meine Freundin wohnt mit ihrem Mann, der sehr krank ist, auch in einem Altersheim, wo man dann auch kaum miteinander reden kann oder so. Und von unseren Schulkameradinnen wissen wir, sind wir nur noch vier. Und inzwischen kann sein, dass da nun noch mehr weg sind. Ich habe sehr gute Freunde in Hamburg, die ja immer wieder sagen: „Mensch, komm doch nach Hamburg. Du kommst doch überall durch."

Ich muss doch auch einmal nach Göttingen rein. Zumindest auch zu meiner Sparkasse, ich muss mich ja mal da erkundigen, wie das da aussieht. Ob das Solveig schon erledigt hat? Ich weiß es nicht. Aber das möchte ich schon wissen. Und ich würde auch, wenn hier so eine Ausfahrt wäre, wenn ich das mitkriegte, dass hier so eine Busfahrt für Senioren ist, da fahr ich mit.

* * *

Nachtrag der Herausgeberin

Frau Gabeler hat ihre Lebensgeschichte sinnhaft gestaltet, trotz oder gerade mittels der „Ungereimtheiten", über die man als Zuhörer und als Lesender vielleicht stolpert. Der Lebenslauf, die Lebensereignisse und die Interpretationen werden aufgrund der demenziellen Erkrankung immer mehr auf bestimmte, für sie wichtige Sequenzen konzentriert und diese dann oftmals wiederholt.

Die persönlich erzählte, „ver-rückte" Wirklichkeit von Frau Gabeler ist wegen der besseren Lesbarkeit in eine chronologische Abfolge gegliedert, gleichwohl sind es ihre Worte und Sätze, auch unvollständige, die hier verschriftlicht wiedergegeben werden. Ihre Angaben möchte ich allerdings nachfolgend ergänzen, dank der Angaben der Tochter Solveig. Damit ist keinesfalls ein Versuch unternommen, einer „falschen" bzw. krankheitsbedingt veränderten Beschreibung von Wirklichkeit eine „richtige" Wirklichkeit an die Seite zu stellen, vielmehr ist beabsichtigt, eine einzigartige Lebensgeschichte zu ergänzen, die im Kontext einer demenziellen Erkrankung bzw. aufgrund der Krankheitssymptomatik anders erzählt wird, und sie so einem Außenstehenden näher zu bringen.

Frau Gabeler wohnt zunächst mit ihrem Mann in Wöllmarshausen, wo auch das erste Kind, der Sohn, geboren wird. Dann zieht die Familie in eine Wohnung in einem Göttinger Ortsteil, doch die im Haus lebenden Vermieter mögen keine Kinder. Deshalb kaufen sie ganz in der Nähe ein Grundstück, bauen ein Haus und ziehen mit den mittlerweile drei Kindern in ihr Haus.

Die Kinder werden erwachsen und verlassen das Elternhaus. Der Sohn geht für 17 Jahre nach Australien und Frau Gabeler vermietet die obere Etage an Studenten.

Nach der Trennung von ihrem damaligen Ehemann zieht die Tochter Solveig mit ihren Kindern ins Haus, wo sie heute noch mit ihrem zweiten Mann lebt. Als es im Haus eng wird, will Solveig mit ihrer Familie ausziehen, aber Frau Gabeler entscheidet anders: Sie mietet sich eine Wohnung und lebt dort allein, bis sie an einer Demenz erkrankt. Solveig holt ihre Mutter wieder ins Haus und betreut sie. Doch als Berufstätige kommt sie oft erst abends nach Hause. Frau Gabeler vereinsamt und fühlt sich abgeschoben. Sie wird depressiv, muss entsprechende Medikamente nehmen und vermisst ihre Tochter sehr. Wenn diese einmal nicht zu Hause ist, fragt sie halbstündig den Schwiegersohn, wann ihre Tochter endlich wieder nach Hause kommt.

Solveig sagt deutlich, dass sie ihre Arbeit nicht aufgeben wird und dass man über alternative Wohnmöglichkeiten irgendwann sprechen muss. Frau Gabeler sagt dann aber immer, dass sie auf keinen Fall in ein Heim geht. Dennoch meldet Solveig ihre Mutter in einer sehr beliebten und anerkannt guten stationären Einrichtung an – ohne allerdings einen festen Einzugstermin festlegen zu müssen. Heute ist sie sehr froh darüber, da diese Einrichtung nunmehr vollständig belegt ist.

Nach dem Sturz und während des anschließenden Krankenhausaufenthaltes relativiert Frau Gabeler ihr ehemals striktes Veto. Nun möchte sie die Tochter entlasten. Sie erkennt, dass sie immer mehr Hilfe braucht und sie hat Angst, ihre Würde und ihren Status als Mutter zu verlieren. So meint sie, dass ein Leben im Heim ihr erspart, von der Tochter – sogar körperlich – abhängig zu sein: „Ich möchte nicht, dass Du mir den Po einmal abwischen musst!"

Im Heim leidet sie dennoch mitunter darunter, dass sich die Rollen – krankheitsbedingt – nun vertauschen: „Eigentlich bin ich ja die Mutter und müsste für dich sorgen. Eigentlich ist es eine verkehrte Welt. Eigentlich ist das nicht schön."

So schmerzhaft und belastend die Situation für Solveig ist, so dankbar ist sie auch für die Zeit. Denn jetzt ist aus der „ehemals eigenwilligen, bestimmenden, ja herrischen Frau", eine „richtig nette Frau" geworden. Früher hatten Mutter und Tochter eher ein angespanntes Verhältnis zueinander, das keine Nähe, auch keine körperliche Nähe, erlaubte. Doch die Mutter verändert sich durch die Krankheit, und zwar im positiven Sinne. „Sie ist richtig nett geworden, ganz anders als wir sie früher kannten", so Solveig. Heute sucht sie Körperkontakt, hält ihrer Tochter stundenlang die Hand und stellt immer wieder fest, wie schön es doch ist, dass sie sich beide haben.

Solveig weiß heute, dass es die beste Entscheidung war, die Mutter hier unterzubringen, auch wenn sie noch immer Schuldgefühle hat. Als die Mutter mit einer anderen Tochter einmal ihre alte Wohnung aufsucht, um sich die Gegenstände zu nehmen, die ihr wichtig sind und die sie in ihrem neuen Zuhause haben möchte, geht sie durch die Wohnung, wirft einen letzten Blick auf Bücher, Möbel etc. und sagt, dass sie nichts mitnehmen und dass sie auch nicht zurückkommen möchte. Nach einer halben Stunde will sie wieder in ihr neues Zuhause. Der Tochter laufen die Tränen angesichts dieses Abschieds, der eigentlich kein Abschied mehr ist, weil die Beziehung zu einst bedeutungsvollen und erinnerungsträchtigen Gegenständen wie Büchern, Bildern, Reiseandenken nicht mehr vorhanden ist.

Heute erkennt sie schon die eine von den drei Töchtern nicht mehr und sie weiß nicht mehr, wann sie zuletzt Besuch hatte. Besonders Solveig, die mit ihr so viele Jahre in einem Haus gelebt hat, besucht sie sehr häufig, genießt die gemeinsamen Gespräche mit der Mutter, die jetzt so anders ist. Und sie weiß, die Zeit ist kostbar, in einem halben Jahr wird sie vielleicht auch nicht mehr erkannt und kann nicht mehr über Vergangenes mit ihr sprechen. Ein objektives Gefühl von Zeit hat bereits einem subjektiven Empfinden von Zeitabständen und Begegnungen Platz gemacht. So sagt die Mutter, wenn sie die Tochter nach vier Tagen erneut besucht: „Du warst ja ewig nicht da!" Oder: „Du hast mich erst einmal besucht hier!" – wahrscheinlich fühlt sie sich in diesen Momenten verlassen und fordert mehr Aufmerksamkeit und Nähe.

Solveig hat bis heute mit starken Gefühlen, vor allem Schuldgefühlen, zu kämpfen, aber sie weiß auch, dass es für ihre Mutter die beste

Entscheidung war, sie in diese Senioreneinrichtung zu bringen, die ihr letztes Zuhause sein wird. Hier ist sie kontinuierlich von Menschen umgeben, kann sich aber auch zurückziehen in ihr Einzelzimmer, wenn sie das möchte. Das Personal ist sehr verständnisvoll, sehr geduldig, sehr liebevoll im Umgang mit den Bewohnerinnen und Bewohnern sowie mit den Angehörigen. Das Haus strahlt eine freundliche Atmosphäre aus, schon im Eingangsbereich vermitteln die warmen, hellen Wandfarben ein angenehmes, offenes Gefühl. Die wunderschönen alten Möbel, die den Möbeln der Bewohner/innen in Kindertagen entsprechen dürften, vermitteln Gefühle von Vertrautheit und Geborgenheit. Die Tochter Solveig erzählt mir, dass ihr demenzielle Erkrankungen – wie den meisten Menschen – immer Angst gemacht haben. Sie war oft verzweifelt, als eine solche Krankheit bei der Mutter vermutet und später diagnostiziert wurde. Seitdem sie allerdings ihre Mutter in dieser Einrichtung sieht und diese Einrichtung erlebt, ist diese Angst einem Gefühl von Zuversicht gewichen – vorausgesetzt auch ihr wäre es einmal möglich, mit einer solchen Erkrankung in eine Senioreneinrichtung zu kommen, dessen Personal so wertschätzend, geduldig, individuell und bedürfnisorientiert mit den ihnen anvertrauten Menschen umgeht und dessen Räumlichkeiten derart freundlich gestaltet sind und die Privatsphäre berücksichtigen.

Ich kann ihr nur zustimmen!

Walter Sudhoff[1]

Mein Wunsch ist, dass diese Krankheit durch Ärzte aufgehoben, ja geheilt werden kann. Das ist mein Wunsch, dann würde ich hochspringen

Vorbemerkung der Herausgeberin

Walter Sudhoff ist 67 Jahre alt. Er lebt mit seiner Ehefrau in einem sehr schönen, großen Haus. Vor zwei Jahren hat er ein immer stärkeres Vergessen bemerkt, und das Schreiben fiel ihm zusehends schwerer. Tief beunruhigt ergreift er die Initiative und bittet um einen Termin in der Gedächtnisambulanz. Der Verdacht, dass er womöglich von seiner leiblichen Mutter eine Schizophrenie geerbt hat, bestätigt sich nicht, stattdessen muss sich das Ehepaar mit dem Beginn einer demenziellen Erkrankung auseinandersetzen. Es ist ein schmerzhafter Prozess. Hilfreich sind die Informationen und Gespräche in der Gedächtnisambulanz und die Teilnahme an einer geleiteten Selbsthilfegruppe, die sich regelmäßig, insgesamt zehn Mal, trifft. Herr Sudhoff und seine Frau werden außerdem getragen von vielen gemeinsamen, vertrauensvollen Ehejahren, von den Kindern, von Freunden und Bekannten. Dennoch wiegen die Erkrankung und deren Auswirkungen schwer. Herr Sudhoff ist so enttäuscht, wütend und verzweifelt, dass er manchmal sogar an Selbstmord denkt. Doch immer wieder stützt ihn dann seine Frau, die, im wahrsten Sinne des Wortes, Spuren hinterlässt, denen er vertrauensvoll folgen kann.

Bei dem Gespräch über die Lebens- und Krankengeschichte von Herrn Sudhoff sind beide Ehepartner dabei. Das vertrauensvolle Miteinander ermöglicht, dass Frau Sudhoff die Lebenssituation ihres Mannes

---

1   Der Artikel ist anonymisiert, der Name ein Pseudonym.

als Kind, Jugendlicher und junger Mann immer wieder ergänzt und dass sie ihm ihre Stimme leiht, wenn von den gemeinsamen Jahren als Ehemann die Rede ist, als Vater, Arbeitnehmer, engagierter ehrenamtlicher Mitarbeiter, Großvater, Pensionär und als aktiver, älterer Mensch mit einer demenziellen Erkrankung. Und doch, auch ihr, der Ehefrau, fällt es (noch) schwer, „ja" zu sagen zur Krankheit und ihren Auswirkungen, und es ist deutlich, dass ihr die immer wieder aufkommende Verzweiflung des Ehemannes Sorge bereitet.

Aufgrund des sich stets ergänzenden Gespräches des Ehepaares ist die Lebens- und Krankheitsgeschichte von Walter Sudhoff eine gemeinsam erzählte Geschichte, die aber als *seine* geschrieben wurde.

* * *

Das Leben vor der Krankheit
Kindheit und Jugend

Ich bin bei Onkel und Tante groß geworden. Als ich zu Tante und Onkel kam, war ich höchstwahrscheinlich ein halbes Jahr alt. Deren Tochter, meine Cousine, war 15 Jahre älter. Die Mutter hat alleine gelebt, die Eltern sind auseinander gegangen. Der Vater ist dann gefallen. Das ist ein böses Durcheinander gewesen.

Die Mutter ist hier in die Klinik gekommen, und da muss ich zunächst auf einem anderen Hof, mütterlicherseits, gewesen sein. Dann hat wohl der Vater gesagt: „Meine Frau darf niemand in der Klinik besuchen!" Und daraufhin haben diese Verwandten auf dem Hof gesagt: „Wenn wir unsere Tochter und Nichte nicht besuchen dürfen, dann wollen wir das Kind auch nicht haben." Sie haben mich dann wohl auf diesen Sudhoffschen Hof in der Nachbarschaft geschoben, wo zufällig diese Tante war, und die hat mich dann gleich zu sich nach Hause mitgenommen. Die Tante war die Schwester meines Vaters. Sie war eine sehr couragierte Frau.

Die Mutter wurde gar nicht gefragt. Was diese Frau wohl gelitten hat, dass die ihren Sohn nicht mehr hatte? Die Mutter hatte deshalb wohl immer dieses Bestreben, so ein kleines Kind zu besitzen. Und da noch eine kleine Nichte auf dem Hof mit lebte, ist sie dann immer mit dieser Nichte losgegangen und hat allen das Kind gezeigt und immer gesagt: „Ist die nicht niedlich?" Und später ist sie dann immer, da waren ja diese Grenzverhältnisse, die ehemalige DDR, dann ist sie unter ganz großen Umständen immer wieder hierher gekommen, um ihren Sohn zu sehen. Doch ich bin natürlich immer weggelaufen. Das ist wirklich schlimm. Aber das haben sie mir so eingetrichtert: „Wenn die kommt, musst Du weg." Sie ist dann gar nicht auf den Hof meiner Tante gekommen. Stattdessen hat sie auf dem Hof in der Nachbarschaft gesessen. Da hat sie gesessen, und wenn ich raus kam, oder wenn sie mich gesehen hat, wollte sie mich mal begrüßen oder was weiß ich, doch ich bin dann schnell abgehauen. Ich bin in das Geschäft einer Tante gelaufen und lag dann zwischen Besen, weil ich so eine Angst hatte: Immer hatten sie zu mir gesagt: „Da musst Du vorsichtig sein, bei der Frau." Das war ein Spiel, das war nicht gut. Was diese Frau gelitten hat? Wahrscheinlich haben Onkel und Tante das unbewusst gemacht. Die wollten mich schützen und wollten mich bewahren. Aber später hat dann die Cousine einmal gesagt: „Ich glaube, wir haben vieles falsch gemacht." Aber man hat ja später eine andere Denkweise als in jungen Jahren.

Diese Frau, meine Mutter, hat sich da dann in den Garten gesetzt, dass sie mich sehen konnte und wollte mich irgendwie anfassen oder so. Doch ich bin dann immer schnell in den Laden gelaufen und habe mich versteckt. Sie konnte sich allein nicht wehren und später haben sich die Eltern auch scheiden lassen. Sie hat mich, ihren Sohn, nicht wieder gekriegt, aus Krankheitsgründen oder aus welchen Gründen auch immer. Das hat sie nicht geschafft. Ich habe meinen Vater abgelehnt. Später habe ich in seinem Heimatort so viel gesehen, nein gehört, was da gewesen ist, und das hab ich alles abgelehnt dann. Mein Vater, habe ich gesagt, mit dem will ich nichts zu tun haben.

Wir sind früher auch schon mal schwarz über die Grenze gegangen, mit meinem Onkel, welchen Weg weiß ich nicht. Also wir sind dann in diesen Ort, sind über die Grenze. Und da waren noch die Russen. Der Onkel war ja pfiffig, er kannte das, was da passiert. Dann kam er auf einmal zu mir, also wir sind über die Grenze gegangen und er sagt plötzlich: „Komm mal her.", und er gibt mir das Wertvollste, nämlich seine Uhr. Und auf einmal waren wir an der Grenze, und dann kamen die Russen auch, standen da, sagten: „Stoi!" Ich wollte ja immer alles wissen und war immer dabei, aber da hatte ich doch Muffe. Und er auch. Doch dann sind wir über die Grenze gegangen und dann waren wir drüben. Das ach, da ist viel los gewesen bei uns. Und dann haben sie hinterher auch über die Grenze Sachen rüber geschoben und gemacht.

Bevor der Vater gefallen ist, war das der Erdbeeronkel für mich. Der brachte Erdbeeren mit, aber ich wusste nicht, dass das mein Vater war. Später, als ich hörte, wie er meine Mutter doch ziemlich psychisch unter Druck gesetzt hat, habe ich ihn schon abgelehnt. Das kann ich überhaupt nicht leiden, wenn jemand schwach ist und dann auch noch gedrückt wird. Später haben wir auch noch Gerichtsurteile mit Scheidungssachen und, und, und gesehen. So haben wir erfahren, was er alles gemacht hat und dann war es total aus. Und da habe ich gesagt: „Die Sudhoffs lehne ich richtig ab."

Meine Tante die hat mich immer so, immer so an der Hand gehabt. Also meine Tante, das war eine Powertante. Ihre Tochter dagegen, meine Cousine, die war gemütlich, hat gelesen oder sonst was gemacht, die kam immer hinterher. Und deshalb war ich auch so von meiner Tante angezogen. Die war wirklich eine Powertante. Aber die Cousine war wie ihr Vater so ganz gemütlich. Sie ist auf dem Hof geblieben, hat nicht geheiratet und hatte auch keine Kinder. Mittlerweile ist sie verstorben. Ich war ihr Sohn.

Das Schlimmste war, ich hieß eigentlich Walter Müller. Und als ich in die Mittelschule kam, da haben sie mir erzählt, dass ich ja gar nicht Walter Müller heiße. Das war ein Mistspiel, was die da gemacht haben. Meine Tante und mein Onkel hießen Müller und deshalb hieß ich im Ort auch Müller. Automatisch war ich „Walter Müller", sogar auf den Zeugnissen und auf den Heften stand bis zur vierten Klasse „Walter Müller". Die Lehrer haben so diesen Quatsch mitgemacht. Die haben das alles mitgemacht. Erst als ich zur Mittelschule ging, da hieß ich auf einmal „Walter Sudhoff". Da habe ich mich aber geschüttelt. Das war ein richtiger Schock. Ach, ich habe das mitgemacht. Aber es war komisch.

Als wir schon verheiratet waren, da bekamen wir von einem Ehepaar Besuch. Sie war die Patentante meiner Mutter, und da habe ich das erste Mal ein Bild von meiner Mutter gesehen. Und da sagte ich: „Vor der Frau musste ich immer ausrücken." Da war unser Sohn gerade ein dreiviertel Jahr alt – wir konnten das überhaupt nicht begreifen.

Die Bezugspersonen waren für mich Onkel und Tante. Die Mutter habe ich gar nicht vermisst. Die Mutter war ja schizophren, und wenn sie hier im Ort war und ihren Sohn sehen wollte, haben sie mir immer gesagt: „Vor der Frau musst Du ausrücken, die will dich mitnehmen." Das war schlimm. Es war ähnlich wie in bösen Märchen, nach dem Motto: die will dir einen vergifteten Apfel geben und so was. Und da bin ich immer weggelaufen. Wenn man dann selber ein Kind hat, kann man das gar nicht begreifen.

Berufstätigkeit, Heirat und Familie

Ich habe immer kämpfen müssen, erst einmal in der Landwirtschaft: Mein Onkel, der war alt, und seine Tochter, meine Cousine, die war, na ja, gemütlich. Und da habe ich immer gekämpft. Immer wenn die gesagt haben, „kommt nicht in Frage", habe ich die dann schon wachgerüttelt. Also ich habe mich so durchgesetzt, bis zum „Geht-nicht-mehr". Und dann sagt der Onkel: „Dann mog man."

Irgendwann habe ich aufgehört mit der Landwirtschaft, weil es dann einfach zuviel wurde. Ja, das ist auch irgendwann umgekippt, Landwirtschaft, das war nichts mehr, und dann hatte das keinen Sinn. Aber es war auch ein schöner Beruf, muss ich sagen. Ich habe es auch gern gemacht. Erst mit Pferden, und hinterher, als der Trecker kam, dann war das noch besser. Ging schneller alles. Ich habe es gern gemacht.

Doch irgendwann liefen die Gelder nicht mehr, oder wie soll ich das sagen. Ja, die Rübenkontingente waren dann gekürzt, und dann kam man mit der Fruchtfolge nicht mehr richtig zurecht, und dann waren das einfach zu kleine Sachen. Dann haben wir die

Ländereien, die eigenen, verpachtet. Und das, was zugepachtetes Land war, das wurde dann wieder zurückgegeben an die Vorbesitzer. Dadurch war der Betrieb dann etwas kleiner geworden. Und das Vieh haben wir später rausgeschmissen. Schließlich habe ich nur noch meinen Beruf da gemacht und ich konnte gewerkschaftlich aktiver sein.

Die Landwirtschaft, die ist zugrunde gegangen, die ist ja weggegangen. Wir wollten damals heiraten, und es waren 45 Morgen Land, doch meine Frau war in dieser landwirtschaftlichen Familie nicht anerkannt. Sie kam eben nicht aus der Landwirtschaft. Meine Frau hätte in der Richtung was gemacht, weil sie praktisch ist, auf der Hauswirtschaftschule gewesen ist, weil ihr das auch so gelegen hätte. Das wäre in Ordnung gewesen. Aber mit dieser Familie wäre es nicht gegangen, da wäre sie psychisch zugrunde gegangen. Deshalb habe ich hinterher angefangen, bei der Post als Technischer Zeichner zu arbeiten. Da waren wir schon verheiratet. Erst habe ich noch nebenbei hier bei anderen Landwirten noch so im Lohnunternehmen ein bisschen mitgearbeitet.

Bei der Post brauchte ich keine Ausbildung machen, sondern habe mich mit Probezeichnungen beworben. Ich hatte das ja auch schon in der Schule gemacht. Wir hatten einen tollen Lehrer, ja Zeichenlehrer. Der war klasse. Was der mit uns gemacht hat, der hat alles gemacht, technisch gezeichnet, Bilder und so weiter. Das lag mir ja auch alles.

Früher in der Berufsschule habe ich manche Lehrer geleimt: Wenn ich gezeichnet habe, wenn wir irgendwas gemacht haben, dann brauchte ich nicht viel schreiben, dann habe ich ein paar Zeichnungen gemacht und die Mitschüler, die anderen Kollegen aus der Landwirtschaft, die konnten das nicht so gut und dann habe ich für sie gezeichnet und die Lehrer sind auch drauf eingegangen. Und dann brauchte ich gar nicht viel machen und kriegte schöne Zensuren. Das war was. Das Zeichnen, das war immer meins, auch in der Schule schon.

Doch erstmal war der Wunsch: landwirtschaftliche Schule. Das habe ich gemacht. Was habe ich noch gemacht? Ja, Amtsgericht, ja, Schöffe habe ich gemacht. Und in der Postgewerkschaft war ich. Was habe ich dann noch gemacht? Ich war Schriftführer immer bei der Postgewerkschaft. Also wenn ich irgendwo hinwollte, das war ganz einfach, dann hab ich gesagt: „Ja, ich mache den Schriftführer." Das wollte kein Hund machen. Ich bin überall da hingekommen, wo ich es wollte. Das hat mir auch viel gegeben, das hat auch Spaß gemacht. Ich war bei der Gewerkschaft in dem Plenum drin gewesen. Ich wollte da rein, ich wollte da rein. Was da los war, um Kollegen zu helfen und, und, und. Mir hat das auch Spaß gemacht.

Gearbeitet habe ich als Technischer Zeichner hier im Amt, bei der Zeichenstelle. Für die Gewerkschaftstätigkeit bin ich beruflich befreit worden, um für einen Tag zu Sitzungen zu fahren oder zu Tagungen oder so was und wieder zurück. Da ist meine Frau öfter mal mit gewesen, das war auch gut. Für mich war das gut. Postgewerkschaft, Schöffe, Amtsgericht ... Was war sonst noch?

Ich habe viel Öffentlichkeitsarbeit gemacht, war erster Vorsitzender vom Verein. Ich bin im Personalrat gewesen und bin später Sozialbetreuer gewesen. Also, eigentlich habe ich immer gekämpft. Eigentlich kam ich aus der Landwirtschaft, später habe ich mich als Technischer Zeichner immer weiter raufgearbeitet.

1964 haben wir geheiratet. Wir haben zwei Kinder, Junge und Mädchen. Meine Frau ist dann auch zu Haus geblieben, wollte bei den Kindern bleiben, nicht wie ihre Mutter immer berufstätig sein. Wir wollten uns lieber einschränken, dass sie bei den Kindern bleiben kann und sie selber versorgen kann. Ich habe ja nebenbei noch die Landwirtschaft gemacht, weil Onkel und Tante ja auch noch davon gelebt haben. Also das war eine Doppelbelastung. Aber meine Frau hat mir immer den Rücken freigehalten, damit ich dann auch noch abends den zweiten Beruf ausführen konnte. Meine Frau war bei den Kindern, und das war in Ordnung. Und die konnte sie dann auch überall mit hinnehmen, auch mit auf's Land, wenn es sein musste. Und wie die dann hinterher groß waren, da hat sie angefangen, als Tagesmutter zu arbeiten.

Unsere Kinder sind anderthalb Jahre auseinander. Der Sohn ist der ältere und auch der ruhigere. Er ist Single. Unsere Tochter hat ein kleines Kind, so sind wir also auch Großeltern.

Für mich war es sehr schön, als die Kinder kamen. Schön, ja, aber dann war ich auch noch, ja, ich habe damals noch Landwirtschaft gemacht. Ich wollte ja eigentlich immer zu Hause sein, wenn die ins Bett mussten. Na ja, und manchmal habe ich dann doch gesagt, ach, das bisschen pflüge ich jetzt doch noch. Und dann war das nicht so schön für meine Frau, dann hat sie mich manchmal an Land geholt, Du sollst doch herkommen. Und ich habe gesagt, dass ich nur noch das bisschen machen, pflügen wollte. Aber ich habe versucht, abends mit den Kindern noch zu lesen. Damals war das aber auch noch anders. Wir haben 1967 geheiratet, nein 1964 geheiratet, und '66 und '67 sind die Kinder gekommen. Davor war eigentlich noch kein Mann mit einem Kinderwagen spazieren oder wickelte ein Kind, oder was weiß ich.

Ich habe die Kinder richtig genossen. Ich habe meine Familie richtig genossen. Doch die Landwirtschaft hat wenig Zeit gelassen und deshalb ist meine Frau dann oft nachmittags mit den Kindern vorbeigekommen und dann haben wir Picknick auf dem Feld gemacht. Da waren die Kinder dabei, dann waren sie auch eben bei ihrem Vater.

Manchmal haben wir das dann auch so sonnabends oder sonntags gemacht. Dann haben wir wenigstens nachmittags zusammen Picknick gemacht. So waren wir auch wieder zusammen, das war dann gut. Später dann mal Trecker mitfahren, das war ja dann auch immer noch mal gut. Ja, das war für meinen Sohn wieder etwas. Aber meine Tochter wollte das auch, wenn wir Kartoffeln oder so was gelesen haben, dann haben die auf dem Trecker gesessen und wenn ich den Gang rein gemacht habe, sind die auch gefahren.

Ich habe meine Kinder richtig genossen und wollte auch Familie haben, weil ich im Nachhinein gemerkt habe, so eine richtige Familie hatte ich ja nicht. Dies war jetzt meine Familie. Heute bereue ich immer noch, dass ich nicht mehr für meine Kinder getan habe. Aber meine Frau sagt dann immer: „Wir haben eine ganz andere Zeit gehabt. Das darf man nicht, das eine mit dem anderen vergleichen. Und dann darf man sich auch keine Vorwürfe machen, dass man das damals nicht anders gemacht hat. Wir haben es so gut, wie wir es alle da nicht anders kannten, gemacht beziehungsweise besser gemacht als andere."

Ja, ich habe dann versucht, noch abends zu lesen, wenn sie ins Bett mussten. Und dann habe ich gelesen und der Sohn sagte dann immer: „Weiter, weiter, weiter." Und ich war am Einschlafen. Das vergesse ich gar nicht mehr.

Unsere Tochter war immer munter, und der Sohn war ruhiger. Aber unsere Tochter war ein Powermädchen.

Mit den Kindern sind wir früher auch schon viel wandern gegangen, vor allem sonntags. Der Tag war uns heilig, da wurde gewandert. Unser Sohn war zwar eher ein bisschen faul, wollte sich nicht so arg bewegen, doch dann haben wir Wanderungen unternommen, so kindgerecht, damit die Kinder Spaß dran hatten. Wir haben uns dann immer ein Ziel gesetzt. Doch irgendwann hieß es immer: „Ach, ich will nicht mehr." Dann merkten wir, dass es im Fernsehen bestimmte Sendungen gab, die sie gucken wollten. Daraufhin haben wir einfach gesagt: „Du darfst dir aussuchen, ob wir jetzt früh wandern oder spät. Welches Programm möchtest Du jetzt gucken?" Und dann richten wir uns danach und wandern so. Wichtig war, dass wir das als Familie gemacht haben, dass wir zusammen waren. Wir haben nie große Touren gemacht, sind nicht weit gefahren, weil das auch finanziell nicht gegangen wäre. Es war ja nur ein Verdienst da, entsprechend knapp bemessen war es, aber das war in Ordnung. Dann konnte man eben nicht in den Zoo oder so etwas, das wäre einfach zu teuer geworden. Aber wir haben andere Sachen gemacht. Und wir waren zusammen und haben zum Beispiel Pilze gesucht und Beeren gesucht. Wir machten auch Wanderurlaube, die dann eben so waren, dass in den Bächen gespielt werden konnte. Das war schon so in Ordnung. Der Urlaub war kindgerecht, aber sie mussten eben auch ein bisschen laufen.

Für unsere Kinder ist diese Sache mit der Familie „gegessen". Wir selbst hatten mit der Cousine und der Tante kein gutes Verhältnis. Sie lehnten meine Frau ja ab. Unsere Kinder haben ganz im Unterbewusstsein, wir haben da bewusst nie drüber gesprochen, doch davon etwas mitbekommen. Wenn meine Frau mit den Kindern mit dem Fahrrad gefahren ist, und sie sind der Cousine begegnet, hat sie jedes Mal „Guten Tag" gesagt. Aber unser Sohn sagte nichts. Deshalb sagte sie zu ihm: „Du, wenn ich Guten Tag sage, dann sagst Du auch Guten Tag." Aber er hat genau gemerkt, dass meine Frau Probleme mit der Cousine hatte, oder die Cousine mit ihr. Das hat er ganz feinfühlig rausgekriegt, dass da irgendwo Reibereien waren. Er hat sich ganz deutlich mit der Mutter solidarisiert. Das ist ein Ding, wie das so läuft manchmal. Aber er ging mit mir auf den Hof, Trecker fahren ist ja wunderbar, dann gab es auch eine Tafel Schokolade, das war in Ordnung.

Die Sudhoffs habe ich ganz abgelehnt, das war nie meine Verwandtschaft. Als ich hier in das Haus zog, zu den Schwiegereltern, freute ich mich. Das hier ist dann meine Familie gewesen. Die Schwiegereltern haben unten mit im Haus gewohnt, das war für mich ganz wichtig. Und die ganze Verwandtschaft meiner Frau, das ist meine Verwandtschaft.

Wir hatten jetzt hier wieder ein großes Familientreffen und hatten hier 17 Leute im Wohnzimmer drin – und das war für mich wunderbar. Das ist meine Verwandtschaft, die Sudhoffverwandtschaft ist keine Verwandtschaft.

Nach der Grenzöffnung, da kam jemand einmal zu uns. Wir wussten, dass da eine Tante mütterlicherseits im Ort der Mutter noch lebte, das wussten wir. Und die Tochter dieser Tante, die kam zufällig zu unserem Haus und fragte mich, ob ich nicht wüsste, wo eine Familie Sudhoff wohnen würde. Und dann war das meine Cousine. Die kam auf den Hof hier und fragte mich. Da habe ich gelacht und gesagt: „Ilse, Du bist hier richtig." Ach Du liebe Zeit, ganz liebe Leute, sie und ihr Mann. Seitdem haben wir also auch Kontakt, wir treffen uns regelmäßig, und wir zwei, Ilse und ich, haben so viel Gemeinsames, das ist unwahrscheinlich.

Diese Cousine wohnt nicht mehr in dem Ort, in dem sie aufgewachsen ist und wo die Sudhoffs herkommen. Ihre Mutter wohnt aber noch in dem Ort. Die hat auch einen Sudhoff geheiratet. Doch als wir einmal dort waren und mit ihr sprechen wollten, war sie sehr verschlossen. Die hat von den Sudhoffs zuviel Negatives erfahren, da in dem Ort. Wir haben fast eine Stunde gebraucht, ehe diese Frau sich wenigstens ein bisschen geöffnet hat. Wir wollten gerne wissen, wie ist meine Mutter hier aufgewachsen, wie ist sie alt geworden, und wo ist sie begraben. Doch das Grab war weg, und es hat sehr lange gedauert, bis sie so aus freien Stücken erzählt hat, was da alles gewesen ist. Sie war ja diejenige, die ihre Schwägerin bis zuletzt mit gepflegt hatte. Doch zu der Ilse haben wir guten Kontakt. Wenn ihre Mutter dazu kommt, spricht die uns mit „Sie" an. Also, sie hält deutlich Distanz.

Das Leben mit der Krankheit

Das mit der Krankheit ist allmählich gekommen. Ich habe das halt selbst gemerkt, dass ich soviel vergesse und nicht mehr richtig schreiben kann. Mit Schreiben fing das an. Ich konnte nicht mehr gerade schreiben, sondern nur noch so schräg und ich war ganz unzufrieden mit mir.

2003 hatte ich eine OP, und von der konnte ich mich eigentlich gar nicht wieder erholen. Und im Nachhinein wissen wir eben, dass auch solche Narkosen Auslöser sein können. Es ist dann zwar schon vorhanden, aber es kann dadurch wohl auch beschleunigt werden. Dann habe ich von der Gedächtnisambulanz gelesen und bin dahingegangen. Hier haben sie mich dann durchgecheckt und haben eigentlich immer gesagt, das ist alles noch in Ordnung. Bis sie vom Gewebewasser, ich glaube Gehirnwasser, entnommen haben, da haben sie festgestellt, dass leichte kognitive Störungen vorhanden sind. Ich bekam dann Medikamente, in der Hoffnung, es wird besser oder aber es hält sich, oder aber es wird schlechter.

Wir haben da auch eine Gruppe mitgemacht, das waren fünf Ehepaare. Das hat sehr viel gebracht, weil man gemerkt hat, es geht anderen auch so. Oder aber es geht ihnen noch schlechter. Und das war eigentlich ein Stückchen Trost, zu sehen, ich bin jetzt nicht der Letzte, sondern Andere haben das auch.

Ich hatte sehr viel Angst, da meine Mutter schizophren gewesen ist. Als diese Mutter starb, war ich wohl acht oder neun Jahre alt. Nun hatte ich Angst, dass mir das Gleiche passiert wie meiner Mutter. Doch diesen Verdacht hat man nicht bestätigt, man hat gesagt, dass es keinen Zusammenhang gäbe zwischen diesen beiden Sachen, kognitive Störungen und Schizophrenie. Das war eigentlich der Grund, dass ich mich da so schnell angemeldet hatte, so früh wie möglich, dass man mir helfen kann – falls man mir helfen kann. Das ist der Auslöser eigentlich gewesen.

Und dann hat man bestätigt, dass das nicht war. Anfangs bin ich alleine hingegangen zu den Gesprächen und so, und dann später kam dann meine Frau mit, denn als Angehörige hat man ja auch viele Fragen und muss vieles ausfüllen. Ich bin irgendwann nicht mehr alleine zu den Behandlungen gefahren oder zu den Gesprächen. Mittlerweile fahre ich auch kein Auto mehr. Das habe ich von mir aus entschieden, denn ich bin zu langsam mit meinem Denken und meinen Reaktionen. Ich möchte nicht, dass mir was passiert oder anderen was passiert.

Am Anfang, wenn ich wieder etwas vergessen hatte, wenn ich wieder nicht auf etwas gekommen bin, haben wir noch gesagt: „Ja, okay, es ist ja auch altersbedingt." Man braucht einfach länger, bis man auf den Namen kommt. Das merkt man in unserem ganzen Umfeld ja auch. Und jeder sagte: „Mensch, das habe ich auch. Das nimm mal nicht so tragisch." Unser Ortsvorsteher, der sagte auch immer: „Ach, das habe ich auch." Ja, Scheiße was.

Ich hatte gelesen, dass es hier so etwas gibt, so eine Einrichtung, dass man hinkommen könnte und sie gucken mal, was da los ist. Und dann habe ich gesagt: „Ich rufe an und will jetzt in die Klinik." Und dann bin ich da hingefahren und habe gesagt, dass das alles so ein bisschen haarig ist mit mir. Und da sagten die Leute schon: „Was wollen Sie denn hier, die anderen kommen nach ein paar Jahren", oder so was. Da habe ich gesagt: „Nix da. Ich will wissen, was Sache ist." Das war für mich wichtig, ob man noch was machen kann oder nicht. So fing das dann an. Ja, dann sind wir in diese Laufbahn gekommen. Und das war gut. Aber sie meinten, die Kollegen, die meinten zunächst, sie brauchten noch nichts zu machen und sagten: „Andere Leute kommen viel später als Sie." Das ist ja meine Geschichte, wenn ich was vor den Füßen habe, dann will ich das gleich wegmachen. Ja, und dann sind wir da ins Geschehen gekommen. Ich möchte immer den Sachen auf den Grund gehen und sage immer, wenn ich was ändern kann, dann versuche ich das.

Das ist mir natürlich hier nicht geglückt. Diesen Schiss, den ich jetzt habe, das stinkt mir natürlich, das kann ich Ihnen sagen. Ich hadere manchmal, aber das hilft ja nichts. Da ist man schon verzweifelt. Ja, ja, das ist ja, weil das wird ja immer gesagt: „Du musst bis zum Alter viel machen." Und dann habe ich gesagt, so, was habe ich denn alles für Schiss gemacht, alles Kopfarbeiten, und, und, und. Und dann hast Du diesen Mist am Hals. Das muss ich mal so haarig sagen.

Aber in der Klinik sind die sehr gut, vor allem die Ärztin dort. Mit ihr haben wir dann öfter Gespräche gehabt. Und wir waren in dieser Gruppe, da waren ja viel mehr Leute. Da habe ich gemerkt, es geht mir ja noch besser wie zum Beispiel der Professor oder irgendwer. Und der hatte dieselbe Krankheit hier wie ich. Durch die Gruppenarbeit konnte man sehen, wer was macht. Und dann sagst Du, so, wenn das ein Professor ist, der das auch hat und ich armer Depp auch, na ja, das tröstet einen. Der ist in die Stadt gegangen, und dann wollte er wieder nach Hause, war in der Stadt oder so, und dann weiß er nicht mehr, wo er war. Und dann hat er ein Handy, und dann hat seine Frau ihn eingefangen. Und wenn man das sieht, dann hab ich gesagt, na ja, jetzt bin ich nicht allein der Doofmann oder so. Ich hadere dann mit mir selber ja. Dann geht es mir schon etwas besser.

Ja, und durch diese Geschichten, dass wir diese Gruppe in der Klinik gemacht haben, da kann man sagen, na ja, ich halte es aus. Die Frage ist eigentlich, ich höre immer, es werden Proben gemacht. Aber wie kriegt man das hin, dass das Werden der Krankheit weggemacht werden kann. Ja, manche Krankheiten, die werden ja gelöst. Das gibt es ja. Mit dem Sprechen, finde ich, ist es besser geworden bei mir, aber andere Sachen nicht oder sind schlechter geworden. Eine Zeitung zum Beispiel so zusammennehmen, furchtbar. Oder anziehen, eine Jacke anziehen. Meistens steige ich da rein. Und dann ist der Reißverschluss nach hinten. Pullover kann ich oft nicht drehen. Da ist doch oft, dass mir meine Frau helfen muss. Dann sage ich: „Komm mal." Wenn ich es dreimal probiert habe, gehe ich zu meiner Frau. Ich nehme das Hemd oder irgendwas, muss ich hinlegen und dann auseinander ziehen oder über den Kopf ziehen. Dann geht es ja manchmal. Und dann muss ich es wieder drehen, weil es doch nicht passt, vorne. Dann bin ich stinkig.

Am besten geht es, wenn ich mir das selber so einteilen kann. Wenn ich sage, das mache ich jetzt. Wenn einer zwischendurch jetzt sagt, mach mal dies oder jenes, dann schaffe ich das oft nicht. Als wir jetzt hier die große Feier hatten, alles ausräumen, umräumen mussten und weiß ich was alles, also, da komme ich an meine Grenzen. Meine Frau ist dann immer ganz ruhig, ja, wie ein Priester, ja. Aber oft bin ich ganz unglücklich, weil ich es dann doch nicht schaffe.

Orientierungsprobleme habe ich auch, ja. Als wir bei unserer Tochter waren und die haben fast alles gemacht, und da habe ich gesagt, ich gehe jetzt mal aus dem Haus raus. Ich kenne ja hier den Ort so ungefähr und bin hier ganz schön raus, spazieren gegangen, und auf einmal wurde es dunkel. Oh jetzt war es dann aber ganz haarig. Jetzt wusste ich nicht mehr, wo es lang ging. Ich bin zu weit aus dem Ort rausgegangen, und dann habe ich jemand gefragt. Das war ein Ausländer, der wusste das nicht, wo ich hin musste. Da war das schon mal haarig. Dann habe ich gefragt, wo ist die Tankstelle, das wusste ich so einigermaßen, und na ja, dann bin ich weiter gegangen. Und dann kam meine Tochter irgendwo aus der Prärie, mit dem Auto. Das war Zufall. Der Druck ist dann so hoch, dass ich nicht weiß, wie unsere Tochter heißt.

Jetzt habe ich einen Zettel in der Tasche, wo wir jetzt sind, schreibe ich auf. Den Namen dann aufschreiben, wie heißt die noch mal, und dann habe ich meinen Zettel. Wir gehen regelmäßig wandern, und dann schreibe ich mir auch die Namen auf und habe jedes Mal die Zettel in der Tasche und kann nachsehen, wie die dann heißen. Ja, das stört mich, wenn ich die Namen nicht weiß. Ich kenne die, dann stört mich das. Dann muss ich das mal so verschleiern, und dann beim nächsten Schritt dann sag ich mal, wie er heißt jetzt, Helmut oder so. Das ist mistig, aber das ist das Einzige, das geht nicht anders.

Wenn ich mich zweimal auf dem Friedhof drehe, dann weiß ich nicht mehr, wo ich hin muss. Und wir sind vor zwei Jahren in Kroatien gewesen, das war ganz schlimm. Ich wusste nie, wo ist das Restaurant, wo ist der Speisesaal, wo ist unser Platz? Oder wie kommst Du vom Büffet wieder zu deinem Platz? Wenn ich auf Toilette war, hat meine Frau dann immer schon vor der Toilette auf mich gewartet, sonst hätte ich mich verlaufen. Wo ist denn nun unsere Tür? Wo ist unser Zimmer? Das sind alles Sachen, das ist ganz schwierig.

Wir waren jetzt in Budapest. Meine Frau hatte so einen Bewegungsmelder, das ist also, wenn wir jetzt im Hotel im Zimmer sind, damit das, wenn ich jetzt aus dem Bett steige, dass das wenigstens hell ist. Hat auch nichts genutzt. Ich wusste nicht die richtige Richtung. Dann hat meine Frau gesagt, mach mich bitte wach, und dann ist es dann gut. Das gibt große Schwierigkeiten, wo Neues, sich zu orientieren.

Anziehen ist schwierig. Wenn wir mit der Gruppe gehen, bis ich meine Sachen wieder alle zusammen habe, da hilft mir meine Frau. Die sagt dann, ich habe deine Jacke schon und hier der Rucksack und so, und dann geht's wieder in die Richtung, dann ist es gut. Das geht eigentlich so dann ganz gut. Wir haben uns jetzt so eingespielt. Aber ich will auch nicht eingeengt sein, das ist wichtig. Meine Frau erzählte, dass, wenn wir normal gehen, dann hat sie immer das Gefühl, sie muss immer zwei Schritte vor mir gehen. Und wenn sie langsamer gehe, dann würde ich langsamer gehen. Das merke ich gar nicht. Vielleicht brauche ich ja dies Stückchen Sicherheit. Das ist eine widerliche Krankheit.

Manchmal bin ich traurig und auch wütend. Über mich selber, über die Krankheit. Ich habe schon viele Sachen gemacht, das ist das ja. Ich habe so viele Arbeiten gemacht und dann auf einmal geht nichts mehr. Wenn ich dann höre, man muss so was mit dem Kopf machen, dann sage ich: „Ha, ha, ha, was habe ich alles mit dem Kopf gemacht", und dann bin ich sauer. Manchmal, das sage ich nur mal, das mache ich aber nicht, ich hätte Lust von der Zugbrücke, da oben runter von der Brücke zu springen. Das sage ich nicht, das mache ich auch nicht, aber es geht manchmal so durch den Kopf. Dann sage ich, Mist oder so und schimpfe mit mir. Es ist keine Angst da vor dem weiteren Verlauf, nein, das eigentlich nicht. Es passiert eben. Ich weiß, ich kann es nicht ändern, und dann frage ich auch da nicht nach und sage, stinkt mir. Das ist es.

Wir müssen beide mit der Situation, da müssen wir zurechtkommen. Und was dann weiter kommt, da denken wir nicht nach, das würde uns zu weit runterholen, mit diesem, es könnte ja jetzt noch das und das auf uns zukommen. Das wird auf uns zukommen, aber das würde uns sehr lähmen in vielen Sachen. Und von da aus, jetzt und heute, mit dieser Situation finden wir uns jetzt ab. Man wächst auch in die nächste Situation dann wieder rein. Weil es ja allmählich geht. Das ist ja nicht von jetzt auf gleich. Vielleicht ist das eine Schutzfunktion. Ich sage nur, wenn es so beschissen ist, dann will ich nicht mehr. Aber das geht aber nicht. Und meine Frau sagt dann, ich brauche dich trotzdem.

Unsere Kinder gehen ganz normal eigentlich damit um. Ich glaube bald, die Tochter geht da noch so lockerer mit um wie der Sohn. Den Sohn sehen wir aber fast gar nicht. Zweimal im Jahr mal anrufen, das ist in Ordnung. Und die Tochter hat eben ihre eigenen Sachen, und die sieht das auch manchmal so ein bisschen als Sozialarbeiterin. Die hat ja auch mit vielen Leuten zu tun, die auch zum Teil behindert sind, die auch alleine auch nicht zurecht kommen, wo sie auch mit ins Haus geht und so behördliche Sachen regelt. Oder mit denen neue Arbeitsversuche organisiert, so in der Richtung. Ich denke, sie sieht das noch ein bisschen anders, weil sie das als Beruf hat. Sie ist nicht so wie jemand, der jetzt vielleicht ein bisschen Angst hat, was kommt denn jetzt. Die geht da ganz gut mit um.

Der Sohn, als wir uns angezogen haben und so, dann sagt er: „Komm mal her, ich mache das, ich hole dir den Riemen, den hole ich dir", und macht er dann rein. Wirklich ganz ruhig macht er das. Und: komm her, ich mache das. Das ist schon schön. Als er hier war jetzt.

Es gibt ja auch so eine Alzheimer-Gruppe und so, aber wir wollen da eigentlich noch nicht reingehen. Aber meine Frau würde so Hilfesachen schon ganz gut finden. Ich habe auch schon mal

Augentherapie gemacht, aber die Frau, das hat keinen Sinn gehabt. Es wäre günstiger, wie komme ich mit meinen normalen Situationen zurecht. Und diese Frau, die hat mir dann was zum Abschreiben gegeben, und gucken Sie mal, jetzt können Sie das schon viel schneller. Das brauche ich nicht im normalen Leben. 96 minus 12. Auch Rechenaufgaben sollte ich lösen. Das ist ja nicht das, was ich so im normalen Leben jetzt brauche. Das kriege ich gar nicht hin, da muss ich so lange arbeiten, das geht nicht. Das war nett, aber was bringt das? Nee, das hat dann keinen Sinn.

Wenn wir uns etwas wünschen dürften? Also, meine Frau würde sich wünschen, mehr Tipps und Hilfestellungen zu bekommen, dass andere ihre Erfahrungen weitergeben, dass dann andere sagen: „Du, das hat uns jetzt hier ganz gut geholfen", oder: „Das klappt jetzt auch ganz gut so." Denn das ist auch, wenn man jetzt da im Klinikum ist, man kann dann ja wirklich so eine halbe, dreiviertel Stunde zusammen sprechen. Das ist ja nun positiv, aber in der Praxis? Solche Hilfestellungen kommen eben von den Ärzten auch nicht, das denke ich, ist auch nicht mehr deren Aufgabe dann.

Mein Wunsch ist, dass diese Krankheit durch Ärzte aufgehoben, geheilt werden kann. Das ist mein Wunsch, dann würde ich hochspringen.

Schön war die Gruppe. Wir haben zehn Abende gehabt, und dann haben wir uns in Abständen einmal getroffen, oder zweimal? Dieser Wunsch besteht in dieser Gruppe, dass wir uns dann wenigsten jedes halbe Jahr noch einmal wieder treffen. Um noch mal zu sagen, ist was besser geworden, ist was schlechter geworden. Und dann hat man eben auch noch mal untereinander noch mal so einen Tipp und sagt: „Mensch, versuch doch dieses hier mal so oder so." Es sieht jeder von einer anderen Warte aus. Und dass man dann auch mal untereinander noch mal reden kann, und kann dann auch noch mal den einen mal wieder aufbauen oder so. Das finde ich eigentlich auch ganz gut. Viele sind ja nicht so offen, dass sie mit dieser Krankheit so offen umgehen. Dass das Umfeld ja vieles nicht so wahrnimmt. Oder man möchte es im Grunde genommen verschweigen. Machen ja auch etliche. Und was da in so einer Gruppe rauskommt, bei Leuten, die wirklich normal sagen, bei mir eigentlich passiert ja so was nicht. Manometer, das ist erstaunlich.

Also ich finde das mit der Gruppe so ganz gut, und die anderen, die jetzt dabei sind, die haben auch eigentlich das Bedürfnis und sagen: „Mensch, ist eine ganz tolle Gruppe, machen wir mal." Wir haben uns zwar noch nie gegenseitig angerufen. Wir haben untereinander auch mal die Telefonnummern ausgetauscht, und das haben wir aber eigentlich noch nie gemacht. Eine Frau aus der Klinik hat die Gruppe geleitet. Es gibt ja auch Alzheimer-Gruppen, aber das wollen wir noch nicht.

Meine Frau fände das schon ganz gut, dass jetzt in dieser Richtung auch noch eine andere Gruppe einmal aufgemacht wird für Leute, die halt noch nicht so schwer betroffen sind wie jetzt ein Alzheimer. Das fände sie eigentlich eine sehr schöne Sache. Dass man da dann noch mal hingehen kann und kann sagen, die sind noch nicht so krank, damit es mich noch nicht runterzieht.

Das war eine ganz tolle Sache, das Gefühl zu haben, es gibt mehrere. Ich bin jetzt nicht nur alleine betroffen. Und dem einen geht es ja noch viel schlechter wie es dir geht. Und die haben auch diese Probleme.

Von den Bekannten, es kommt nicht mal eben so einer vorbei oder was, das wird ein bisschen wenig. Auf der einen Seite kriegt man wieder mal Hilfe von einer ganz anderen Seite. In Gruppen, das ist eigentlich sehr schön, wenn wir wandern oder beim Chor: Wir gehen noch beide zum Singen. Manchmal komme ich mit dem Blättern nicht so schnell dann nach, und dann hilft mir einer. Das ist eine ganz gute Hilfe. Das finde ich schon in Ordnung.

Wir gehen schon offen damit um. In beiden Gruppen ist das eigentlich ganz schön. Oder sie kommen dann auch: „Mensch, wie geht's denn heute?" Oder wenn mal irgendwas ist, dann wird geholfen. Da sind Frauen dann noch so ein bisschen beweglicher wie Männer. Die sind ja so, diese Mutterrolle ist ja irgendwie noch da drin. Doch früher wollte ich aus allem raus, habe gesagt, bin sowieso der Blödmann. Doch dann hat meine Frau lange mit mir geredet, und dann gesagt: „Komm, sonst sitzen wir beide nur noch zu Haus."

Und die, die sonst mal so vorbeigekommen sind, die kommen halt nicht mehr. Da ist manchmal, bei manchen ist eine Scheu, so. Obwohl ja gar keine zu sein braucht. Da merke ich das schon mal. Die mal sonst so eben noch mal vorbei und noch mal so „hallo" gesagt haben, das ist dann nicht mehr. In der Gruppe fragen auch Leute, ob sie handwerklich was machen sollen. Früher habe ich gerne alles selber gemacht, doch das geht jetzt nicht mehr. Und dann fragen die, soll ich vorbeikommen und was machen. Das ist schon bitter, wenn man so da vorsteht, und es geht nicht. Aber dann rührt sich auf einmal einer, ach, wenn Du das nicht kannst, ruf doch mal an. Aber Hilfe annehmen ist ganz schwierig.

Wenn ich einen Bohrer habe, da soll es rein – und dann geht es nicht. So ein bisschen streichen, das ist noch was anderes. Da sage ich dann: „Mensch, das konnte ich doch immer, warum klappt das plötzlich nicht mehr?" Natürlich, das ist ja das. Was ich alles gemacht habe, die vielen Dinge und dann so was. Wo ich dann immer höre: „Musst mit dem Kopf was machen." Ja, habe ich doch und trotzdem. Wir haben alle Umbauten und so was, das haben wir alles selber gemacht. Unsere Kinder haben unten gespielt auf der Erde, und der Lehm ist ihnen auf dem Kopf rumgerieselt und die haben da unten weitergespielt. Das sind so Sachen – und jetzt auf einmal geht das alles nicht mehr. Dann bin ich unglücklich, wenn ich meiner Frau nicht helfen kann. Oder ich fange an und dann muss sie es weitermachen.

Meine Frau sagt immer, das ist eigentlich noch günstig, die Situation ist ja noch ganz lustig, stell dir vor, wenn ich ärgerlich wäre.

Es geht, weil man sich mag. Wir halten zusammen jetzt. Das ist auch in der Gruppe rausgekommen. Die Paare, die schon ganz lange zusammen waren, die hatten viel mehr Verständnis füreinander. Wo Probleme gekommen sind, waren die, die noch ein zweites Mal jetzt geheiratet haben, die schon vorher ihre Altlasten mitgenommen haben. Die haben ihre größten Schwierigkeiten damit dann hinterher mit dieser Krankheit. Die wollen ja noch einmal in Urlaub fahren, und wir wollen hier und da hin. Und dann geht das auf einmal alles nicht mehr. Und dann: Habe ich mir ja eigentlich anders vorgestellt. Die haben also echt ihre Schwierigkeiten.

Und wenn es jetzt nicht mehr ist, dann sagst Du, okay, wir haben uns noch, und das ist in Ordnung, und da können wir jetzt gut mit leben, wenn das andere nicht mehr so ist. Dann machen wir das, war wir jetzt können. Und das was wir können, das genießen wir und sagen okay. Wir wandern alle 14 Tage. Da wollte ich erst aber auch nicht mehr mit, habe gesagt: „Ich bin blöd, ich kann mich mit denen nicht unterhalten", und so.

Doch dann hat meine Frau gesagt: „Komm, das schaffst Du, das ist gut so." Und dann haben wir gesagt: „Gut, das lassen wir jetzt auch nicht ausfallen." Und laufen ist ja auch gut. Und da haben wir gesagt: „Gut, dann ist das das, was wir jetzt gut können." Und den Urlaub, den wir jetzt da in Wien gemacht haben, das war vom Chor aus. Da kannte ich einige. Das ging dann auch wirklich ganz gut.

Und wir wandern überall hier in der Umgebung. Manchmal sind es auch größere Anreisen. Und das machen wir halt in Gruppen mit Fahrgemeinschaften. Dann wechseln wir uns mit Fahren ab. Und dann geht das ganz gut. Wir sind zwei Wandermenschen, die müssen immer was machen. Ist schon traurig.

Früher haben wir, wenn wir irgendwo eine Pause gemacht haben, Brot mitgenommen. Und jetzt sagen wir, also wir machen die Richtung, dass wir zu einer Kneipe kommen. Da sind wir dann Favorit, wir Senioren, wir haben Geld und na gut, jetzt machen wir Mittag dann. Das geht auch. In die Kneipe oder so. Ach ist das schön.

Ja, aber das ist so dieses Soziale, das mag man dann ganz einfach, das wächst dann, und dann sagt man, wenn wir nicht groß in Urlaub fahren. Oder das ist dann alle zwei Jahre, dass wir das dann sagen, da fahren wir dann nach Amrum. Da kenne ich mich aus. Wir sind dann immer in einem bestimmten Haus, nur unterschiedliche Wohnung, je nachdem, wie die frei sind. Das Auto einpacken und auspacken, das muss meine Frau machen. Aber dann fühle ich mich da zu Hause. Zuerst fühle ich mich ganz unsicher, aber dann kann ich mich wieder zurechtzufinden. Und dann ist es gut.

Wir sind ja immer in das gleiche Haus, ein schönes Haus, und da unten sind dann die kleinen Pöttche (Schiffe; Anm. G.P.), die da vorbeifegen. Wir können direkt aufs Wasser gucken. Das ist wunderschön, die Wohnung da oben.

Für uns ist es *die* Insel, schöne Wandertouren und so. Da im Urlaub bin ich ganz entspannt. Da sind wir ja oft genug gewesen.

* * *

Nachtrag der Herausgeberin

Zu Beginn seines Lebens wird Herr Sudhoff zu einer Familie gegeben, die nicht *seine* Familie ist. Doch dieser verheimlichte familiäre „Transfer" wird spätestens mit dem Wechsel zur Mittelschule bzw. mit dem anderen Familiennamen auf dem Schulzeugnis sichtbar und mit den – vielleicht hämischen? – Bemerkungen seiner Mitschüler, dass er ja gar kein (richtiger) „Müller" sei. Der Schuljunge Walter muss sich noch vor Beginn der Adoleszenz, die immer eine wichtige Zeit der Identitätssuche ist, mit dieser Familienkonstruktion und deren Hintergründe auseinandersetzen.

Zu dieser belastenden „Lebenshypothek" kommen später noch weitere belastende Erkenntnisse hinzu: Walter Sudhoff, ehemals Walter Müller, muss sich mit der stigmatisierenden Krankheit „Schizophrenie" seiner leiblichen Mutter auseinandersetzen und damit, dass sein leiblicher Vater und seine Tante jeglichen Kontakt zur Mutter unterbunden haben. Sie durfte ihren kleinen Sohn nur aus der Ferne sehen, ihn nicht anfassen, sich nicht als Mutter zu erkennen geben.

Der Vater, der für ihn der „Erdbeeronkel" war, stirbt im Krieg und so kann sich der Sohn nicht mehr direkt mit ihm auseinandersetzen. Posthum sagt er sich von ihm los. Er erfährt, dass der Vater seiner (geschiedenen) Frau und weiteren Verwandten bzw. Mitmenschen großes Leid zugefügt hat.

Walter Sudhoff ist zielstrebig, er arbeitet hart in der Landwirtschaft und als Technischer Zeichner. Er engagiert sich als Schöffe, in der Gewerkschaft und vieles mehr. Als er heiratet, bekommt er endlich *seine* Familie: eine Ehefrau, zwei Kinder und eine große Verwandtschaft.

Frau Sudhoff erzählt mir, dass ihr Mann zwar immer gekämpft hat bzw. aufgrund des familiären Erbes immer kämpfen musste, aber dass er auch ein sehr sensibler, sehr hilfsbereiter Mensch ist, der nicht ertragen kann, wenn Menschen Unrecht getan wird. So habe auch ich Herrn Sudhoff erlebt: sensibel und freundlich. Gleichwohl ist er oftmals verzweifelt, weil er den Kampf gegen die Krankheit nicht gewinnen kann.

Hildegard Busse[1]

Ich hatte ein schweres Leben

Vorbemerkung der Herausgeberin

Frau Busse lebt seit zwei Wochen in einer stationären Einrichtung. Es besteht eine demenzielle Erkrankung, wahrscheinlich vom Alzheimer-Typ.
Sie ist situativ desorientiert, findet nur in Begleitung ihr Zimmer. Sie vermisst ihr Zuhause, ihre eigene Wohnung, die sie sich seit zwei Jahren mit
ihrer jüngsten Tochter teilt.

Die Tochter, Helga Lehmann, ist zu diesem Zeitpunkt zu ihr gezogen,
da auffiel, dass die Mutter das Essen und Trinken vergaß und immer mehr
an Gewicht verlor. Eine Nachbarin kümmerte sich während der berufsbe-
dingten Abwesenheit der Tochter um die Mutter. Dennoch konnte diese
Betreuung und Fürsorge nicht verhindern, dass Frau Busse vor einigen
Wochen kollabierte und ins Krankenhaus eingewiesen werden musste.
Nach dem Krankenhausaufenthalt wurde sehr schnell deutlich, dass sie –
auch mit nachbarschaftlicher und töchterlicher Betreuung – nicht mehr
angemessen zu Hause versorgt werden konnte. Da das Treppensteigen
mittlerweile zum unüberwindbaren Hindernis geworden war, konnte sie
auch das Haus nicht mehr verlassen.

Schließlich erzählte eine Freundin Helga Lehmann von der Senioreneinrichtung. Sie sah sich diese Einrichtung an, sprach mit den Mitarbei-
tern/innen und beschloss, die Mutter hier unterzubringen.

Frau Lehmann hat das Buchvorhaben sehr befürwortet und unterstützt. Unter anderem hat sie mir, vor den Gesprächen mit der Mutter
und nach dem Lesen der Aufzeichnungen, *ihre* Kenntnisse von den Le-

---

1   Auf Wunsch der Autorin handelt es sich bei dem Namen um ein Pseudo-
    nym. Die Ortsnamen sind nicht genannt oder abgekürzt.

bensgeschichten der Eltern erzählt. Diese – ergänzenden bzw. anderen – Angaben der Tochter habe ich an den entsprechenden Stellen in den Artikel aufgenommen.

Hildegard Busse ist 1917 geboren, doch sie sieht sehr viel jünger aus, und sie kann sehr lebendig erzählen. Sie ist eine bescheidene, gütige, liebevolle Frau. Da sie nicht mehr in der Lage ist, zu schreiben, stehe ich ihr als Schreibpatin zur Seite und sie berichtet engagiert von ihrer Lebens- und Krankengeschichte. Zwischendurch fragt sie, ob ich denn noch Zeit habe, ihr zuzuhören. Immer wieder versichere ich ihr, dass ich ganz viel Zeit für das Gespräch, zum Zuhören, für sie habe – und dann erzählt sie engagiert und froh weiter.

* * *

Ein schweres Leben mit der Krankheit

Ich bin etwas länger als zwei Wochen hier, aber ich kann es nicht so genau sagen. Ich will Ihnen gleich von Anfang sagen, wie alt ich bin und wie durcheinander ich manchmal im Kopf bin. Ich weiß auch manchmal gar nicht, was ich gesagt habe. Oder das muss mir erst einer erklären, Du hast das so und so gesprochen. Also, so weit ist es bei mir.

Das ist schon eine ganze Zeit, so lange wie ich hier bin sowieso, und zu Hause auch schon. Und deshalb bin ich auch hier. Da hat meine Tochter dafür gesorgt, dass ich anderen Leuten nicht auf die Nerven falle.

Also, man hört etwas und im gleichen Moment habe ich es vergessen. Man gibt es weiter, aber anders. Das Hören und sich das merken, das ist schon längere Zeit weg. Es war im Herbst so ein Frost – können Sie sich erinnern? – und da habe ich geträumt, dass ich im Wald geschlafen habe und im Wald bin ich wach geworden – und war voll von oben bis unten. Dann bin ich aber aufgestanden, und so lange habe ich schon diesen Fleck (sie zeigt auf ein großes Hämatom an der rechten Hand; Anm. G.P.). Und meine Tochter sagt: „Ach, das geht weg." Und das ist jetzt schon so lange her und das ist immer noch da.

Ich weiß nicht, wie es gekommen ist, aber ich weiß, dass ich im Wald geschlafen habe. Als ich wach wurde, da lag ich im Bett. Es war jetzt aber nicht das Gefühl, ich habe geträumt. Nein, nein, ich hatte die Hose voll und so war ich da. Meine Tochter, mit ihr habe ich zusammen gewohnt, und dann hat sie das gleich in die Hand genommen und hat sich hier und da erkundigt, und der Arzt soll gesagt haben, dass das weggeht. Er hat irgendetwas verschrieben, und so laufe ich immer noch rum (sie zeigt erneut auf den blauen Fleck an der Hand; Anm. G.P.).

Tochter:
Meine Mutter hatte diesen „Waldtraum" im Krankenhaus. Er ist wohl darauf zurückzuführen, dass sie zu Hause unter Durchfall gelitten hatte. Da sie deshalb dehydrierte (aufgrund des Flüssigkeitsmangels quasi austrocknete; Anm. G.P.) und unterzuckert war, wurde sie stationär behandelt. Im Krankenhaus bekam sie erneut Durchfall. Eines Tages oder in der Nacht träumte sie, dass sie im Wald lag, einnässte und einkotete. Tatsächlich hatte sie – während sie schlafend im Krankenhausbett lag – Urin und Kot unter sich gelassen. Das Hämatom, der Bluterguss an der Hand, ist Folge eines Sturzes.

Ich habe Orientierungsprobleme. Auch hier, wenn ich manchmal hier reinkomme, denke ich, bist Du im richtigen Zimmer? So schlimm ist das!

Mein Mann war bei der Bundesbahn und da gab es ja Wohnungen, und die Wohnung habe ich noch – aber ich weiß nicht, wie lange noch. Die haben bestimmt Mieter und warten auf so eine Wohnung, und ich kann mich nicht entscheiden. Ich möchte gerne nach Hause und da weiter machen, aber es kommt keiner her und sagt: „Du kannst nach Hause." Auch meine Töchter sind froh, froh gerade nicht, das ist nicht so angenehm, aber es ist eine Belastung auch für die Kinder, für die Töchter.

Hier ist der Garten sehr schön. Ich gucke aus dem Fenster, und freue mich.

Zuhause ging das auch schon schlecht mit allem. Ich habe

schon so ein Mädchen gehabt. Wenn ich wirklich was vorhatte, dann habe ich entweder das Mädchen geschickt zum Einkaufen oder was, oder wir sind zusammen hingegangen und haben zusammen eingekauft. Und die Nachbarn waren auch immer sehr, sehr nett und haben ... Ich wusste doch gar nicht, was ich brauche, das wussten sie schon und haben es mitgebracht. Und haben mich auch betreut. Wir sind spazieren gegangen, dass ich an die Luft kam. Es waren alles so junge Frauen, im Alter meiner Tochter. Das ging alles gut, bis meine Tochter, die Jüngste, die hat sich für einen Kursus angemeldet, für Kosmetik, und da musste sie auch weg, bis nach H. Und dann ist das so ein bisschen durcheinander gekommen. Und da hat sie mir das hier besorgt. Und ich bin jetzt schon ein halbes Jahr hier.

Tochter:
Bei dem „Mädchen" handelt es sich um die Nachbarin, die sich lange Zeit um meine Mutter gekümmert hat. Sie ist kein Mädchen mehr, sondern eine Frau Ende 50.

Der Kosmetikkurs, den ich damals besucht habe, hatte bereits einige Wochen vorher statt gefunden.

Meine Mutter lebt nicht seit einem halben Jahr in dem Seniorenheim, sondern seit zwei Wochen.

Es ist so in der letzten Zeit, dass ich gesundheitlich so runtergekommen bin. Vor allen Dingen ist es, weil ich vergesse, was ich eben gesagt habe. Das ist ganz schlimm! Das belastet einen! Deshalb habe ich keinen Kontakt. Meine Tochter sagt immer: „Du musst unter Menschen, Du musst Kontakt haben!" Ja, ich gehe, aber ich komme nicht zum Reden, weil man vergisst, was man gesagt hat.

Das schwere Leben als Kind

Ich hatte ein schweres Leben: Meine Mutter ist gestorben, da war ich zwei Monate alt. Das war im Krieg, im Ersten Weltkrieg. Und das war ... wie nannte man das? An Kindbettfieber war es nicht. Mein Vater hat es oft erzählt, aber ich habe es vergessen. Sie ist gestorben, da war ich vierzehn Tage alt, jetzt weiß ich es. Da ist sie gestorben. Und, ja, ins Haus muss eine Frau, dann hat mein Vater wieder geheiratet. Ich war das vierte Kind. Ein paar Monate später, ein paar Monate nach meiner Geburt ist sie gestorben, also kenn ich sie nur von Bildern.

Ich bin 1917 geboren. Dann hat mein Vater wieder geheiratet – mit vier Kindern. Bis ich dann verstehen konnte, wie das kam und so, das hat lange gedauert. Meine Eltern haben mich davor geschützt, sie wollten nicht erzählen, dass ich keine Mutter habe. Aber einmal musste es doch sein, vor allen Dingen als ich in die Schule kam.

Die zweite Frau war herzensgut. Die hat für uns gesorgt, die hat uns Kleidchen genäht. Wenn wir spazieren gingen zusammen, und sie sah da ein hübsches Mädchen in einem hübschen Kleid, dann sagt sie: „Gefällt Euch das Kleidchen?" – „Jawohl, Mama!": Dann haben wir gesagt, was wir meinten. Dann sagt sie: „Das nächste Mal, wenn ich in die Stadt fahre, dann besorge ich Stoff, und dann nähe ich Euch auch solche Kleidchen." Das werde ich nie vergessen!

Wir bekamen dann noch mehr Geschwister, das waren alles Jungen – soweit ich mich erinnern kann, waren es vier Jungen. Wir waren vier, und dann kamen noch mal vier.

Aber das war früher auch so. Und wir haben auch noch eine schöne Zeit verlebt. Und mein Bruder, der Älteste, meine Mutter (Stiefmutter; Anm. G.P.) ist tot, die ist in Sch. beerdigt, weil wir die Flucht ja mitmachen mussten aus Ostpreußen, da liegt sie in Sch. auf dem Friedhof. Da hat mein Bruder ihr so einen schönen Spruch eingravieren lassen, da kommen mir jedes Mal die Tränen, wenn ich das lese.

Meine Oma hat mich immer gepäppelt. Die hat nie ein böses Wort gesagt, wenn ich was falsch gemacht habe, oder die Kartoffeln nicht richtig geschält habe.

Das schwere Leben als junge Frau

Wir haben uns damals auf einer Hochzeit kennen gelernt. Sein Bruder hat geheiratet und die hatten zu wenig Mädchen. Und da haben sie mich eingeladen. Und da hätte ich gleich fünfe heiraten können. Ach Gott, ach Gott, diese Kerle! Die haben mich zum Tanzen aufgefordert – und so was lebt hier in W.? Das ist doch viel zu schade. Ja, was soll ich denn machen? Ich hatte keine Eltern, das habe ich noch nicht erzählt. Erst starb die Mutter und dann starb der Vater Jahre darauf, da war ich auch noch ein kleines Kind. Und da ist er gestorben. Ja, und da war ich bei den Leuten, bei denen ich dann gearbeitet habe. Das war eine Gastwirtschaft, Gastwirtschaft mit Wohnungen und so was. Die Stiefmutter hat noch gelebt, die hat ja dann da den Hof weiter gemacht. Die Groß-eltern hatten einen Bauernhof. Aber als ich älter war, da waren beide leider nicht mehr da, waren gestorben.

Wir hatten nur eine kleine Hochzeit gemacht. Wir haben ja beide nichts gehabt, mein Mann hatte nur seinen Vater und ich hatte keine Moneten.

Wir haben uns im November kennen gelernt und im April haben wir geheiratet. Und noch mehr hat sich der Opa gefreut, dass ich da ins Haus kam. Ich habe da, glaube ich, Ordnung gebracht, vor allen Dingen habe ich seine Socken gestopft und gestrickt. Da hat er sich gefreut – der war sehr, sehr lieb zu mir. Die Mutter von meinem Mann war auch schon tot.

Meine Eltern hatten einen Bauernhof in Ostpreußen, da haben wir nicht gehungert, auch wenn wir Krieg hatten. Es war nicht in Übermaßen, aber wir hatten immer etwas. Das ist alles ganz gut gegangen, bis nachher der Krieg ausbrach. Und auf dem Acker konnte man ja immer noch ernten, aber als die Eltern mit dem Wagen auch raus mussten, vom Bauernhof und so, da haben sie Federbetten und Gerste und Hafer und alles mitgenommen, den Wagen voll – und unterwegs alles weg. Alles weg! Das ist geplün-dert worden. Wir sind nicht zusammen raus. Unsere Mutter (Stief-mutter; Anm. G.P.) hatte wieder geheiratet, mein Vater war ja nicht mehr da (der Vater war verstorben; Anm. G.P.). Sie hat wieder geheiratet, und der hat nun dafür gesorgt, dass sie noch viel retten konnten. Und sie haben noch alles aufgeladen, aber die kamen bloß noch bis H., und dann war alles leer. Und er ist erschossen worden, der Mann. Das war so ein guter, lieber Mensch.

Und sie ist dann nachher im Norden, in Schleswig-Holstein, gelandet, und da liegt sie jetzt auch auf dem Friedhof. Sie hat so einen guten Kontakt gehabt. Sie ist da bei einem großen Bauern untergekommen. Der hatte zwei Häuser und in einem Haus wohnte seine Mutter und in einem Haus war eine Etage frei, und das hat sie bekommen. Da habe ich sie noch oft besucht.

Da haben wir uns gefreut (dass die Stiefmutter dort untergekommen ist; Anm. G.P.). In den Sommerferien haben wir sie mit den Kindern besucht. Sie hatte einen Garten und die Kinder haben da schön im Garten gespielt, mit den Bauernjungen. Es war immer schön, aber dann ist sie auch gestorben.

In Ostpreußen wurden wir verjagt, vertrieben; wir nicht, mein Mann und ich, weil wir ja schon Kinder hatten. Da haben sie, bei den Nazis haben sie Rücksicht genommen, aber sonst hätten wir das alles durchmachen können, was die durchgemacht haben, auf der Flucht. Das war eine schwere Zeit.

Bevor wir geflüchtet sind – das ist eine lange Geschichte! – bevor wir geflüchtet sind, haben wir uns rundherum, gegenseitig, die Adressen gegeben. Wir haben uns von denen, die schon hier waren, die Adressen geben lassen. Und dann hat man uns gesagt, irgendeiner wird schon da sein, der Euch helfen will – dort. Und so war es auch: Ich habe die Adresse von einer, also, das war die Schwägerin von meiner Chefin, wo ich gearbeitet habe, die hatte schon mal an die Adresse von meinem Mann und auch meine Adresse, und da hat sie mir geschrieben, mein Mann wäre da und da, und wäre gesund – das war die Hauptsache. Mein Mann war im Krieg verwundet und wurde früher entlassen. Und jetzt kam ich da an – da wurde man noch frech zu mir! Ich sollte zusehen, dass ich nach Hause komme! Ich wollte meinen Mann abholen. Er war in F.; da war er, da lag er. Und ich habe den Brief gehabt und habe ihn gezeigt, und die Frau hat geschrieben: „Liebes Hildchen," – das war ich –, „Ihr Mann lebt und ist da und da, in dem und dem Lager, in F." Und da hat sie mich richtig angeschnauzt: „Ihr Mann schreibt doch nicht mit Sie zu Ihnen." Das hat sie mir vorgeworfen, mein Mann würde mich doch nicht mit Sie ansprechen – frech! Und da habe ich gesagt: „Ja, lesen Sie doch bitte weiter" – aber ganz höflich, wie es nur ging. Und dann hat sie gelesen und dann hat sie widerwillig die Anschrift weitergegeben. Und dann bin ich auch gleich hingefahren nach F. Und musste auch warten, musste eine Nacht da übernachten, und dann konnte ich erst weiter – zu Fuß nach F.

Und, die Kinder hatte ich bei Bekannten gelassen, und dann kam ich da an, und mein Mann wusste gar nicht, dass ich komme. Aber ich wusste seine Adresse und dann durfte ich ein Telegramm an ihn schicken. Das habe ich dann auch gemacht, und er war überrascht, dass ich dann doch noch da bin. Und dann kam ich da an – können Sie sich vorstellen, wie das war? Man war zerlumpt, er war in seiner Soldatenuniform. Das war nicht das Schlimmste, aber wie man so angeguckt wurde und angeblafft wurde: „Was wollt Ihr denn hier?", und so was alles. Das hat wehgetan.

Die Kinder sind nicht in Ostpreußen geblieben.[2] Jetzt habe ich aber nur noch zwei Kinder. Ich hatte vier. Ich hatte einmal Zwillinge. Die haben nicht überlebt, die liegen in R.[3] auf dem Friedhof – das habe ich noch geschafft. Da kam aber ein Pastor und hat sie richtig beerdigt. Er kam zu uns raus und hat mich ein bisschen betreut, mit Milch, Milch hat er immer mitgebracht und so. Das war noch während der Flucht. Die Zwillinge waren zwei Monate. Die anderen beiden Kinder, zwei Mädchen, haben überlebt.

Tochter:
Die Zwillinge waren neun Monate alt, als sie starben. Meine Mutter war damals erneut – mit mir – schwanger. Beide Kinder sind auf der Flucht verhungert, wahrscheinlich im Februar 1945. Das Mädchen ist in den Armen meiner Mutter gestorben; sie konnte

---

2 Bei den weiteren Nachfragen, ob sie zu Fuß gekommen sind etc., kommen ihr die Tränen, und ich frage nicht weiter nach.
3 Eine Stadt, die nach der Teilung zur DDR gehörte.

sie nicht einmal begraben, sondern nur am Wegrand ablegen. Der Junge, so erzählte sie uns später, ist wohl an Heimweh gestorben – seine Zwillingsschwester war ja nun nicht mehr da. Der Junge ist aber wohl auch verhungert und sehr wahrscheinlich ist er – wie die anderen Toten auch – einfach aus dem völlig überfüllten Zug mit Flüchtlingen hinausgeworfen worden.

Auf der Flucht wollte mich ein Russe mitnehmen, nach Russland, und mich heiraten. Ich sagte: „Aber ich bin doch schon verheiratet!" – „Ach, Dein Mann kommt ja gar nicht!", sagt er. Es war noch so ein junger, der war wohl 17, 18 oder so was. Der sagte: „Jetzt ist die Gelegenheit, jetzt wollen wir heiraten." Ich sagte: „Nein, ich kann nicht. Ich muss ja jetzt …"– „Das hat er doch eingesehen, dass es doch nicht gehen kann mit uns beiden. Aber den habe ich schon längst vergessen, doch manchmal kommt es noch in meinen Kopf. Na, 15, 16 war er höchstens, er wollte heiraten. Aber er hat mir viel geholfen, weil ich die Kinder hatte und keine warmen Betten und so. Da hat er mir dann eine Decke geschenkt – die er geklaut hatte, die hat er mir dann geschenkt.

Ach, das waren Zeiten!

Aber am schlimmsten waren die deutschen Frauen! Weil sie so überheblich taten: „Wir gewinnen den Krieg, und dann sollt ihr aber sehen, wie es Euch dann geht." So haben die geredet. Und der Krieg war ja schon verloren.

Die Kleine hat noch nicht viel davon mitbekommen, aber die Größere schon. Die Kleine war ein paar Monate alt und die Größere ging schon zur Schule. Und die hat oft geweint und gesagt, wir werden alle sterben, wir werden alle sterben dort. Ich habe mitgeweint. Ich denke, das kann ja passieren. Aber wenn, dann wollte ich, dass die Kinder früher sterben, aber es ging so.

Tochter:
Ich war noch nicht geboren, wahrscheinlich vertauscht sie mein Alter mit dem Alter der Zwillinge. Meine ältere Schwester war damals noch nicht im schulpflichtigen Alter, sie ist vier Jahre älter als ich.

Wenn wir so Bezugsscheine brauchten, dann hat er mich ange-schrien, ich sollte zurück in meine Heimat, da würde es genug ge-ben. Das war in Pommern. Wir hatten gar nichts.

Jetzt rede ich nicht mehr mit den Kindern darüber. Auch mit den Enkelkindern rede ich nicht darüber. Die Enkel sind glücklich und zufrieden.

Und dann haben wir keine Wohnung gehabt. Wir sind dann hier geblieben. Mein Mann hatte ja schon die Arbeit bei der Bun-desbahn. Da hat er sich Urlaub genommen, und dann sind wir nach O. gefahren, da hatte er Verwandte, und die haben uns dann weitergeholfen. Sein Vater war auch schon da. Der ist auch so gut wie zu Fuß von Ostpreußen bis nach O. gekommen, fast zu Fuß. Aber die haben uns freundlich aufgenommen und haben auch zu-gesehen, dass wir bald eine Wohnung bekamen. Aber dann haben wir die Wohnung hier bekommen.

Wir haben schon schlimme Zeiten durchgemacht, wir hatten keine Wohnung, dann hatten wir nur ein Zimmer bei dem einen Ehepaar. Mir haben sie das nicht gesagt, aber meinem Mann, wenn er auf dem Flur zu tun hatte: „Herr Busse, wann ziehen Sie denn aus, Herr Busse, wann ziehen Sie denn aus?" Tja, es ging nicht! Und dann war es so ergreifend: Die Nachbarschaft da in der Stra-ße, die haben gesammelt, und haben uns einiges gekauft, was es zu kaufen gab – es gab ja gar nichts! –, aber ein Kochtopf und Löffel und so etwas. Das haben sie gekauft und uns geschenkt. Das muss ich ihnen hoch anrechnen.

Ja, also, wir haben eine schwere Zeit durchgemacht. Und dass ich heute so kaputt bin – da wundere ich mich gar nicht!

Das schwere Leben als ältere Frau

Die Jüngste und ich, wir wohnen ja zusammen. Und die andere wohnt in G. Die war verheiratet und da ist eine Gartenkolonie so angeboten worden, dann haben sie das auch genommen. Aber der Schwiegersohn ist schon ein paar Jahre tot.

Tochter:
Meine Schwester und mein Schwager hatten sich damals ein großes
Grundstück gekauft, sodass sie einen großen Garten hatten. Es be-
fand sich aber nicht in einer Gartenkolonie.

Enkelkinder haben wir auch, zwei Jungs; sind aber beide schon verheiratet. Die leben ... , ich habe den Ort vergessen, ach, in B. Sie (die Ehefrau des Enkelsohnes; Anm. G.P.) ist da geboren. Was er jetzt so beruflich macht, weiß ich nicht genau, irgendwas mit Kranken. Seine Frau auch.

Mit den Enkeln, das war eine schöne Zeit. Meine Tochter hat ja zum Teil gearbeitet, dann kam der Älteste nach der Schule erst einmal zu uns, zum Essen. Und dann hat er mich einmal eingeladen in so ein billiges Lokal (Fastfood-Restaurant; Anm. G.P.) und ich durfte nicht bezahlen. Das Geld hatte ihm der Opa mitgegeben. Und wie oft wurde ich verwechselt! Die haben alle gedacht, ich bin die Mutter von dem Jungen: „Was, Sie sind die Oma?"

Uroma bin ich noch nicht. Der andere Enkel lebt hier in S. Er ist auch verheiratet. Wenn alles gesund bleibt und kein Krieg kommt, dann können wir ja noch zufrieden sein.

Mein Mann ist letztes Jahr verstorben, das ist noch gar nicht so lange her. Er ist auch vom Krieg krank geworden. Er hat nicht viel vom Krieg und den Verletzungen erzählt. Nur wenn es gute Erzählungen waren, dann hat man auch vom Krieg gerne erzählt, sonst nicht. Also, zum Beispiel: Er war in Russland. Da hat er uns erzählen können, wie die Russen dort Tee zubereiten und so was alles. Also, hat er das von denen abgeguckt. Und er hatte auch ein gutes Verhältnis mit den Russen.

Mein Mann hat bei der Bahn gearbeitet und bekam auch eine Kriegsrente, weil er eine Kopfverletzung hatte. Er konnte seinen Dienst nicht machen, den er gelernt hat. Da musste er eine Etage tiefer arbeiten oder vielleicht sogar zwei, das weiß ich nicht. Aber er ... er ist auch früh gestorben. Er hatte auch bei der Bahn gelernt, also im Büro hat er gearbeitet. Ich war dann für die Familie zuständig. Einen Arbeitsplatz zu finden, war ja damals auch nicht so einfach.

Tochter:
Mein Vater war eigentlich Bäcker und Konditor. Diesen Beruf
konnte er nicht mehr ausüben und deshalb hat er in einem Büro
bei der Bahn gearbeitet.

Ich hatte immer ein Hobby: Ich habe gestrickt. In jedem Brief
schreiben sie mir jetzt: „Du hast ja keine Langeweile, Du hast bestimmt Wolle und strickst."[4]
Mein Mann hatte eigentlich keine Hobbys, der hatte seine Zeitung und seine Romane. Der hat gelesen. In seiner Arbeit hat er
das alles auch nicht gemacht, er war schon auf einem höheren Pos-
ten. Sein Vater war schon bei der Bahn, und deshalb wollte er auch
immer ... Und sein Vater hat nichts dagegen gesagt und dann hat
er das gemacht. Ich bekomme ja jetzt seine Rente.
Ich stand damals ganz alleine da. Ich habe wohl eine Schwester
gehabt, die ist aber auch schon lange tot, aber jetzt mit ihren Töchtern habe ich schönen Kontakt. Die sind in Westfalen. Ach, ich
habe immer schöne Post von denen. Die lese ich immer wieder.
Es gibt noch Geschwister, einige leben ja noch, hier in Westdeutschland. Aber wir haben keinen Kontakt. Eine aus der Verwandtschaft ist hier in G. beerdigt worden. Nach der Beerdigung
damals verabschiedeten sich die Verwandten mit Tränen so: „Und,
Tante Hildegard, wir kommen jederzeit zu Dir, wir wollen Dir immer beistehen, wir wollen immer da sein." – sie sind noch nicht
einmal hier gewesen, noch nicht einmal angerufen, und das ist
schon ungefähr zehn Jahre her! Solche Leute gibt es auch!

Tochter:
Die Geschwister meiner Eltern sind alle verstorben.
Mein Vater ist bereits vor 19 Jahren gestorben. Er ist der Ein-
zige, der in G. beerdigt ist. Diese Beerdigung meint meine Mutter.
Damals hatten Verwandte ihr versprochen, in Kontakt zu bleiben,
doch sie haben sich nie wieder bei ihr gemeldet.

---

4 Sie zeigt mir stolz ihr Strickzeug, die Wolle und die halbfertigen Kinder-
söckchen.

Ich war schon wieder ein paar Mal in Ostpreußen, sogar die Kinder, die sind beglückt, wenn wir da hinfahren. Ach, die Polen nehmen uns ja mit Freude auf, auf den Armen tragen sie uns. Die sind so froh, wenn wir kommen! Und wenn wir uns unterhalten. Ich kann ja auch Polnisch sprechen. Und, die sind so glücklich, wenn wir uns anmelden. Das erste Mal sind wir ohne Anmeldung dahin gefahren, und da wurden wir schon aufgenommen wie die Fürsten. Und wenn wir schreiben, dann ist Kuchen auf dem Tisch und alles da. Sie sind sehr gastfreundlich und lieb zu uns. Das ist herrlich, und gar nicht: „Macht dass Ihr wegkommt!" Als wir das erste Mal kamen, da sind wir an unserem Haus lang gefahren, ich mit Zittern!, dann, die älteste Tochter sagte dann: „Jetzt sind wir da, jetzt müssen wir auch mal reingehen." Sind wir auch reingegangen. Und dann saß da ein Mann in der Küche und hatte irgendwie, irgendwas hat er gekratzt mit dem Messer. Und er hat mich erst einmal angeguckt. Und dann habe ich gesagt, wer ich bin und dass ich hier groß geworden bin. Ich kann ja Polnisch, das sagte ich schon.

Und dann hat er gesagt, ich soll mir alles angucken. Dieselben Betten standen da noch und einige Bilder hingen an den Wänden, auch noch, die ich kannte. Und dann habe ich gedacht, jetzt haben wir genug gesehen, jetzt müssen wir auch mal weg. Und dann haben wir uns verabschiedet, und er war auch einverstanden. Und wir sind bis in den Flur gekommen, dann kam die Frau. Und die hat sich gefreut, die hat uns gleich mitgenommen in die Küche und ins Wohnzimmer, und ruckzuck stand Essen auf dem Tisch – und sie war weg. Wir haben gegessen und erzählt und erzählt. Mit einem Mal kam sie an mit einer Pute: „Die habe ich für Euch geschlachtet." Extra geschlachtet – so sind die Polen! Und: Wir sollten bald wiederkommen. Und das haben wir im nächsten Jahr auch gleich gemacht, sind wir wieder hingefahren. Und dann hatten sie noch die Stube voll Gäste eingeladen. Die Verwandten sollten wir kennen lernen. Das war so eine schöne Feier!

Das war das Haus meines Vaters. Und das wussten die auch. Mein Vater war ja damals schon tot, aber wir sind ja vertrieben worden. Ich war ja zu der Zeit schon verheiratet. Wir wohnten in N., in Ostpreußen. Da waren im Sommer immer ganz viele Kurgäste, das war ganz schön, ein schöner Ort, eine schöne Gegend. Das war ungefähr zwanzig Kilometer weit weg von meinem Elternhaus.

Ich habe da hingeheiratet. Wir haben im Haus des Schwiegervaters gewohnt. Das waren Zustände, das kann so mancher nicht, also nicht im Kopf behalten, weil das so durcheinander ist. Also, erst war das unser Haus und unser Hof, jetzt ist es ein polnisches Haus, aber ein neues und der Hof ist auch renoviert und schön neu, sogar der Hühnerstall ist neu. Ja, und Federställe und Kuhställe – alles da.

Beim ersten Mal, als wir sie dort besucht haben, war es komisch, aber als sie uns in den Arm genommen haben und uns die Tränen gewischt haben war alles weg. Man weiß, das ist ehrlich. Das ist schon ergreifend.

Ich bin zweisprachig aufgewachsen, meine Geschwister und meine Eltern auch. Später bei Hitler durften wir ja nicht Polnisch sprechen. Wir haben mit Oma und Opa und auch mit meinem Vater Polnisch gesprochen. In der Schule war deutsch.

Als wir das erste Mal da waren, da waren wir auch ein paar Tage bei einem Ehepaar, und die brachten abends immer Freunde mit und so was, dann saßen wir in der Küche am langen Tisch und dann fing einer an zu singen, und ich fiel mit ein, ach, ach, ach, und dann haben wir das ganze Lied gesungen. Und dann haben sie sich gefreut, dass ich das Lied konnte.[5] Die haben geklatscht und sich gefreut, und dann war ich ihre!

Das waren immer schöne Zeiten. Wir sind inzwischen dreimal da gewesen. Mein Mann war einmal und meine Töchter waren je zweimal mit. Die Kinder hat das auch interessiert. Und meine Älteste, die hat sogar noch Spielsachen gefunden, mit denen sie da gespielt haben als Kinder. Die lagen draußen auf einer Bank.

Manche mögen die Polen nicht, doch die sind so lieb und so klug. Man hatte gemerkt, die haben armselig gelebt.

Wir waren zur Hochzeit eingeladen. Die älteste Tochter hat geheiratet, große Hochzeit. Und meine Tochter, die älteste Toch-

---

5   Sie singt das polnische Lied.

ter, die liebt ja Polen über alles, sagt sie, als ich ihr sagte: „Wir haben eine Einladung zur Hochzeit!", „Wo denn hin?", sagt sie: „Da fahren wir hin, egal was es kostet, da fahren wir hin." Das haben wir auch gemacht. Da war noch unsere alte Kirche, wo ich noch konfirmiert wurde, da war die Hochzeit, und da haben wir uns alle hingesetzt. Meine Tochter, die wollte neben mir sitzen und sie hatte auch ein Gesangbuch in der Hand, ein polnisches, aber sie wollte neben mir sitzen. Da saß sie, dann ich, dann die Großmutter von der Braut und dann war der Gang, und mit einem Mal kam der Pastor auf uns zu. Dann sagte die Großmutter zu mir: „Er kommt zu uns, er will Euch begrüßen." Ja, dann hat er uns begrüßt und herzlich willkommen gesagt, das habe ich verstanden. Ja, und nachher, während der Predigt, da hat er uns nochmal willkommen geheißen. Da kamen einem die Tränen! Also, der Pastor, nicht ein Prediger oder so was, der Pastor selbst!

Wir waren 100 Personen, mit Kindern. Da waren die Kinder so stolz drauf, dass sie mitgezählt wurden. Und es wurde getanzt und gesungen.

Meine Kinder sprechen kein Polnisch, manchmal so Schimpfworte, aber sonst nicht.

Das ist das Schönste, man wird umarmt und gedrückt. Und zu Weihnachten und Ostern bekommen wir immer Post.

Wenn ich drei Wünsche frei hätte? Als Erstes erst einmal Gesundheit. Und dann würde ich mir wünschen, dass es keinen Krieg geben darf – für uns und für unsere Nachkommen, damit sie sich wohl fühlen. Das wären meine Wünsche.

Im Alter haben sich keine weiteren gesundheitlichen Dinge eingestellt, nur das Vergessen. Und das kam so plötzlich. Erst habe ich das gar nicht so richtig wahrgenommen, bis es soweit war, dass ich ganz durcheinander war. Aber hier habe ich noch normal erzählt, oder? Es kommt vielleicht auf das Thema an. Das Vergangene prägt sich vielleicht fester ein, das hat man ja jahrelang durchgemacht. Also, ich muss ehrlich sagen, ich habe viel durchgemacht in meinem Leben!

Mein Mann und ich haben silberne Hochzeit gefeiert und dann noch, ach, ich glaube, noch zehn Jahre. Ja, bestimmt noch zehn

Jahre. Der ist ja, ja, verunglückt. Der hatte mit seiner Bahn da irgendwas und wurde da hingeschickt, zum Reinemachen. Irgendwie hat das dann nicht geklappt, wie sie sich das vorgestellt hatten, die Eisenbahner, und da ist er krank geworden und lag dann noch lange krank. Er ist dann noch ins Krankenhaus eingeliefert worden und dann starb er. Erst war er noch im Heim, und, ich weiß nicht, wie das jetzt heißt (die Erkrankung; Anm. G.P.), und dann wurde ich mit einem Mal angerufen: „Kommen Sie schnell ins Krankenhaus, Zimmer so und so, da liegt Ihr Mann, und es geht zu Ende mit ihm." Ja, ich hingelaufen, da hat er mich nicht mehr erkannt. Und auch schon kalte Hände. Ja, das ist jetzt schon einige Jahre her, da muss ich mal gucken im Kalender. Aber was meinen Sie, der hatte so gepflegte Hände, und die waren ganz schwarz. Was war das? Mangelnde Durchblutung? Aber wie ich mich da erschreckt habe!

Tochter:
Ein Cousin ist bei der Bahn vor vielen Jahren schwer verunglückt.

Mein Vater war zwar – kriegsbedingt – hirnverletzt, konnte aber bis zur Pensionierung bei der Bahn arbeiten. Mit Ende 60 erkrankte er so schwer am Darm, dass die Familie ihn nicht mehr zu Hause versorgen konnte und ihn in einem Heim unterbrachte, wo er einige Monate später einem Schlaganfall erlag.

Als der Anruf aus dem Krankenhaus kam, hat mein Sohn die Oma schnell hingefahren. Doch es war zu spät, mein Vater war bereits verstorben.

Habe ich durcheinandergeredet? Einmal muss man ja auch was loswerden.

* * *

Nachtrag der Herausgeberin

Frau Busse hatte wirklich ein schweres Leben. Sie war schwanger und musste mit drei Kindern im Winter flüchten. Auf dieser Flucht verhungerten ihre Zwillinge, die sie nicht einmal beerdigen konnte. Ihr Leben lang leidet sie darunter. Erst im Rahmen ihrer demenziellen Erkrankung findet sie Entlastung, indem sie dieses traumatische Erlebnis „ver-rückt": Fortan begleitet ein fürsorglicher Pastor das Geschehen. Er bringt ihr Nahrung für die Zwillinge, und obwohl er mit der Milch den Hungertod der beiden Kinder nicht verhindern kann, konstruiert Hildegard Busse eine sinnhafte Begleitung des Geistlichen über den Tod hinaus: Er beerdigt die Zwillinge in geweihter Erde, auf einem Friedhof. Nun kann sie, die Mutter, auch einen Ort nennen, wo ihre beiden Kinder begraben liegen.

Der Vater war nach Aussage der Tochter immer sehr dominant, oftmals hat er die Mutter, seine Frau, abgewertet, weil diese keinen Beruf erlernt hatte und „nur" für die Familie sorgte. Solange der Vater bzw. Ehemann lebte, konnte Frau Busse weder eigene Interessen entwickeln noch selbstbewusst und eigenständig sein.

Nach seinem Tod wurde sie dann rasch aktiv und selbstständig. Sie engagierte sich im Kirchenkreis und baute sich nun ein gutes soziales Netz auf. Doch vor zehn Jahren ließ Hildegard Busse diese zahlreichen sozialen Kontakte regelrecht einschlafen. Es ist zu vermuten, dass der soziale Rückzug bereits eine Folge der – noch nicht erkannten – demenziellen Erkrankung war. Vielleicht fiel es ihr schon damals schwer, sich zu orientieren, die Räume der Kirchengemeinde und die Wohnungen der Freunde zu finden, vielleicht merkte sie bereits zu diesem Zeitpunkt, dass sie den Gesprächen nicht mehr so recht folgen konnte und vielleicht bemerkte sie, dass sie keine passenden Antworten mehr geben konnte, weil Sätze nicht mehr verstanden wurden und der Sinn der Wörter nicht mehr „dechiffriert" werden konnte.

Der Orts- bzw. Wohnungswechsel ist Hildegard Busse schwer gefallen, im neuen Heim fühlt sie sich noch fremd. Doch es sind auch schon erste Kontakte geknüpft und sie nimmt bereits interessiert an den Veranstaltungen und Unterhaltungen teil.

Ich wünsche Frau Busse, dass sie in der Senioreneinrichtung nun ein leichteres Leben leben kann.

Hermine Vogelsang[1]

Aber ich hatte gar keine Angst

Vorbemerkung der Herausgeberin

Frau Vogelsang, 1920 geboren, ist eine sehr sympathische und gepflegte ältere Dame. Die Krankheitssymptome wurden bei ihr vor etwa drei Jahren unübersehbar, zuvor hatte man ihr Verhalten auf eine „schwierige Persönlichkeit" geschoben. Sie wohnt seit einem Jahr in der stationären Einrichtung, in der ich sie besucht und die Gespräche mit ihr geführt habe. Zuvor lebte sie zwei Jahre in einem anderen Altenheim. Nach einem Sturz aus dem Bett und einem darauf folgenden Krankenhausaufenthalt wollte sie gerne wieder in dieses Zuhause zurück, doch die Betreuung und Pflege waren so unzureichend, dass ihre einzige Tochter einen Umzug in die o.g. Einrichtung veranlasste. In der neuen Senioreneinrichtung fühlt sie sich sehr wohl und auch die Tochter ist mit der Unterbringung und Pflege sehr zufrieden.

Hermine Vogelsang befindet sich zum Zeitpunkt der Gespräche etwa am Anfang des mittleren Stadiums einer demenziellen Erkrankung. Da eine bestimmte zeitliche Dauer des Gespräches nicht überschritten werden sollte, und Frau Vogelsang beim ersten Gespräch immer wieder nach Worten, Orten, Namen suchen musste – sie will ganz korrekt sein –, wird wiederum mit dem Einverständnis von Mutter und Tochter und in Absprache mit der Pflegedienstleiterin ein zweites Gespräch geplant und durchgeführt. Vor diesem zweiten Treffen hatte außerdem ein Gespräch mit der Tochter stattgefunden, sodass ich nun mit Ortsnamen und in Frageform formulierten kurzen Hinweisen das Gespräch mit der Auto-

---

1 Der Name ist ein Pseudonym, die Ortsangaben wurden nach Absprache zum Teil verändert.

rin unterstützen konnte. Diese biografischen Unterstützungssequenzen nahm Frau Vogelsang dankbar auf. So konnte sie – erleichtert – Lücken schließen, den Kreis der Erinnerung bzw. den Lebensverlauf sinnhaft vollenden. Dennoch blieben selbstverständlich Lücken, die Folge der demenziellen Erkrankung sind, die aber durchaus auch als eine mögliche Form der psychischen Entlastung gedeutet werden können.

Die aufgezeichneten Gespräche wurden transkribiert und der Tochter vorgelegt. Sie hat sie dankenswerterweise zum Teil ergänzt.

* * *

Kindheit und Jugend vor dem Zweiten Weltkrieg

Ich habe noch zwei Brüder, der eine ist Arzt geworden und wird diesen Freitag beerdigt. Er war 96 Jahre. Das ist der Älteste und zu ihm hatte ich immer einen sehr engen Kontakt. Ich bin ein Nachkömmling. Mein Vater hatte sich nach dem Krieg (Erster Weltkrieg; Anm. G.P.), oder war das vor dem Krieg noch?, noch unbedingt ein Mädchen gewünscht – und es wurde auch eins. Da war er glücklich. Der zweite Bruder ist tot, er war, glaube ich, 83 Jahre. Den sah ich selten.

Wir kommen aus Thüringen. Wie hieß dieser Ort noch? Ach, ich komme nicht drauf.

Mein Vater hat dort dieses Ganze aufgeteilt. Diese Bauern, die da kamen, die bekamen Parzellen. Aber es waren auch viele Menschen, die keine Vorbildung hatten, wie man mit dem Land umgehen konnte, und dieses hat mein Vater, das war wieder staatlich, aufgeteilt. Und das waren dann immer genau begrenzte Gebiete.

Mein Vater war Vermessungsrat, so hieß das.

Meine Mutter und mein Vater waren aus Thüringen. Thüringen war ja preußisch. Nun hatten meine Großeltern,[2] die Eltern meines Vaters, ein Gebiet, da führte ein Flüsschen durch. Dieses Flüsschen (es handelt sich um eine Schleuse, so die Tochter) teilte den Besitz, den meine Großeltern hatten. Das eine war preußisch,

---

2 Die Großeltern waren Fabrikbesitzer, so die Tochter.

das andere Teil war bayrisch. War das Bayern? Ich weiß es nicht mehr so genau. So hatten meine Großeltern und mein Vater sowohl da als auch dort Besitz. Eigentlich durfte mein Vater nicht studieren, weil er getanzt hatte! Dass nachts zwei junge Menschen auf der Straße sind, das heißt in einem Lokal sind, und tanzen, das war zur Kaiserzeit verboten[3] – es gab damals sehr komische Sachen. Und da er es getan hat, das war bekannt, hat der Kaiser den Befehl gegeben, dass er nicht studieren durfte. Er wäre sicherlich ein guter Arzt geworden.

Von preußischer Seite hatte er also das Verbot bekommen, zu studieren. Aus diesem Grund, hat er dann gesagt: „Ich lebe auf bayrischem Boden", denn dann konnte er studieren. Das war ja alles verrückt! Und so wurde er Vermessungsrat. Diesen Titel *Rat* hat man dann zu den Akademikern gezogen. Wissen Sie, es ist Blödsinn! Das Kaisertum war ja nicht mehr da, dennoch bestand das Verbot. Und da hat mein Vater gesagt: „Dann sage ich nicht Bayern oder so was." So wurde er ein *Rat* und daher hatte er sehr viel mehr Möglichkeiten zu arbeiten.

Die ganzen Güter waren ja, bis auf wenige, eben nicht Eigenbesitz, sondern Staatsbesitz. Und da mein Vater Rat geworden war, und damit Akademiker geworden war, konnte Vater auch sehr selbstständig arbeiten. Es waren zwar noch zwei, wie nennt man das?, Vermessungsräte, da, aber die hatten so gut wie keine Kenntnisse, keine landwirtschaftlichen Kenntnisse, und so hatte Vater wirklich eine wunderbare Wirkungsarbeit.

Mein Vater musste nun sozusagen die Parzellen einteilen und beaufsichtigen. Diese Pächter, die musste Vater wirklich sehr betreuen, sehr betreuen, dass mit dem Land richtig umgegangen wurde.

Wenn Vater sagte: „Hast Du Zeit?" Ich hatte immer Zeit! Und dann habe ich nachts gearbeitet, nachts meine Schularbeiten gemacht. Das muss ich sagen, meine Kinderzeit war eine gute Zeit.

Mutter kochte wunderbar. Mein Vater sagte zu ihr: „Nimm sie

---

3 *Töchter: Wenn Frauen sich abends auf die Straße begaben, konnten sie unter die Kontrolle der Sittenpolizei geraten, d.h. sie wurden der Prostitution verdächtigt.*

mit in die Küche, dass sie kochen lernt." Aber meine Mutter sagte: „Nein, ich kann das nicht! Ich muss allein sein." Ach, das war alles so ganz anders als heute. Meine Mutter hatte irgendeine Krankheit, und wir hatten immer eine wunderbare Hilfe. Wie nannte man das? Die natürlich bei uns wohnte, oben, und wenn die Eltern ausgegangen waren, dann war diese Hilfe da, die dann, als wir klein waren, auf uns aufpasste. Mein Vater hat immer Wert darauf gelegt, dass wir eine gute Kinderfrau hatten. Die blieben immer, bis sie heirateten. Es waren nicht viele. Es werden drei gewesen sein; wenn die heirateten, dann zogen sie weg.

Minna, Minna hieß sie, die half dann eben, wenn die Eltern nicht da waren, in allem, bei allem. Mein Vater legte aber auch Wert darauf, dass sie abends um acht von uns nicht mehr gebraucht wurde. Sie musste auch ihre Zeit haben. Und, sodass wir eben dann als wir älter waren, schön alles selber zu tun hatten und da wurde auch nicht das Mädchen geholt. Das war für Mutter da, und das musste auch ihre Zeit haben.

Als Kind bin ich ja immer zu meinem Vater gegangen. Ich weiß gar nicht, ich habe ein solches Zutrauen gehabt. Und wenn ärztliche Hilfe kam, da habe ich ihm immer gezeigt, ob das auch richtig ist, was die machen. Er brauchte nachmittags immer einen Weg zum Nachdenken und dann nahm er mich immer mit.

Bei uns war alles wunderschön: Auf der einen Seite waren Bäume und auf der anderen Seite waren auch Bäume, Häuser gab es so gut wie nicht. Ich bin also daher auch nicht daran gewöhnt, dass ich irgendwie aufpassen musste. Wir hatten keine Autos zu meiner Zeit. Als das erste Auto fuhr, da war ich schon mehrere Jahre alt. Und daher ließen meine Eltern mich auch nach draußen auf die Straße.

Mein Vater hat mich zweimal gehauen, was aber überhaupt nicht wehtat. Ich bin einmal, was ich nicht sollte, als Kind mit vier Jahren durch so einen Stacheldraht auf unserem Grundstück gegangen und hatte mir eine Wunde geholt. Da hatte ich viel Angst, weil ich das nicht durfte, ich wusste es. Und dann war ich doch durch den Stacheldraht gelaufen, was ja nicht sein sollte. Ich lief da auch auf der Straße lang. Überall waren Bäume, da Bäume, dort Bäume. Es gab ein Haus, das war an der Ecke, sonst gab es keins, so dass ich als Kind wirklich sechs Minuten lang die Straße lang laufen konnte bis ich überhaupt an den Dorfeingang kam. Ich nenne es Dorf, es war ein kleines Städtchen.

Es waren kaum Kinder dort. Und deshalb ließen sie mich also mit diesen anderen Kindern zusammen, das waren vielleicht vier insgesamt.

Eines Tages bin ich dann mit einem Mädchen rausgegangen, berglings hoch, da war ein Soldatendenkmal oben. Wenn man noch da rum ging, musste man über einen Friedhof, seitlich, und dann kam man wieder zu unseren Häusern. Es war spät geworden, es war dunkel und so kam ich in der Dunkelheit nach Hause. Meine Eltern, ich sollte ja bei Einbruch der Dunkelheit und zu einer bestimmten Zeit immer im Haus erscheinen, waren voller Schrecken und Angst, dass ich nicht da war, und voller Angst und Schrecken, weil gerade am Tage vorher ein Kind ermordet worden war. Ja, da trieb sich einer herum. Und meine Mutter war vollkommen erschöpft – ich sehe sie immer noch. Da hatte ich plötzlich ein ganz schlechtes Gewissen, wie ich meine Mutter, wie ich sie noch nie gesehen hatte, wie ich sie da sah. Und mein Vater nahm mich und sagte: „So, jetzt werde ich dich verhauen." Ich hatte keine Angst und dachte, ja, ich habe ein schlechtes Gewissen. Und er hat seine Reitgerte genommen, das sah ich. Aber ich hatte gar keine Angst. Er hat draufgetan, aber er hatte das Hinterteil, das wusste ich nicht, erst einmal zugedeckt. Er schlug, aber ich merkte das nicht. Ich habe gesagt, ich habe es gar nicht gemerkt. Das war mein zweites Erlebnis. Das erste war, dass ich durch diesen Stacheldraht gelaufen war.

Ich habe auch gar nicht geweint, weil es auch gar nicht wehtat. Aber er machte ein ernstes Gesicht – und das werde ich nie vergessen. Ich habe das auch nie wieder getan

Ich hatte so eine ganz große Liebe für Pferde. Als Kind wollte ich einmal über die Straße gehen, unter einem Pferd drunter weg gehen, und da sagte jemand: „Aber das geht doch nicht! Weißt Du nicht, dass Dir das Tier da was tut?" Und ich habe gesagt: „Ein Pferd tut mir nichts!" Ich wäre gerne geritten, aber das hat mein

Vater nicht erlaubt. Ich sollte nicht reiten lernen, weil mein Vater fand, dass man damit angibt.

Ich bin immer singend durch die Straßen gegangen. Meine Stimme ist jetzt aber so entsetzlich, dass es mich immer geniert vor dieser Krächzenstimme.

Doch damals war eine Dame, die sagte meiner Mutter, sie möchte mich ausbilden, meine Stimme ausbilden, und da hat mein Vater gesagt: „Nein!" Sie wollte es umsonst machen. Ich kannte sie, sie hatte ihre Freude daran, dass ich soviel sang und dachte, da muss ich die Kleine doch irgendwie zu einer Sängerin ausbilden. Sie selber war Sängerin. Mein Vater hat nur gesagt: „Nein!" Dass sie es umsonst machen wollte, das ging nicht, und das Geld zur Ausbildung, das hatte er nicht. Das Singen war für mich als Kind ganz wichtig und ich habe als Kind gerne gelesen.

Tochter:
Die Familie war musikalisch. Unglücklicherweise ertrank eine kleine Kusine meiner Mutter im Alter von drei Jahren; sie konnte besonders schön singen. Der mittlere Bruder meiner Mutter lernte Klavier und begleitete Gesang auf dem Klavier. Meine Mutter sang bei der Hochzeit ihres ältesten Bruders Lieder von Mendelssohn-Bartholdy.

Was wollte ich sagen? Was wollte ich sagen?

Ich habe immer durch meinen Vater erlebt: Gib nicht auf! Dräng dich nicht vor! Nimm keine schlechten Manieren an!

Ich bin in meinem Leben von Vater so gut erzogen worden, dass ich …, ich hatte immer Angst. Wenn ich in eine Dunkelheit ging, wenn ich irgendwie aus dem Keller etwas holen sollte als Kind, dann hatte ich eine wahnsinnige Angst. Da unten waren Zwerge, irgendwelche komischen Mächte. Mein Vater hat dann gesagt: „Da sind keine!" Und er hat mich immer schön, um eine Flasche zu holen aus dem Keller, in den Keller geschickt. Und da Vater das immer wieder tat, sagte: „Geh runter, und nachher können wir schön zusammen sitzen", habe ich die Angst verloren.

Komisch, dieses so Selbstverständliche meines Vaters, dass er erlaubte, dass ich in den Keller gehen konnte, wo angeblich nichts war, hat mich überzeugt, dass da nichts war. Und das hat mich vollkommen frei gemacht! Ich habe gelernt, dass ich überall hingehen kann, aber bitte auch aufzupassen.

Studium und Berufstätigkeit in der Kriegs- und Nachkriegszeit

Ich bin auf die Höhere Schule gegangen, durfte Abitur machen und habe dann Medizin studiert. Vor dem Studium musste man ein halbes Jahr in der Landwirtschaft arbeiten, und dann durfte man studieren. Ich habe dann in Greifswald Medizin studiert.

Wir haben nur ein Notexamen[4] gemacht, deshalb habe ich dann später weiterstudieren müssen, das richtige Examen machen müssen.[5]

Wir waren zu meiner Zeit schon mehrere Frauen im Studium. Als ich begann, da war es doch so, dass vier Studentinnen unter den Studenten waren. Es waren vor allen Dingen Militärstudenten, die dort in Greifswald studiert haben. Es war Krieg! Die Zeit war ja furchtbar! Meine Maria, die könnte das sagen. Ach, meine Maria, das war diese Studentin, die wüsste das und könnte das sagen.[6]

Die Professoren benahmen sich auch ganz anders und nahmen die Studentinnen an. Das waren meist auch die Töchter von Professoren. Mein Vater war kein Professor. Der wollte Medizin studieren, aber …

Als Hitler dran kam, ja, da studierte ich. Und dann kamen ja auch die Russen.

Als Kind hatte ich immer Angst vor Dunkelheit, doch ich bin in meinem Leben von Vater so gut erzogen worden, dass ich ir-

---

4   Die Tochter ergänzt später die Jahreszahlen: Das Notexamen hat ihre Mutter 1944 abgelegt.

5   Das „richtige Examen" hat die Mutter 1945 in Münster abgelegt.

6   Maria war eine Mitstudentin in Münster und sehr gute Freundin von Frau Vogelsang. Mit ihr hat sie offensichtlich viele Erlebnisse geteilt. Immer wieder bedauert sie, dass Maria nicht anwesend ist, da diese eine Situation beschreiben, einen Ort, eine Person benennen könnte.

gendwann wusste, dass da im Keller nichts war. Das hat mich frei gemacht! So wusste ich, dass ich keine Angst haben muss, überall hingehen kann, aber bitte aufzupassen habe. Als die Russen dann kamen, da habe ich keine Angst gehabt und habe einfach immer genau aufgepasst. Wer ist wo? Und bin nicht, wenn ich in der Dunkelheit von anderen männlichen Wesen angesprochen wurde, auch als junges Mädchen, kommen Sie mit, dann habe ich immer gewusst, dass ich nur dann hingehe, wenn ich immer wieder aus dem Zimmer selbst herauskommen konnte. Außerdem guckte ich mir die Leute an, dass es Menschen waren, die zuverlässig waren. Ich bin auch abends nicht weg, sondern nur kurz aus dem Haus gegangen, nicht lange Nächte. Und dann musste ich immer wissen, wer ist das, was will der, wohin? Und danach habe ich mich gerichtet. Habe dadurch vieles nicht mitgemacht und bin auch nicht von den Russen vergewaltigt worden. Wir hatten sie ja da, die waren sogar höflich zu mir.

Ich hieß *die Stolze*. Ich war nicht stolz, sondern ich hielt die Männer von mir fern. Ein Mann, der mir zu nahe kam, von dem habe ich mich ganz ferngehalten. Sie taten es auch dann gar nicht mehr. Sie wagten auch gar nicht, mich zu bestimmten Festen einzuladen. Dieses, mir die Angst vor der Dunkelheit zu nehmen, das hat mir so geholfen.

Auch im Krieg, wenn die Bomben fielen, und wir hatten ja dann unten in den Häusern die Patienten, und ich musste über das Gelände, aber ich wusste dann, in der Dunkelheit komme ich hier lang, hier kann dir kein Kerl in die Quere kommen. Ich ging nicht, wenn ich nicht wusste, ob ich da rauskomme. Das haben leider die Frauen zuviel getan, dass sie sich in eine Ecke begeben haben, wo sie sich nicht wehren konnten. Ich bin auf Schränke gekrochen. Es war damals alles ganz anders als heute, weil plötzlich ein Russe kam. Ich habe mich an allen Stellen, wo ich selber mich verstecken konnte, da ging ich hin und dachte gar nicht dran, rauszukommen.

Es war wirklich ein ganz anderes Leben, als man heute hat.

Tochter:

Meine Mutter hat den Einzug der Russen in Greifswald nicht er-
lebt, da sie mit der letzten deutschen Militäreinheit ihren Heimatort
verlassen konnte. Hier gab es beim Einzug der Russen furchtbare
Vergewaltigungen, da die Frau eines Nazis den ersten einfahren-
den russischen Panzer mit einer Panzerfaust zerstört hatte.

Meine Mutter erreichte mit der deutschen militärischen Einheit
englisches Gebiet in Holstein. Sie besuchte später von Münster aus
jedes Weihnachten unter abenteuerlichen Umständen ihre Eltern
in Greifswald. Da der Zug von Berlin immer erst lange nach der
Sperrstunde in Greifswald ankam, war sie unangenehmen Verhö-
ren der Russen ausgeliefert. Wenn diese ihr zu nahe kamen, er-
klärte sie, zu Hause würden ihre drei Kinder auf sie warten. Ver-
suchten die Russen sie anzufassen, herrschte sie diese an: „Sind
sie verrückt?“, woraufhin diese immer verstört gestottert hätten:
„Verrückt, was verrückt?“

Weil ich in Greifswald[7] das Verhalten der Russen, die dort waren, furchtbar fand, weil sie vergewaltigen, ich hatte davor keine
Angst, aber meine Mutter fand, ich müsste weg dort.

Ich sollte schauen, ob ich eine Möglichkeit hatte, mein Examen
machen zu können. Das hatte mit den Nazis zu tun, weil ich, wenn
ich weiter studieren wollte, das Examen machen wollte, dann
musste ich alles, was ich mal gemacht habe, wo ich mal gewesen
bin usw., alles angeben. Und da habe ich in einer Stadt auch ange
geben, dass ich Studentenführerin war, und das hat dazu geführt,
dass sie gesagt haben: „Nein, Sie können nicht weiter studieren.“
Ein Chefarzt hat gesagt: „Lassen Sie das alles weg, dass Sie Studentenführerin waren und so.“ Da habe ich aber gesagt; „Nein, ich
lasse es nicht weg.“ Und ich habe es nicht weggelassen. Ich hatte
nichts gemacht, was da irgendwie falsch war. Da hat meine Mutter
dann gesagt: „Gut, dann sieh zu, wo Du hinkommst.“ Nach Berlin wollte ich nicht. Dann musste ich etwas westlicher gehen. Da
bewarb ich mich in Münster. Ich fuhr schon hin, zugleich bekam

---

7   *Tochter: Diese Vergewaltigungen haben in ihrem Heimatort stattgefunden.*

ich von dem Professor die Antwort, ich könnte bei ihm studieren. Dass ich Studentenführerin oder sonst was war, interessierte ihn nicht. Das hat mit einem Studium nichts zu tun, sagte er. Und dann kam ich dann eben dort hin. Das heißt, ich musste zusehen, wie ich durchkam. Die Russen hier …

Also, mein Vater hat nichts dagegen gesagt.

Während des Studiums wollte ich von zu Hause nach Greifswald, in die Frauenklinik, um dort zu arbeiten. Es war bekannt, dass die Engländer kommen. Und man konnte schon das Fahrzeug sehen, und dann habe ich mich auf die Socken gemacht. Unterwegs kam dann plötzlich ein kleines Flugzeug am Himmel. Meine Mutter hatte gesagt: „Ich weiß nicht, bleib lieber hier. Es könnte dir was passieren." Doch ich sagte: „Ich muss, und mir tut keiner was!" Denn mich zu vernichten, mit einer großen Bombe, oder was, das tut keiner!

Und so war es auch: Ich lief los und als ich dann dort war, kurz darauf, warf, aber in einem Abstand und sehr gut zu sehen, da warf er seine Bombe runter. So etwas habe ich einige Male erlebt. Die Flugzeuge flogen nur nach Berlin oder nach Stettin, sie flogen ja nur noch Großstädte an, was hatten sie von den anderen? Aus gutem Grunde wurden Universitäten verschont und sie haben niemals ein Lazarett oder dergleichen angeflogen. Die hatten ihr Rotes Kreuz oben auf dem Dach. Das wusste ich, und von daher habe ich gesagt, ich kann doch die Frauen da in der Klinik nicht allein lassen. Ich laufe ja da zu meinem Roten Kreuz, und das sieht ja auch der kleine Mann, dass ich da hin will.

Also, so, dieses furchtbare Morden war, muss ich sagen, es war sehr furchtbar. Aber wenn man sich hütete und vernünftig war, konnte einem nichts passieren. Viele hatten große Angst, wenn ein Flugzeug anzog. Doch man musste nur aufpassen, bei uns, welche Richtung nimmt es: Aha, da geht es nach Stettin, da geht es nach Berlin.

Also, daher war dieses kleine Flugzeug, das neben mir in einem ganz geringeren Abstand flog, keine Bedrohung für mich. Ich wusste, das tut mir nichts, das will woanders hin, zu einer Fabrik. Es flog, und ich kam unbeschadet in der Klinik an. Wir mussten die

Frauen ja vor den Russen schützen, damit sie nicht vergewaltigt wurden.[8] Davor hatte ich keine Angst.

Was konnte meine Mutter nicht ausstehen? Ach so, weil ich nicht studieren konnte, weil die mich nicht haben wollten. Durch den Krieg bedingt habe ich ein Notexamen gemacht. Das Examen habe ich …, ich komme auf den Ort einfach nicht, wo der liegt. Wo hatte ich doch studiert? In Greifswald. Das richtige Examen? In Münster? War das Münster? Dann war es wohl Münster.

In Münster war ich dann längere Zeit, doch da habe ich gar nicht recht als Ärztin arbeiten können. Ich konnte dort nicht als Ärztin wirken, angestellt werden. Das war ein Problem, weil ich auch nichts verdiente. Ich lernte vieles, konnte mein richtiges Examen machen, aber wusste nicht, wie ich etwas bezahlen sollte.

Hier sagten sie, ich wäre stolz. Ich war nicht stolz! Ich wollte aber nicht von jedem gleich ins Bett gezerrt werden.

Mein Bruder war auch Arzt, der hatte eine Beziehung zu Duisburg. Er hatte gesagt: „Geh dort hin. Ich kenne dort die Stelle." Und das habe ich dann getan. Doch sie hatten keine Stelle, aber mein Bruder hatte schon eine. Ich hatte ja vorher, als ich mein Examen gemacht hatte, da war ich zwischendurch bei meinem Bruder im Krankenhaus. So kam ich nach Duisburg. Hier konnte ich aber nicht arbeiten als Ärztin, sondern war eigentlich die erste Zeit eine Art Beiläuferin, hatte also kein Geld. Da lief ich bei den Visiten nebenher bzw. ich passte genau auf, was die Ärzte machten und half dann. Ich habe da, auf diese Art und Weise, manches gelernt, ohne angestellt zu sein. In dem letzten Jahr wurde ich endlich als Ärztin angestellt, aber wieder in so einer Art Heim.

Dann las ich in einer Zeitung, es muss irgendwie eine medizinische Zeitung gewesen sein, und da las ich dann, dass eine Stelle in dem Heim eines bekannten Professors in Berchtesgaden, das war ja auch wieder ein Heim, frei ist. Da bin ich sofort hingefahren.

Ich sehe mich jetzt noch: Ich hatte die kurzen Haare. Die langen Haare waren schon gekürzt worden, vorher, das war noch

---

8   *Tochter: Erneut meint sie die Vergewaltigungen in ihrem Heimatort. Den Einmarsch der russischen Soldaten in Greifswald hat sie nicht erlebt.*

in dieser Klinik. Da machte ich meine Haare, vor allem nachts, wenn ich Nachtdienst hatte, machte ich die Haare zum Knoten. Schließlich bin ich mit einem Bild zum Friseur gegangen und habe meine Haare kurz schneiden lassen. Ich hatte damals noch schöne Haare, und die waren nicht glatt, sondern es war alles eine wellige Geschichte.

In Berchtesgaden, das war eine sehr schöne Zeit, wirklich sehr schöne Zeit. Das war eine Klinik wie ein Heim, aber nicht für „Verrückte", sondern da erholten sich die Menschen und wurden kuriert. Viele waren Künstler, Leute vom Theater etc.[9]

Hier habe ich auch meinen Mann kennen gelernt. Er hatte eine lange Tour gemacht nach Süddeutschland, Südtirol, und da war er verunglückt. Und nun kam er zurück nach München. Und der Arzt dort konnte mit dieser Verletzung, dieser Sache nichts anfangen, hielt es für eine chronische Krebssache, und schickte ihn zu uns in das Heim. Ja, ich weiß immer noch, wie unsere Ärzte draufguckten und sagten: „Das sind doch Narben. Das ist doch kein Krebs, sondern schlecht, ganz schlecht zugeheilte Narben", Wulste genannt. Das ist der ganze Grund. Und so haben sie dort diesen angeblichen Krebs angeguckt und gesagt: „Wulstige Narben!" So habe ich meinen Mann kennen gelernt.

Tochter:
Mein Vater hatte während des Studiums mehrere schwere Blinddarmoperationen, und im Zweiten Weltkrieg erlitt er eine schwere Schulterverletzung, möglicherweise stammten die Narben von einer dieser Krankheiten.

Er erholte sich nun in Berchtesgaden, in dem Heim, wo ich als Ärztin war. Da habe ich ihn kennen gelernt. Und da er sich mit mir über Literatur und sonst was unterhielt, und nichts anderes – nun hatte ich endlich mal einen Menschen, der mit mir sprach und der erzählte.

---

9 *Tochter: Hier erholten sich unter anderem Gründgens, Anatol Dorati. Meine Mutter besuchte während dieser Zeit auch die Salzburger Festspiele.*

Familienphase

Mein Mann hat als Lektor gearbeitet, und alle kannten ihn. Als ich verheiratet war, war ich erstaunt, wer ihn alles kannte. Zwei Jahre hat es gedauert bis wir geheiratet haben, aber wir haben uns viele Briefe geschrieben. Er war ja immer unterwegs und ich war in Berchtesgaden. Er wusste, dass ich ohne eine Ehe nicht mit ihm zusammenleben werde. Er war damals verheiratet, aber er lebte getrennt von seiner Frau damals.

Als er bei uns im Heim als Patient war, am ersten Tag, als er da war, oder am zweiten, wollte ich, es war ein freier Nachmittag von mir, und da wollte ich auf den Rechenberg rauflaufen, und das hörte er. Dieses Heim war ja etwas anders als hier, mit lauter Einzelzimmern natürlich. Und die waren auch alle anders. Es war ein teures Heim. Und da kam er und sagte: „Ich hörte, Sie wollen auf den Berg. Würden Sie mich mitnehmen?" Da sagte ich: „Muss ich erst einmal fragen, ob Sie da raufdürfen." Und Professor Zabel sagte: „Wenn er dahin will, nehmen Sie ihn mit." Wir fuhren rauf mit einer Gondel und sind runtergelaufen. Denn er konnte ja laufen, und er konnte überhaupt alles, bis auf die komische Geschwulst, die dann wunderbar aboperiert wurde und verschwand.

Auf dem Rückweg war er schon sehr freundlich. Nur: Er war ganz dünn angezogen, wirklich mit einem leichten Hemd und Hose. Ich hatte mich für da oben schön dick angezogen. Doch es war etwas zu warm, was ich an hatte. Und so stellte ich mich etwas abseits, um mir einiges wieder auszuziehen. Als ich mit meiner An- und Auszieherei fertig war, dachte ich, das ist der erste Mann, den ich erlebt habe, der nicht irgendwie dumm lacht, zuguckt oder dumme Bemerkungen macht. Und am Abend haben wir noch in einem Lokal gesessen.

An dem Tag, als er entlassen wurde, an dem Tag hatte er einen wunderschönen Rosenstrauß hinterlassen und auch ein Buch und einen Brief. Und so haben wir einen Briefwechsel gehabt. Eines Tages ist er noch einmal zu Besuch gekommen. Unser Briefwechsel, der war zum Schluss bestimmt zwanzig Zentimeter hoch, als ich das Heim verließ. Es hat sich so entwickelt. Es wurde immer freundlicher, immer freundlicher, sodass wir gemeinsam verreist sind.

Und als ich dann eines Tages mit ihm verheiratet erschien, war ich erstaunt, wen er alles kannte. Ich kannte die nicht. Und überhaupt: Er hatte Germanistik studiert und Griechisch hatte er auch studiert. Und das gefiel mir: Endlich ein Mann, der nicht nur so blöde und auf Sexuelles war. Also, das gefiel mir. Und dann hat er eines Tages gesagt: „Wenn ich dich nicht eines Tages heirate, kann ich nicht mit dir gehen. Also, heiraten!" Und so kam es dazu.

Leider habe ich nur eine Tochter bekommen. Eigentlich wollte ich einmal acht Kinder haben. Ich wusste auch schon, was die alle einmal von Beruf werden sollten, nur Namen hatte ich noch nicht für die acht. Mein Körper aber, komischerweise, ließ es nicht zu.

Tochter:
Meine Mutter war bei meiner Geburt 41 Jahre alt, mein Vater war 50.

Mein Mann hätte gewiss sehr viel mehr haben wollen. Es hat auch eine kritische Zeit deshalb gegeben.

Aus seiner ersten Ehe hatte er zwei Jungs.

Mein Mann hat die einzige Tochter, die wir hatten, sehr an sich gezogen.

Als ich geheiratet habe, haben wir beide nicht viel Geld gehabt. Mein Mann hätte noch ein halbes Jahr lang als Offizier arbeiten müssen, um dann seinen Abschied einreichen zu können. Das wusste ich nicht. Er wusste es, glaube ich, auch nicht. Und daher hatte er keinen Pfennig. Und ich hatte, ich habe Besitz, den ich geerbt hatte. Ich hatte aber auch eine, wie nennt man das? Wo man, meine Tochter verwaltet das jetzt. Meine Tochter verwaltet überhaupt alle geldlichen Dinge. Ach, ich komme nicht drauf! Wie gesagt, ich habe was gemacht, damit wir leben konnten.

Tochter:
Mein Vater hätte nach dem Zweiten Weltkrieg die Bundeswehr mit aufbauen können. Er hatte lose zum „20. Juli" gehört, war nie

Mitglied der NSDAP gewesen, und war auch nie Mitglied einer anderen nationalsozialistischen Organisation. General Wedekind aus den USA hat sich für meinen Vater in der Gefangenschaft in der Sahara eingesetzt. Er galt also als integer, doch er wollte mit Militär – in welcher Form auch immer – nichts mehr zu tun haben.

Das Einkommen meines Vaters verwaltete meine Mutter. Sie hat dafür gesorgt, dass er anfing, Geld für eine Rente einzuzahlen! Sie selber hat in den späten 70er oder frühen 80er Jahren einen sehr geringen Lastenausgleich erhalten, der Besitz war ja in der DDR.

Eines Tages kam mein Mann, er wusste, dass ich gerne allein war oder dass ich gerne draußen war in der Natur. Und dann kam er eines Tages an und sagte: „Weißt Du, das ist ein Platz für dich, da fühlst Du dich wohl", führte mich hin zu einem einsam gelegenen Haus: „Sieh, dort oben." Ich habe nichts gesagt. Ich habe nur erst einmal, als er wieder weg war, geweint, und dachte, wie soll das werden? Also, ran! Und habe erst einmal überall das Unkraut, den Garten vernünftig gemacht, rundherum alles. Es gehörte auch ein Stückchen Land dazu. Nein, das haben wir uns später genommen. Ich habe ja auch meine Kartoffeln und dergleichen gehabt, Himbeeren, Stachelbeeren. Ich habe auch geschlachtet. Was hatte ich laufen lassen? Ach, und das Haus: Ein Architekt, der aus Südtirol kam, der hatte einen Entwurf für das Haus gemacht und dann aufgezeigt, so, so könnte das aussehen. Doch dann musste er weg. Als das Haus stand, mehrere Jahre später, sah man, dass das Haus unten nicht richtig gebaut war. Da hatten die Tiere dran gefressen. Da musste ich die ganze Front wegziehen. Diese Front, halsbrecherisch, und ich habe an diesem Haus sechs Jahre lang gebaut.[10]

Ich hatte da eine Katze mitgeerbt. Gott sei Dank, der Gutsbesitzer hatte die nicht entdeckt. Ich schaute aus dem Schlafzimmerfenster raus und die Katze zeigte mir ihre acht Jungen. Nun

---

10 *Tochter: Das Fachwerk war feucht und hatte Schwämme. Die Renovierungsarbeiten haben Handwerker ausgeführt.*

wartete sie, was wir machten. Da wir ihnen aber Milch hinstellten, war sie beruhigt. Doch von wegen, als dann eine Jagd vom Gutsbesitzer veranstaltet wurde, sind alle erschossen worden. Und so ging es auch dem Hund.

Das Alter und die Krankheit

Ich habe ein Enkelkind, ein Mädchen. Ich liebe das Kind sehr. Sie kommen aber leider sehr selten. Ach, diese Vergesslichkeit! Ich habe ihren Namen schon wieder vergessen. Das ist so schlimm. Ich behalte auch manches besser, wenn es sehr lange zurück liegt. Gudrun und Barbara – die beiden hatte ich viele Jahre nicht gesehen, plötzlich besuchten sie mich hier, und mir fielen sofort wieder ihre Namen ein.

Die neueren Geschichten behalte ich überhaupt nicht. Oft sage ich, Du hast die alten schon nicht mehr richtig im Gedächtnis, die neuen schon gar nicht.

Das belastet mich ganz stark – das Vergessen. Das ist wirklich selbst bei einer ... wie heißt das? Altersdemenz? Also, das ist es bestimmt! Eine Demenz: Wie sagt man noch? Alzheimer, ja.

Wie habe ich das gemerkt? Es fing an, dass ich immer glaubte, etwas eingesteckt zu haben, aber es war nicht so. Ich suchte es und hatte es in der Hand. Was suchst Du denn in der Tasche, Du hast es doch in der Hand. Ich war nun so unsicher geworden, dass ich was vergessen habe. Das ist eben das Schlimme. Ich habe immer das Gefühl, ich habe alles vergessen. Und nun weiß ich auch, dass ich alles vergessen habe. Ich habe, das fing an, dass ich immer das Gefühl hatte, ich habe alles vergessen. Und, also, nicht so, dass ich vergessen habe, so, dass ich etwas lange angucke und denke, da ist es doch, nein, dass ich etwas nicht erkenne. Ich erkenne Gegenstände nicht. Und das ist so, ich muss so genau gucken, dass ich es erkenne. Das ist mal ganz schlimm, dann wieder weniger schlimm.

Das wechselt sehr. Wenn ich sehr viel Zeit zum Nachdenken habe, zum Beispiel nachts, dann kommt es zum Teil wieder, aber immer nur Teile. Wenn meine Tochter kommt und mit mir spricht und mich unterstützt, dann kommt etwas wieder.

Was würde ich mir wünschen jetzt? Ich bin gestürzt und deshalb habe ich jetzt hier einen Verband, ein Korselett. Das behindert mich sehr, schränkt mich sehr ein.

Ich habe nur Wünsche, die nicht zu erfüllen sind: Ich wünschte mir, dass ich doch wieder richtig laufen kann, dass meine Beine funktionieren, ein Kreuz, dass ich da hinten den Bruch habe, da am Becken, aber ich bin mit ihm gelaufen, ohne dass ich es wusste. Jetzt ist er behandelt, jetzt kommt das Korselett, jetzt sagt man, Du darfst nicht laufen, alleine. Und dieses nicht allein Laufen bedingte, dass ich immer jemanden haben sollte – und der war nicht da. Ich konnte, durfte nicht oder ich konnte es nicht, weil keiner Zeit hatte. Und dieses, das ich da immer nur sitzen musste und liegen musste, meiner Ansicht nach, ist das Schlimmste gewesen, was es gibt, denn ich möchte mich ja ohne ein Gestell fortbewegen.[11]

Das ist der einzige Wunsch, den ich besitze.

Ach wissen Sie, es tut mir so Leid, dass ich es nicht vernünftig und richtig und wie es wirklich alles war Ihnen erzählen konnte. Denn ich war im Grunde genommen, hatte ich noch andere Dinge erlebt.

* * *

Nachtrag der Herausgeberin

Warum schließt Frau Vogelsang mit diesen Sätzen, quasi Entschuldigungen, ihre Erzählung? Weil sie die Vergesslichkeit, das schwerwiegende Symptom einer demenziellen Erkrankung, so deutlich spürt? Weil sie ihr Leben lang korrekt sein wollte, nun aber ihre Lebensgeschichten nur noch lückenhaft erzählen kann? Oder meint sie die unerwähnten – krankheitsbedingt vergessenen – Taten im Nationalsozialismus, die sie offensichtlich in einer Art von schuldhafter Verwunderung über das ei-

---

11 Frau Vogelsang hatte einen Lendenwirbelbruch und musste mehr als vier Wochen im Bett liegen.

gene Nichtbemerken oder die persönliche Abwehr des Unmenschlichen Zeit ihres Lebens begleitet haben?

Frau Hermine Vogelsang kann sich noch an schreckliche Gewalttaten erinnern, vor allem an die Vergewaltigungen von Frauen seitens der russischen Soldaten am Ende des Krieges. Sie kann sich aber nicht mehr an die Zeit des Nationalsozialismus und an die Gräueltaten erinnern.

Die Tochter berichtet, dass ihre Mutter sowohl naiv als auch unbequem war. So war Frau Vogelsang Studentenführerin im Nationalsozialismus, gleichzeitig war sie Mitglied der Bekennenden Kirche. Als sie den Rückzug deutscher Soldaten als Ärztin in den Westen begleitet – und so wahrscheinlich weiteren Grausamkeiten entkommt – wird sie mitsamt dem Soldatentrupp von den Engländern gefangen genommen. Im Lager weiß das englische Militär aber nicht so recht, was es mit ihr anfangen soll, und es kann nicht richtig klären, welche Rolle sie unter den Nazis gespielt hat. Schließlich wird ihr – trotz ihrer einstigen Funktion als Studentenführerin, aber auch als Mitglied der Bekennenden Kirche – nachgesagt, dass sie naiv gewesen sei. Diese Zuweisung ärgert sie wohl zeitlebens, gleichzeitig kämpft sie mit Schuldgefühlen und mit der Unfassbarkeit, die menschenverachtenden Vorstellungen und mörderischen Handlungen nicht erkannt zu haben. Nach Aussage der Tochter ist die Mutter im Zweiten Weltkrieg bei einem Fabrikeinsatz in Polen durch ein Ghetto gefahren, ohne angeblich dessen Bedeutung bzw. dessen zutiefst inhumane, tödliche Dimension erkannt zu haben. Ihre damalige, selektive Wahrnehmung und die spätere Suche nach den Gründen dafür führen dazu, dass Frau Vogelsang sich immer wieder Filme im Fernsehen ansieht, die diese Grausamkeiten dokumentieren. Für die Tochter sind diese filmischen Dokumentationen in der Kindheit eine große Belastung. Sie berichtet, dass der erste Fernseher (das Geschenk einer Tante) in der Familie anfänglich nicht eingeschaltet wurde – außer es gab Sendungen über die Verbrechen im Dritten Reich.

Hat sich hier womöglich die vom geliebten Vater vermittelte Lebensphilosophie als nichtig erwiesen, dass man vor dem Unbekanntem im Keller, vor der Dunkelheit, keine Angst haben muss, weil es keine reale Gefahr gibt? Das kleine Mädchen Hermine hatte doch vom Vater gelernt, dass sie „überall hingehen kann, aber bitte auch aufzupassen". Wenn Menschen diesen Grundsatz befolgen würden, wären sie in jeder

Lebenslage frei *und* geschützt. Hat sich Hermine Vogelsang später, als Erwachsene, und nachdem die Grauen des Nationalsozialismus offensichtlich und öffentlich wurden, wieder und wieder gefragt, warum diese Lebensphilosophie bei Millionen jüdischer Mitbürger versagte? Hat sie sich gefragt, wie Menschen die totale Kontrolle über andere Menschen aneignen und ausüben können? Hat sie sich zeitlebens gefragt, warum sie selber im „dunklen Keller", das heißt in dem Ghetto, das reale Monster der Vernichtung nicht erkannt hat? Es bleiben viele Fragen und Mutmaßungen, Frau Vogelsang kann uns darauf keine Antworten mehr geben.

Tochter:

Der älteste Bruder meiner Mutter, ein begnadeter Arzt, erklärt in seinen Erinnerungen, dass sein Vater, also mein Großvater, und seine Schwester, also meine Mutter, Mitglied in der NSDAP gewesen seien. Dieser Bruder ist selbst wohl nie in der Partei gewesen. Da aber alle Assistenzärzte angeblich in eine Parteiformation einzutreten hatten, hat der Bruder seinen angesehensten Lehrer, einen Professor in Greifswald, der mit als erster in die Partei eingetreten war, gefragt, wie er mit einer Mitgliedschaft umgehen soll. Dieser Professor, der selbst bereits kurz nach der Machtergreifung davon ausging, dass das Ganze nicht gut gehen könne, hat den Bruder meiner Mutter um 1934 beim Roten Kreuz als Arzt untergebracht. Das heißt, er musste bei allen Großveranstaltungen ärztlichen Notdienst tun, war damit aber jeder Parteizugehörigkeit entbunden. Vielleicht rührt auch daher die besondere Verehrung meiner Mutter für ihren ältesten Bruder.

Nach ihrer Heirat und der Geburt ihres Kindes, so berichtet die Tochter, hat ihre Mutter nie mehr als Ärztin gearbeitet. Stattdessen hat sie sich ganz den neuen Anforderungen eines großen Gartens, des Hauses und einer kleinen Familie gestellt.

Ihr Mann, ein Lektor und Verlagsvertreter, der nach 1949 den Buchhandel mit aufbaute und großes Ansehen im Buchhandel genoss, ist mit 89 Jahren verstorben. Mehrere Jahre hat sie noch allein in dem einsam stehenden Haus gewohnt. Lange Zeit hat man die demenzielle Erkrankung – trotz relativ eindeutiger Symptome – nicht diagnostiziert.

Gerd Markgraf[1]

Wo ist Hannah?

Vorbemerkung der Herausgeberin

Herr Markgraf ist 1922 als zweites von fünf Kindern in Schlesien geboren. Das Geburtsjahr macht bereits deutlich, dass auch Herr Markgraf zu der Generation gehört, die den Zweiten Weltkrieg erlebt hat. Er ist mit 18 Jahren Soldat geworden und war unter anderem in Belgien, Frankreich und in Russland stationiert. Im heutigen Tschechien ist er 1945 gefangen genommen worden. Die Gefangenschaft, die vor allem von Hunger, harter Arbeit, aber auch von Demütigungen und Gewalt, vielfach auch von sexueller Gewalt gegenüber den weiblichen Gefangenen, geprägt war, hat ihn zeitlebens sehr belastet.

Der ältere Bruder von Herrn Markgraf ist im Krieg gefallen, die drei Schwestern und die Eltern sind unter dramatischen Bedingungen geflüchtet. Seine Heimat, so nennt er den Ort in Schlesien, wo er und seine Geschwister geboren und aufgewachsen sind, hat er im Alter von 75 Jahren das erste und einzige Mal wieder gesehen.

Über das Rote Kreuz erfuhr er 1947 den neuen Wohnort seiner Familie im Westen, im heutigen Niedersachsen. Auch er lässt sich in der niedersächsischen Kleinstadt nieder, und um zu überleben, arbeitet er im Steinbruch und auf einem Bauernhof. Schließlich heiratet er die älteste Tochter des Bauern. Mit den Schwiegereltern bewirtschaften sie noch einige Jahre gemeinsam den Hof, später wird die Landwirtschaft zu einem Nebenerwerb. Gerd Markgraf hat nun einen Arbeitsplatz in einem mittelständischen Betrieb, seine Frau kümmert sich um die einzige Tochter, um Haus, Garten und zunächst noch um Schweine, Hühner, drei Kühe.

---

1 Der Name ist ein Pseudonym.

Die Frau von Herrn Markgraf stirbt relativ jung, mit 58 Jahren, an Darmkrebs. Er hat nie wieder geheiratet. Je älter und kränker er wird, sagt die Tochter, die mit ihrem Ehemann und den zwei Kindern in der oberen Etage des Hauses lebt, desto mehr vermisst er seine Frau, seine Hannah.

Bei Herrn Markgraf ist nach einer jahrelangen, regelrechten Ärzte- und Diagnostikodyssee eine Demenz vom Typ Alzheimer diagnostiziert worden. Er wird zu Hause von der Tochter und einem ambulanten Pflegedienst betreut. Doch es ist absehbar, dass die Pflege im häuslichen Bereich nicht mehr lange zu leisten ist; die Tochter überlegt eine stationäre Unterbringung.

Nach einem gemeinsamen Gespräch mit Vater und Tochter und deren Einverständnis, an dem Buch mitzuarbeiten, verabrede ich mit der Tochter, dass sie mich telefonisch verständigt, wenn ein guter Tag, eine gute Zeit für das Erzählen der Lebens- und Krankengeschichte seitens ihres Vaters ist. Ich führe zwei Gespräche mit ihm, die inhaltlich auf die Erlebnisse in der Kriegsgefangenschaft zentriert sind und auf seine Ehefrau Hannah, nach der er immer wieder fragt oder sie in anderen Personen zu erkennen glaubt.

Aufgrund der rückblickenden Fokussierung und der damit einhergehenden ständigen Wiederholungen, die in der redigierten Form nicht wiedergegeben worden sind, ist die verschriftlichte Lebensgeschichte von Herrn Markgraf relativ kurz.

и и и

Wo bin ich geboren? In Schlesien bin ich geboren, aber wann, das weiß ich nicht.

Wir hatten einen Bauernhof mit Kühen, so acht oder neun Kühe, dann noch Schweine, Hühner, Gänse, na, alles, was man so hatte. Und natürlich hatten wir auch Acker, keine Trecker, sondern Pferde.

Aber mein Bruder sollte den Hof übernehmen, doch der ist gleich gefallen. Und ich habe den Hof dann auch gar nicht mehr wieder gesehen. Ich bin ja auch Soldat gewesen. Ich war hier und dort. Also, das war schon alles furchtbar. Aber was konnten wir dafür? Ich war doch noch so jung als der Krieg anfing, als ich Soldat wurde. Die besten Jahre haben wir doch im Krieg verbracht.

Und dann mussten meine Schwestern und meine Eltern weg von hier. Sie haben nur den einen Wagen und das Pferd genommen, und dann aber los. Die Russen kamen ja. Es war Winter, und dann sind sie hierher gekommen, hier wohnte schon einer von uns. Unser Onkel? Ich glaube, es war der Onkel.

Ich war nie wieder da. Ich konnte ja nicht zurück. Da waren die Russen. Und ich war in der Nähe von Prag in Kriegsgefangenschaft. Gott, diese Gefangenschaft, die war schon furchtbar. Da kann man kaum drüber sprechen, das bewegt mich noch immer, wie sie die Frauen behandelt haben. Wir haben auch gelitten, hatten Hunger, mussten unentwegt arbeiten, alles war voller Ungeziefer und manchmal wurden wir auch geschlagen, viele der Gefangenen sind gestorben. Aber am meisten taten mir die Frauen Leid. Die mussten oft im Wasser stehen und arbeiten. Das war natürlich kalt, sie mussten ja auch im Winter da arbeiten. Aber am schlimmsten war, wie die sie behandelt haben, die Männer. Sie konnten sich doch nicht wehren. Was sollten sie denn machen? Viele sind kaputt gegangen. Und man konnte ihnen nicht helfen. Was sollten wir denn tun? Wir konnten doch nichts machen. Wir haben immer nur gesehen, wie sie behandelt wurden.

Über zwei Jahre war ich da, dann gab es eine Verwechslung und ich konnte mit einem anderen durch die russische Zone durch. Sonst wären wir da noch ewig gewesen – oder wir wären kaputt gegangen, gestorben.

Wo ist Hannah, meine Frau? Haben Sie sie gesehen? Sie ist doch zu Hause, oder?

Ich habe meine Familie gesucht und dann ja auch gefunden. Hier wären wir auch fast verhungert. Aber ich habe dann auf dem Hof gearbeitet und da gab es zu essen.

Hier haben wir uns kennen gelernt, Hannah und ich. Meine Schwiegereltern und die Geschwister (der späteren Ehefrau Hannah; Anm. G.P.) haben mich ja nicht gemocht, die haben mich auch verachtet, hatten wohl Angst um ihren Hof. Aber Hannah, Hannah hat immer zu mir gehalten.

Die Hochzeit war schön, auch wenn wir nichts hatten, alles mussten wir uns borgen: Anzug, Brautkleid. Jeder hat was mitgebracht, zum Essen und so.

Wir haben nur eine Tochter, meine Frau hat oft Kinder verloren.[2] Wo ist denn Sabine (die Tochter, Anm. G.P.)? Ist sie da? Und Hannah, ist sie da? Wo ist sie?

Meine Frau ist prima, die hält immer zu mir. Wir hatten nicht viel, aber wir haben immer zusammengehalten. Wo ist sie? Hannah?

Tochter:
Früher hat mein Vater eigentlich nie über den Krieg und die Gefangenschaft geredet. Er hat nur immer zu meinen Kindern gesagt, wenn die wieder einmal am Essen rumgemeckert haben: „Seid froh, dass Ihr zu essen habt!" Das hat meine beiden Jungs natürlich oft genervt.

Und dann kam er ja hier an und besaß nur das, was er am Leib hatte. Seine Geschwister und seine Eltern, meine Großeltern, mussten auch sehen, wie sie überleben. Also hat er hier auf dem Hof gearbeitet, er kommt ja aus der Landwirtschaft, und hat noch in dem nahe gelegenen Steinbruch gearbeitet. Auf unserem Hof waren sie in den ersten Jahren wohl nicht sehr freundlich zu ihm, er war halt der Flüchtling, der nicht von hier kam, der nichts hatte, der meine Mutter womöglich nur heiratet, um an den Hof dran zu kommen. Doch dann, nach ein paar Jahren, haben sie sich nach und nach versöhnt. Meine Großeltern, die recht früh gestorben sind, haben gesehen, wie hart er arbeitet und dass er meine Mutter wirklich liebt. Sie hatte ja mehrere Fehlgeburten, bis ich dann endlich gesund auf die Welt kam, und das hat die beiden auch „zusammengeschweißt". Das haben die Großeltern und meine Tanten und mein Onkel auch gesehen und haben sich dann mit ihm ausgesöhnt. Aber zunächst war die Zeit hier für ihn sicher sehr schwer. Als meine Mutter dann so schwer erkrankte und schließlich an

---

2   Frau Markgraf, so berichtet die Tochter, hatte insgesamt drei Fehlgeburten und eine Totgeburt.

Darmkrebs starb, war das einfach furchtbar für ihn. Er hat gar nicht viel geredet, aber man sah förmlich, wie sehr er leidet und wie einsam er sich fühlt. Sie hatten ja noch soviel vor. Sie wollten endlich ein wenig reisen und es sich gemütlich zu Hause machen. Doch kurz nachdem mein Vater in Rente ging, ist meine Mutter dann gestorben.

Wenn ich heute zurückdenke, ärgert mich noch vieles: Mein Vater wurde immer vergesslicher, aber der Hausarzt hat mir immer nur gesagt: „Jaja, so ist das nun mal im Alter: Wir werden alle vergesslicher." Schließlich bin ich noch zu anderen Ärzten mit ihm, doch keiner hat sich die Mühe gemacht, ihn genauer zu untersuchen oder mich über Alzheimer zu informieren. Mein ältester Sohn hat dann im Internet nachgesehen und hat gesagt: „Du, vielleicht hat der Opa ja Alzheimer." Und dann sind wir in eine Gedächtnissprechstunde mit ihm und dort hat man ihn dann endlich, nach Jahren, richtig untersucht. Die Ärztin hat sich sehr viel Zeit für uns genommen. Dann hatten wir auch endlich die Erklärung für sein Verhalten, das uns oft ziemlich sauer gemacht hat. Wir wussten ja einfach nicht, warum er so reagiert.

Er fragt immer wieder nach meiner Mutter. Immer wieder fragt er: „Wo ist denn Hannah? Ist Hannah da?"

* * *

Nachtrag der Herausgeberin

Herr Markgrafs Leben ist, wie bei den meisten Autoren bzw. Autorinnen des vorliegenden Buches, von den Erlebnissen im Zweiten Weltkrieg geprägt. Auch er hat offensichtlich Jahrzehnte lang nicht von diesen prägenden, traumatischen Erfahrungen gesprochen.

Das geteilte Nachkriegsdeutschland breitete einen Mantel des Schweigens aus und auch Gerd Markgraf hat geschwiegen. Auch er wollte nichts mehr von Politik wissen und setzte seine Lebensziele im Privaten: eine harmonische Familie und ein klein wenig Wohlstand. Diese Ziele hat er erreicht: Er hat geheiratet und ist Vater und Großvater geworden; er hat sehr viel gearbeitet und für seine Familie gesorgt.

Als er älter wird, kann er jedoch den „dunklen Schatten seiner Vergangenheit"[3] kaum noch ausweichen, denn durch eine tödlich verlaufende Krebserkrankung verliert er seine Ehefrau, und das Ende der Berufstätigkeit lässt ihm mehr Zeit als er sich wünscht. Schließlich erkrankt er an einer Demenz. In dieser Lebens- und Krankheitsphase erlebt er immer wieder die bedrückenden Vorkommnisse in der Gefangenschaft, und er sucht nach Stabilität und Zuwendung seitens des Menschen, der ihm im Leben (mit) am nächsten stand – er sucht nach Hannah.

---

3   Radebold, Hartmut (2005): Die dunklen Schatten unserer Vergangenheit. Ältere Menschen in Beratung, Psychotherapie, Seelsorge und Pflege, Stuttgart: Klett-Cotta

Dagmar Lempe & Falk-Wighard Lempe

Meine Oma hat uns beigebracht: Man muss das Leben so nehmen, wie es kommt

Vorbemerkung der Herausgeberin

Das Ehepaar Lempe lebt in Berlin. Frau Lempe ist 1937 geboren. Vor etwa zwei Jahren ist bei ihr eine Demenz vom Alzheimer-Typ diagnostiziert worden.

Der Ehemann ist während der Erzählung der Lebensgeschichte dabei, wie zuvor telefonisch abgesprochen. Er begründet dies – verständlicherweise – damit, dass seiner Frau bereits krankheitsbedingt viele Daten, Namen und Vorgänge entfallen. Und so zeigt es sich auch in dem Gespräch: Frau Lempe bedarf der stetigen Unterstützung durch den Ehemann – bis auf die ihr wichtigsten Personen und Situationen, die zum Gesprächszeitpunkt noch immer abgerufen werden können und auch beständig geschildert werden. Wenn sie auf dem Pfad der Erinnerung stolpert, z.B. Jahreszahlen nicht mehr weiß, zeitliche Abstände und Lebensabläufe durcheinander geraten, greift er ein, korrigiert die Jahreszahlen und bringt die Erlebnisse in den richtigen chronologischen Verlauf. Dabei ist er nie verletzend, nie abwertend, vielmehr merkt man den beiden die langen Jahre der Gemeinsamkeit deutlich an: Sie hört seinen Erzählungen *ihres* Lebenslaufes und ihrer gemeinsamen Lebensjahre ruhig und akzeptierend zu, er hört ihr – und ihren Wiederholungen – zu.

Beide sind offen und humorvoll. Wir müssen immer wieder über Anekdoten lachen, aber auch die traurigen und schmerzhaften Seiten ihres Lebens sind spürbar.

Auch Frau Lempe möchte erzählen und schreiben lassen. Sie begründet dies nicht mit der Krankheitssymptomatik, sondern damit, dass sie eine „Sauklaue" hätte: „Schon auf der Fachschule, als ich noch nicht verheiratet war, hat der Lehrer zu mir gesagt: ‚Du schreibst wie der Hahn auf dem Misthaufen.'"

Die sich immer wieder ergänzenden Gesprächabschnitte des Ehepaares sind – kenntlich gemacht – im Folgenden wiedergegeben.

Doch bevor wir mit dem Gespräch beginnen, beschäftigt das Ehepaar – wieder einmal – die „Brillenfrage". Frau Lempe verlegt kontinuierlich ihre Brille. Sie kann sich nicht erinnern, wirkt angesichts der Tatsache, dass es ihr nicht möglich ist, die Brille wieder zu finden, sich zu erinnern, wann sie sie zuletzt getragen und abgelegt hat, hilflos und ein wenig beschämt. Herr Lempe erklärt, dass die Brillensuche aufgrund der demenziellen Erkrankung ein Dauerthema bzw. eine Dauerbeschäftigung ist.

* * *

Kindheit, Krieg, Flucht

Mein Vater kam eigentlich aus Danzig. Dann kamen irgendwann die Flucht und die Vertreibung. Er war ja in der Finanz tätig, aber danach war er dann ja auch nichts mehr, nach dem Krieg. Wir Kinder sind dann nach Altenburg. Dieses Altenburg hat über 1.000 Flüchtlinge damals aufgenommen, weil, das war die Bahnstrecke Prag-Berlin-Warschau. Altenburg war dann so ein Knotenpunkt, und da sind viele „kleben" geblieben. Und die Altenburger waren, das muss ich ehrlich so sagen, anständig. Sie haben auch manche als Nazis betitelt, die auch nichts dafür konnten, aber die waren jovial. Die haben die Leute leben und leben lassen, das war ein Miteinander und Füreinander, und das habe ich nie vergessen. Ab und zu fahre ich noch mal hin, das ist für mich ja auch ein Stück Heimat geworden.

Mein Großvater väterlicherseits, der kam aus Altenburg. Und der Herzog von Altenburg, der hat noch bis in die 50er Jahre da gewohnt, dem hat niemand was Böses anhaben können. Der hat den Kindern, die aus kleinen Verhältnissen kamen, die Schulkleidung und was damals so üblich war, geschenkt. Der hat die Kinder, die begabt waren, gefördert; hat sich die Zeugnisse angeguckt usw., hat die Kinder auf die Schule, auf die Oberschule geschickt.

Mein Großvater hat das damals auch noch mitgekriegt. Wir haben ja damals noch gar nicht gelebt. So ist mein Großvater Wasserbaurat geworden. Die Nazis haben den auch nicht „an die Wade pinkeln können". Er ist in keine Partei gegangen.

Da haben wir in Altenburg gar nicht verkehrt gelebt. Die Stadt war strategisch überhaupt unwichtig. Was da kam? Da kamen die Oberschlesier aus Sudeten. Die erste Zeit habe ich den Dialekt nicht verstanden. Die Lehrerin kam aus dem südwestdeutschen Raum. Wir haben als Kinder so ein Gemisch aus polnisch und deutsch gequatscht und dann kam die Frau aus dem südwestdeutschen Raum und da habe ich gedacht, wenn sie wenigstens „wasserpolacksch" reden könnte. Das war immer so das Gemisch deutsch-polnisch. Ich musste dann immer am nächsten Tag die nächste Seite schreiben und lesen und so etwas, und irgendwann habe ich diese Frau aber gemocht – die konnte ja auch nichts dafür.

Diese Stadt hat viele Flüchtlinge aufgenommen. Die meisten waren Sudeten und Oberschlesier. Viele werden davon gar nicht mehr leben. Aber die Stadt hat die aufgenommen und die haben sich da integriert.

Wie bin ich dann nach Berlin gekommen? Das weiß ich eigentlich gar nicht mehr. Das meiste was ich weiß, fängt eigentlich mit der Flucht an.

Geboren bin ich in einem Ort am Ammersee.

Ehemann:
Der Vater war in der Finanz, war Oberregierungsrat – bei „Adolf",
und war in der Reichsfinanzschule in Danzig und ist dann auch
immer versetzt worden, überall hin. Und er sollte irgendwie nach
Berlin, aber nicht für längere Zeit, und da hat er Schwiegermutter
mitgenommen, und da ist meine Frau damals in der Zwischenzeit
geboren, und das war nun ausgerechnet in diesem Ort am Am-
mersee. Da waren sie gerade, sie waren auf dem Wege nach Berlin.
Nur deswegen ist sie da geboren.

Ich bin Dezember '37 geboren. Weil der Großvater väterlicherseits in Altenburg war, haben wir dann in Altenburg gewohnt.

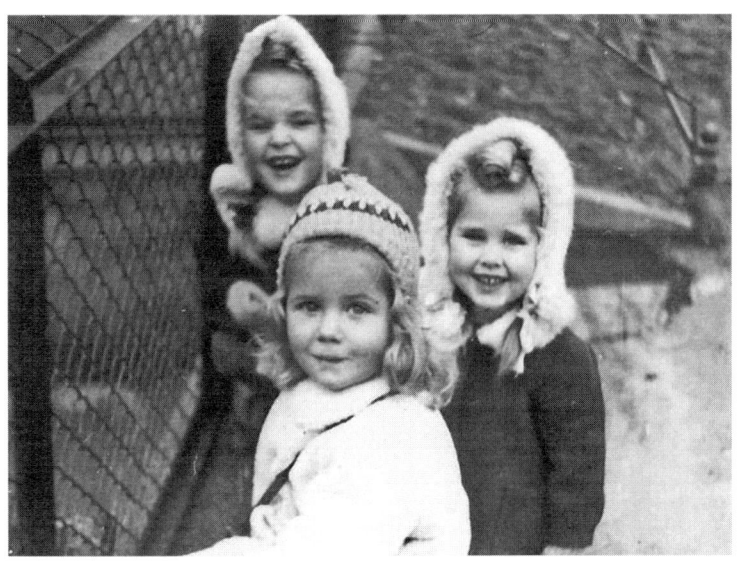

Dagmar Lempe (links hinten) mit einer Cousine und der Schwester
Helga

Nachkriegszeit, Berufstätigkeit, Familie

Ehemann:
Ihr habt aber erst nach dem Krieg in Altenburg gewohnt. Schwie-
gervater ist doch erst nach Danzig gegangen, wieder an die Reichs-
finanzschule. Nach dem Krieg, sie waren dann in Thorn, mussten
sie ja da auch weg, dann sind sie nach Altenburg. Der Großvater
hatte dort ein Haus. Dann sind sie da erst einmal hin. Und da ist
sie quasi vom 7. bis zum 21. Lebensjahr in Altenburg gewesen.
Danach ist sie nach Bad Lauterberg. Sie hat noch Kneipp-Bade-
meisterin gemacht. In Wörrishofen war sie, in Bad Lauterberg.

Das war dann alles nach der Flucht aus der DDR. Wann war das?
Also die Mauer war noch nicht. Das war noch vor '60. Meine
Schwester, meine Mutter und ich, wir drei sind dann abgehauen.
Die Großmutter war schon vorher hier. Das war ja die Zeit, wo alle
geflüchtet sind – nach rechts, nach links, von oben nach unten.

115

Ehemann:
Der Vater ist nicht geflüchtet. Die Eltern sind '49 geschieden wor-
den. Der Vater hat dann wieder geheiratet. Der Vater war erst wie-
der in Dresden und dann ist er nach Radebeul. Er hat in Altenburg
das Haus verkauft und hat sich in Radebeul ein anderes gekauft.
Und ist dann da gewesen, die ganze Zeit der DDR über.
    Die Schwester ist in den USA. Da wird sie auch bleiben, die ist
da alt geworden, die ist über 40 Jahre da.

Die Deutschen kriegten ratzfatz die Einwanderung. Man musste
aber unterschreiben, dass man a.) dem Staat nicht zur Last fällt
und dass man jede Arbeit annimmt. Und das haben die Deutschen
gemacht! Die kriegten – ratzfatz – innerhalb von drei Monaten die
Einwanderung, aber man musste unterschreiben, dass man dem
Staat nicht zur Last fällt. Und Bürgen musste man auch haben.
Ob meine Schwester für mich gebürgt hat, weiß ich nicht mehr.
Aber wenn man einen Bürgen hatte, dann ging das ratzfatz. Die
Deutschen hatten – eigenartigerweise – immer noch die Aura, dass
sie fleißig sind und jede Arbeit annehmen. Die Aura hatten sie.
Und wir hatten innerhalb von drei Monaten die Einwanderung
gekriegt, aber mussten auch unterschreiben, dass wir dem Staat
nicht zur Last fallen. Das haben wir auch nicht gemacht. Aber den
Beruf, den man hatte, den haben die gar nicht anerkannt.

Ehemann:
Das war kein internationales Examen.

Wir haben kein internationales Examen. Ich habe erst einmal in
der Tütenfabrik angefangen – von den großen Tüten bis zu den
kleinen. Die kleinen Tüten waren die schlimmsten, weil die Maschine so schnell war. Wenn die merkten, dass man das richtig
konnte, dann stellten die die Maschine natürlich schneller. Aber die
kleinen Tüten, das waren die schlimmsten, die großen sind nicht so
schlimm. Aber: Ich möchte nichts davon missen. Ich möchte nichts
davon missen. Die meisten waren ja Einwanderer.
    Ich habe 2¾ Jahre da gelebt.

Ehemann:
Sie hat dann später auch im Krankenhaus gearbeitet, aber als Hilfsschwester, weil sie ja das Examen nicht anerkennen konnten, durften. Die war im Kreißsaal, alles, und weil sie ja zu wenig verdient hat, hat sie noch als zweite Stelle bei einem jüdischen Fotografen Retuschen gemacht.
Die Krankenschwesternausbildung hat sie in Leipzig gemacht.

Das war eine gute Fachschule, die Leipziger, das war dort eine gute Fachschule. Also Examen habe ich in der DDR gemacht. Später war ich in Schweden, vom Lager aus. Wir waren bei Hammelburg im Lager. Das ist im südwestdeutschen Raum.

Ehemann:
Sie ist hier durch Marienfelde, das Auffanglager hier, und ausgeflogen worden nach Hammelburg. Da wurde man ja auch schneller verrückt als man sich das überhaupt wünscht. Viele haben da ja einen Lagerkoller gekriegt und alles. Und da ist jemand gekommen und hat gesagt, er hätte eine Privatkrankenpflege in Schweden, ob sie da nicht hinwollte. Dann ist sie da hingegangen.

Da war ich 1¼ Jahr. Aber da haben sie mich maßlos betrogen.

Ehemann:
Dann ist sie nach Schweden gegangen, aber da hat sich das mehr oder weniger aufgelöst. Ihre Mutter ist nach Wörrishofen gegangen, hat da auch Kneipp-Bademeisterin gelernt und als Kneipp-Bademeisterin gearbeitet. Sie hat dort eine Wohnung bekommen und hat ihre Tochter dann genervt, sie soll zurückkommen, sie kann die Wohnung nicht bezahlen. Deshalb ist sie zurückgekommen und da hat sie zur Miete beisteuern müssen und hat dort, in Wörrishofen, auch als Bademeisterin gearbeitet. Später war sie in Bad Lauterberg. Von da ist sie nach Berlin gekommen. Das war '66 im Mai. Und dann hat sie im Lindenhaus angefangen als Krankenschwester. Das war ein Krankenhaus von einem Rechtsanwalt, dem das gehörte. Das war das ehemalige Ribbentropsche Gästehaus, das

war zur Klinik umgebaut, und das hatte der gekauft. Da hat sie gearbeitet und ist von da in die Neurochirurgie gegangen.

Erst war sie in Schweden, Helga (die Schwester von Frau Lempe; Anm. G.P.) war schon drüben, und dann ist sie zwei Jahre später in die USA gegangen.

Ich habe so sehr an meiner Großmutter gehangen.

Ehemann:
Dann bist Du in den USA gewesen, die 2¾ Jahre, und bist dann zurückgekommen. Und von den USA zurück nach Berlin ins Lindenhaus. Du warst erst noch in Wörrishofen und dann hast Du mit Mama gesprochen, dass Du raus willst usw. Die hat dann gesagt: „Geh doch nach Berlin" – weil sie früher ja auch hier in Friedrichstadt gewohnt hat. Ihr Großvater war Feuerwerker bei Siemens. Da ist sie hier nach Berlin gegangen und ist ins Lindenhaus gegangen und hat da gearbeitet.

Und von da aus, wir hatten uns ja schon kennen gelernt, ist sie ins Neuköllner Krankenhaus gegangen, in die Neurochirurgie.

Ja, das war besser. In diesen kleinen Dingern, in diesen kleinen Institutionen, da kriegte man nur miserabel bezahlt. Dann habe ich immer im Krankenhaus gearbeitet, immer in der Neurochirurgie. Aber nicht so im OP, das war nicht so mein Ding.

Ehemann:
Na ja, Du warst aber lange auf Intensivstation.

Ja, ich war lange auf Intensivstation, immer im Neuköllner Krankenhaus.

Ich sage es ganz ehrlich, wenn man manchmal mit sich selbst im Mitleid ist, das waren immer schwere Stationen in der Neurochirurgie, und das setzt einem den Kopf zurecht, muss ich ganz ehrlich und offen sagen. Wenn man manchmal auch, ach, Gott na ja und so und so, wenn man manchmal mit sich selber im Mitleid war, dann haste das da gesehen, und dann habe ich gedacht, oh

Gott, Du kannst eigentlich dankbar sein, dass es dir gut geht. Und was ich auch sage, das war immer eine Einzelstation und die Chefs waren immer spitze, die waren immer spitze. Und die Ärzte, ich weiß noch, als damals einer starb, haben wir Rotz und Wasser geheult als „Papa Wencker" starb. Das war so ein Hüne und der hat immer gesagt: „Ach, ihr seid ja alles meine Kinder."

Ehemann:
Das war ein Partylöwe. Ich weiß immer noch, der Neurochirurgenkongress – hat der da angegeben wie eine Tüte Mücken.

Wir beide haben uns dann kennen gelernt am 30. Dezember '66. Und zwar ist das ein ganz kurioses Ding gewesen: Ich bin gelernter Baumschulgärtner. Da waren zwei Kollegen, die hatten ihre Freundinnen und diese waren im Lindenhaus – wo sie (die spätere Ehefrau; Anm. G.P.) ja auch war. Und eines Tages sagte der eine Kollege: „Mensch, was hältste davon, wenn wir mal am Nollendorfplatz Bowlen gehen?" – „Na ja, gut, gehen wir." Er sagt: „Na gut, hole ich gleich das Evelyn ab und dann fahre ich gleich hin." Und die Freundin des anderen Kollegen wohnte in Steglitz, und sie (die zukünftige Ehefrau; Anm. G.P.) wohnte auch in Steglitz. Er sagte: „Ich bringe gleich die anderen beiden Mädels mit." Diese beiden sagten gleich: „Wir bringen noch eine Kollegin für Dich mit." Ich sagte: „Na und?"

Na ja, dann hat er die auch abgeholt und hat mich gleich mitgenommen. Seine Freundin kannte ich ja, aber sie kannte ich nicht. Wir haben ein bisschen gequatscht usw. Dann war es aber so, dass der andere Kollege nicht mitkommen konnte zum Bowlen. Der kriegte plötzlich eine Rippenfellentzündung. Der brauchte nun Spritzen und deshalb kam die Evelyn, seine Freundin, nicht mit zum Bowlen. Sie wollte ihn da nicht einfach liegen lassen. Die anderen beiden Mädels wollten ihn dann aber auch sehen und sich erkundigen, wie es ihm geht.

Na, jedenfalls saßen der Kollege und ich im Auto und warteten auf die beiden Mädels. Er hockte hinter dem Lenker und ich saß hinter ihm. Dann fragte er mich: „Wie findest Du die denn?" Und ich antwortete: „Na ja, mal sehen, wie es sich anlässt." Und er:

„Wir können ja zusammen Silvester feiern. Ich frage sie mal, ob sie Silvester mitfeiern will." Ich sagte: „Na ja, wenn das was wird, dann kralle ich sie mir, dann wird das meine Frau!" Dann war der plötzlich vor Schreck unter dem Lenkrad verschwunden. Ich sagte: „Was ist denn los, wo biste?" – „Bist Du bescheuert", sagt er zu mir: „Du kennst die doch gar nicht!" Ich sage: „Na ich hoffe, sie bei Gelegenheit kennen zu lernen."

So war das! Und so ist es auch gekommen! Sie hat Silvester mit uns gefeiert. Das war es dann eben.

Ich kann mich nicht so gut erinnern. Da verschwimmt schon manches. Aber es war so. Ich habe jedenfalls gedacht, was bildet der sich ein?

Ehemann:
Das war der 30. Dezember '66. Pfingsten haben wir uns verlobt und im Oktober '67 haben wir geheiratet. Seit 39 Jahren sind wir nun verheiratet.

Die Hochzeit war nicht so groß. Ihre Schwester war natürlich hier mit ihrem Verlobten. Die haben dann auch noch drei Tage später geheiratet, auf dem Ausländerstandesamt. Er war Deutscher, aber der ist in der Tschechei geboren, und ist Jude. Seine Mutter hat sich damals rechtzeitig mit ihm nach Südamerika abgesetzt. Dann hat er da Spanisch gelernt. Anschließend ist sie nach Nordamerika gegangen mit ihm und er musste Englisch lernen. Dann hat sie zu ihm gesagt: „Es wird jetzt Zeit, dass Du deine Muttersprache lernst, aber das falsche Deutsch von mir sollst Du nicht lernen." Deshalb hat sie ihn nach Deutschland geschickt, zum Deutsch lernen. Danach hat er wieder in Nordamerika gelebt und war bei einem Österreicher in einer Autowerkstatt, wo er sehr gut verdient hat. Er war ein guter Fachmann. Und irgendwie hat er dann meine Schwägerin kennen gelernt.

Sie sind zusammen hierher gekommen, haben hier unsere Hochzeit gefeiert und drei Tage später haben die geheiratet und sind wieder zurückgeflogen. Aber die Ehe hat nicht lange gehalten, nach sieben Jahren haben sie sich getrennt.

Ich bin in unsere Wohnung '53 eingezogen, mit meinen Eltern. Mein Vater ist '59 gestorben. Meine Mutter ist dann mit meiner Schwester nach Westdeutschland gegangen. Dann wurde diese Wohnung hier quasi frei und dann haben wir uns da gleich hintergeklemmt. Ich wohne jetzt schon über 50 Jahre hier in der Wohnung.

Wir haben zwei Kinder: einen Sohn, von dem wir überhaupt nichts mehr wissen. Er ist 38. Der hat sich aber schon zwei Jahre nicht mehr gemeldet. Der ist so ein Grenzfall Autismus. Die Tochter, mit der haben wir natürlich Kontakt. Die ist auch hier in Berlin. Die wohnt mit ihrem Freund zusammen.

Wir hoffen nicht mehr auf ein Enkelkind. Meine Tochter ist schon 34 und der Freund ist geschieden, hat bereits zwei Kinder aus der Ehe. Doch ich sage dann immer: „Das ist Eure Sache, das geht mich nichts an."

Meine Tochter wollte gerne Kinder haben, aber das ist eine schwierige Situation. Er heiratet nicht noch einmal. Ich weiß nicht, ob ich auch noch ein zweites Mal heiraten würde. Ein gebranntes Kind scheut das Feuer, das ist immer so. Und es ist ja auch eine finanzielle Frage. Der ist ja fast 20 Jahre älter als sie, 17 Jahre. Aber das ist ja deren Sache. Man kann ja da nichts sagen.

Ich habe nicht durchgehend als Krankenschwester gearbeitet, als die Kinder klein waren. Der Sohn war autistisch, der hatte durch die Geburt einen frühkindlichen Gehirnschaden.

Ehemann:
Dem haben sie zuviel Sauerstoff gegeben. Der hat nicht geatmet als er geboren wurde und dann haben sie ihm einen Stoß Sauerstoff gegeben und der war zu hoch, der hat das Gehirn kaputt gemacht. Aber wie soll man gegen ein Krankenhaus klagen?

Ich war dann drei Jahre zu Hause, nein, fünf oder sechs Jahre war ich zu Hause. Ich habe immer gesagt, was einen nicht umhaut, macht einen stärker. Es musste ja. Mein Mann war kein Großverdiener und als Krankenschwester war man ja auch kein Großverdiener und so hat man sich halt so durchschlagen müssen.

Krankheit

Ich habe nicht gemerkt, dass sich diese Krankheit bei mir einstellt. Aber ich weiß von meinem Vater, dass der mal gesagt hat, das ist so etwas, was aus der „kalten Heimat" kam, also Westpreußen – dass da die Demenz drin war. Und meine Großmutter, ich habe es nachher gemerkt als sie älter wurde: Mutti starb ja recht zeitig, ich weiß gar nicht mehr wie alt sie war *(66 Jahre, ergänzt der Ehemann)*. Sie hatte Gehirnmetastasen. Ich weiß nur noch, dass meine Oma das gar nicht mehr richtig mitkriegte. Sie sagte dann nur mal …

Ehemann:
Doch, dadurch ist das ja zum Ausbruch gekommen bei ihr mit der Demenz, als ihre Tochter starb – da hat sie abgedreht, da hat sie vollkommen abgedreht. Sie war dann nachher in der Landesnervenklinik.

Mein Vater hat sich um uns auch nicht gekümmert. Der hat dann wieder geheiratet und dann waren wir sowieso außen vor. Aber wir waren dann stolz wie die Spanier und haben gesagt, wir lassen uns nicht unterkriegen. Aber, es ist dann, irgendwie haben wir auch zusammen gehalten, Gott sei Dank, und das ist bis zum heutigen Tag so. Wir haben auch nicht gestöhnt und gejammert da drüber. Wir haben das Beste aus allem gemacht – und aus und Ende. Und das ist auch gut so gewesen. Man wird ja nicht dümmer dadurch, auch wenn es manchmal weh tut. Aber wir haben immer gesagt, was uns nicht umhaut, macht uns stärker. Und – ich möchte da auch nichts missen, da müsste ich lügen, wenn ich daraus etwas Böses sagen könnte. Und wenn wir meine Oma nicht gehabt hätten – na, ich weiß nicht, was aus uns geworden wäre. Die hat uns wirklich unterstützt.

Die Großmutter hat das so ähnlich wie ich gesehen: Die guckte mich einmal an und sagte dann: „Was bist Du denn für eine Geborene?" Da sagte sie dann mit einem Mal: „Ja, ich hatte ja auch einmal eine Tochter." Aber da hat sie einen anderen Namen genannt.

Meinen Namen hat sie genannt. Mich hat sie ja groß gezogen. Meine Mutter war ja bei der Geburt noch ein halbes Kind. Da hat sie mich dann in ihrer Heimat groß gezogen, bis zum dritten Lebensjahr. Meine eineiige Zwillingsschwester starb. Mein Vater war ja da schon Assessor und Referendar oder umgekehrt, was weiß ich. Die mussten ja auch immer überall hin. Und da hat meine Oma also mich da aufgezogen, in ihrer Heimat. Als meine Eltern dann wieder zurückkamen, da habe ich mich bei meiner Oma festgekrallt und habe geschrien: „Mama, Mama", und seitdem hieß die immer bei uns Mama. Ich hab dann einmal gesagt, als Kind, auf der Straße gesagt, wie ich da mit meiner Oma zusammen war: „Das ist meine Oma", und da hat sie mir einen Schubs in die Rippen gegeben und hat zu mir gesagt: „Du hast zu mir immer Mama zu sagen." Und dann habe ich das auch nie wieder verändert. Das war dann Mama. Die Mutter hieß dann Mutti. Aber den größten Kontakt hatte ich zu meiner Oma. Wir waren uns so ziemlich ebenbürtig, vom Starrsinn und so.

Ehemann:
Als das mit der Krankheit auffiel, war die Oma schon 70, hoch in die 70. Und dann ist es rapide gegangen.

Dann ist es wirklich rapide gegangen. Auf der Flucht und so, das war ja der kalte Winter, das war ja '45.

Ehemann:
Als ihr dann an der Mosel wart, da fing das dann richtig an. Da hat sie dann von der Straße fremde Leute nach oben geholt und hat denen den Schmuck gezeigt und so was. Da ist sie beklaut worden, auch jede Menge. Da ging es dann los.

Sie hat da alleine gelebt. Ich habe dann mal da und mal dort gearbeitet in den Krankenhäusern. Und ich konnte ja auch nicht immer hin und her, und im Grunde genommen waren wir ja Einzelkämpfer, wie wir immer so sagten. Und von daher haben wir immer das Beste draus gemacht. Es hat mir schon weh getan, dass ich nicht so zu ihr konnte, da sie mich ja als übrig gebliebenen eineiigen Zwilling so groß gezogen hat. Ich hatte ja noch eine Zwillingsschwester. Sie war aber ein „blaues Baby" und die ist dann verstorben, am Ammersee ist die irgendwo beerdigt worden. Mein Vater war ja da noch Assessor, und die mussten ja immer mal da und mal dort hin, von daher war das so das einzige.

Die andere Schwester ist zwei Jahre jünger und die hat das dann gar nicht mehr mitgekriegt.

Bei mir habe ich das gar nicht gemerkt, dass sich durch die Krankheit jetzt etwas bei mir verändert. Ich habe da gar nichts gemerkt. Aber ich habe das Leben auch immer so genommen wie es gekommen ist. Ich weiß nicht, wer das mal gesagt hat.

Ehemann:
Es fing damit an, dass Du dann teilweise irgendwo hin solltest und hattest dann mit einem Mal Aussetzer, standest dann da und wusstest nicht mehr, wo Du hin wolltest. Dann bist Du wieder zurückgefahren, nach Hause hast Du ja immer wieder gefunden. Dann wurde das häufiger, die Abstände wurden kürzer, wo Du nicht mehr wusstest, wo Du hin wolltest. Und dann ging es los, dass Du auch nicht mehr zum Arzt gefunden hast – mal gefunden, mal nicht gefunden. Da bist Du dann zum Neurologen gegangen, der war mal bei dir Stationsarzt auf der Neurochirurgie. Von daher kannte sie ihn und der hat sich hier selbstständig gemacht. Dann ist sie zu dem hingegangen und der hat das dann festgestellt.

Das ist jetzt zwei, zweieinhalb Jahre her. Und es kann ungefähr so vier Jahre her sein als das anfing, dass sie nicht mehr wusste, wo sie nun hinwollte. Das war sporadisch, mal wusste sie nicht, wo sie hin wollte. Hinterher ging das wieder, da ist sie wieder überall hingefahren.

Sie schafft es ja auch in dem Sinne nicht mehr, wenn man sagt, so und so musst Du fahren und ihr das aufschreibt – dann weiß sie nicht mehr, wo sie den Zettel hat. Das ist jetzt schon so weit, das ist nicht mehr möglich.

Meine Oma hat uns als Kinder beigebracht, man muss das Leben so nehmen wie es kommt, und das Stöhnen und Jammern nutzt gar nichts. Ich weiß noch, als der kalte Winter war, so wie in dem Film *Dr. Schiwago*, da kam das ja wieder so zurück, und da habe ich das auch wieder im Kopf gehabt: Mein Gott, da waren ja bloß diese so genannten Viehwägen. Wenn die dann, das war ja der saukalte Winter mit -30 Grad, tot waren, dann haben die nur aufgemacht und haben die rausgeschmissen.

Und dann waren, wie auf den Baustellen manchmal, die kleinen Öfchen da, wie die Handwerker die hatten, das kam da mir alles wieder zurück. Ich habe aber keine Angst gehabt oder so. Das ist jetzt so. Ich muss auch sagen, wenn ich mich dran erinnere an die Flucht, es hat keiner da sich, wie soll ich sagen: manche eskalieren ja dann und drehen vollends durch, das war nicht. Es waren ja auch Kinder da, jeder hat gesehen, dass jeder da mal ran kam, an diese kleinen Öfchen, um sich aufzuwärmen. Und keiner ist eskaliert, dass da einer vollkommen durchgedreht ist – überhaupt nicht. Es war eine Stille, die war schon, ich will nicht sagen, beklemmend. Die waren diszipliniert. Ich habe da keine andere Erinnerung. Ich weiß bloß, wenn da einer gestorben ist, dass der rausgeschmissen wurde. Aber die Erinnerung tut nicht mehr weh, es tut nicht mehr weh. Ich würde es niemandem wünschen. Und hinterher haben wir ja auch gesagt, die sollen sich nie wieder Kriege einfallen lassen, in Europa. Und Gott sei es gedankt, bislang hat es ja auch noch nichts Schlimmes gegeben. Aber das war schon heftig. Aber die Leute waren mit sich selbst beschäftigt und man hat ja auch noch geglaubt, dass es noch irgendwie weitergeht – was soll's.

Aber ich möchte diese Erfahrungen nicht missen, ich möchte nichts missen. Vor allen Dingen: Wenn meine Großmutter aus der „kalten Heimat" kam, die hat immer gesagt: „Guck Dir das doch einmal woanders an, da sieht es auch nicht anders aus." Und da hat sie uns den Kopf zurecht gerückt – und das war gar nicht verkehrt.

Ich nehme es so wie es kommt – ich kann doch an der Krankheit nichts ändern. Das hat meine Oma auch immer so gesagt, es kommt immer so wie es sein soll. Und sie hat uns das vorgelebt und wenn es irgendwann was nach dem Tode gibt, dann glaube ich daran, dass man sich da dann auf irgendeine Art und Weise, sich dann wiedertrifft. Ich glaube da dran – was soll's. Wenn es so ist, dann würde ich mich halbtot freuen. Dann würde ich mich ihr zu Füßen legen und sagen: „Mama, hier bin ich wieder!" Ich müsste lügen, wenn ich da was Schlechtes sagen sollte. Wenn wir die nicht gehabt hätten, ich weiß es nicht. Die hat uns immer den Kopf zurecht gerückt. Die hat immer gesagt: „Guck doch mal woanders hin!" – und das hat gut getan.

Ehemann:
Wie sieht bei uns der Alltag aus? Bis kurz vor Weihnachten ist sie in die Tagesklinik gegangen, sechs Wochen war sie da. Zwischendurch war sie aber noch auf der Urologie.

Die Tagesstätte ist zeitbefristet. Das haben sie uns von Anfang an gesagt, dass das zwischen vier und sechs Wochen dauern kann. Das hat der Neurologe angeleiert, hat das in die Wege geleitet, dass sie dahin kam, um festzustellen, wie schlimm ist das schon und was ginge noch zu machen und so weiter und so fort. Und jetzt ist eine Frau von der Alzheimer-Gesellschaft zugange, die war jetzt einmal da. Die kommt jetzt dienstags immer und beschäftigt sich drei Stunden mit ihr. Und jetzt kommt noch jemand von der Gruppentherapie oder so etwas. Aber da weiß ich nicht, ob wir das auf die Reihe kriegen – das ist ja auch eine finanzielle Sache.

Sie hat ja Pflegestufe 1 und dann kriegt sie ja von der Kasse noch einmal 460 Euro, die für solche Zwecke verwendet werden können, aber da kann ich ja nicht einmal die Frau für das Jahr abdecken. Da müssen wir ja noch über 300 Euro zuzahlen, und wenn jetzt noch einmal eine Sache kommt, na ja, dann kriegen wir das finanziell nicht mehr auf die Reihe. Ich höre mir das erst einmal an und will ja auch erst einmal wissen, was die verlangen und so weiter und so fort. Und ob das so ratsam ist mit so mehreren Sachen, weiß ich auch nicht.

Kochen tun wir fast gar nicht, weil sie da auch schon Probleme mit hat. Und ich kann nicht kochen. So ein bisschen kann ich schon machen, so Bratkartoffeln oder Kartoffeln kochen oder Nudeln kochen, das kriege ich schon hin. Aber es ist nicht mein

Ding. Da müssen wir uns auf Fertiggerichte verlegen und so etwas – das kriegen wir auch schon auf die Reihe, so ist das nicht. Bloß mit Kochen ist nicht mehr viel bei ihr. Ich weiß nicht, ob ich mir das jemals so angewöhnen kann. Ich wüsste gar nicht, was ich da machen sollte.

Einkaufen gehe ich hauptsächlich. Wenn nichts weiter anliegt, dann gehen wir zusammen. Aber sonst, normalerweise, das Einkaufen habe ich schon mit übernommen. Da gab es ja schon reichlich Probleme und da will ich sie auch nicht mehr mit belasten. Dann übernehme ich das, das hat keinen Zweck. Wenn ich gesagt habe, wir brauchen das und das. Dann hat sie gesagt: „Ich gehe runter und hole das.“ – „Na ja, gut, dann geh Du mal.“ Dann kam sie wieder, entweder hatte sie dann gar nichts oder etwas verkehrtes. Das ist einige Male vorgekommen, dann habe ich gesagt: „Mensch, das hat keinen Zweck.“ Manchmal ist sie für eine Sache dreimal gegangen, und das bringt's ja auch nicht. Das ist ja auch Zeitaufwand. Wenn sie etwas anderes kauft, was man gar nicht haben wollte, dann steht das wieder rum. Das bringt's ja dann eben auch nicht. Aber so im Allgemeinen, wenn es sich machen lässt, dann gehen wir zusammen.

Früher habe ich gerne Handarbeiten gemacht, zum Beispiel Wandbilder geknüpft.

Ehemann:
Deine Haupthobbys waren aber andere: Theater, Oper, die Urania usw.

Ja, das stimmt, als wir damals noch in Thüringen waren …

Aber nun kann ich das alles vergessen, mittlerweile. Ob mir das Leid tut? Ich weiß es nicht. Ich will dann auch niemandem zur Last fallen. Ich habe dann Aussetzer, das merke ich dann. Dann denke ich mit einem Mal, mein Gott, wo bist Du denn jetzt oder so? Das ist schon ganz komisch.

Und wenn man immer so selbstständig war … Als ich so mit 14 aus der Fachschule kam, da habe ich alles alleine gemacht und so. Ich habe ja nicht geahnt, dass ich das mal erbe von meiner Großmutter. Aber was soll's, wenn wir die nicht gehabt hätten, ich weiß nicht, was aus uns geworden wäre. Also, meine Großmutter mütterlicherseits, und auch die Großmutter väterlicherseits, die waren prima. Die kamen ja auch alle aus der „kalten Heimat". Ich kann mich noch erinnern an den Zug, als wir damals '45 da raus mussten, da mit den Viehwägen, da ist keiner eskaliert und hat da das Brüllen oder so gekriegt. Jeder war da mit sich selbst beschäftigt. Und ich habe das ja heute noch vor Augen, wie sie da – wie auf den Baustellen –, diese Öfchen da hatten, da haben sie uns immer aufgestellt zum Aufwärmen. Und da ist nicht einer irgendwie durchgedreht. Die waren da anders – damals '45. Und ich weiß auch, dass meine Oma uns auch mal gesagt hat: „Guckt mal woanders hin, da sieht es noch viel schlimmer aus." Und das hat nichts geschadet! Das hat sie uns aber auch vorgelebt, ohne viel Worte. Also, wenn es irgendein Leben nach dem Tode gibt, setze ich mich zu Mamas, wir haben immer Mama zu ihr gesagt, setze ich mich zu Mamas Füßen.

Ich kann ja niemandem etwas aufzwingen. Das mache ich nicht. Meine Tochter hat immer zu mir gesagt, ich habe immer gerne gesungen, aber ich hatte halt nie Zeit in einen Chor zu gehen, wenn man drei Schichten arbeitet, und da hat sie manchmal gesagt, ach nee und so. Und ich habe dann zu ihr gesagt: „Ich zwinge dir nichts auf, dann musst Du dir was alleine suchen." Und das ist auch so geblieben. Jeder hat eine andere Ansicht. Aber ich habe das gebraucht wie das Atmen, so ungefähr, die Besuche in der Urania usw. Ich habe nie die teuersten Plätze genommen, dazu hatte ich das Geld gar nicht. Ich bin immer in den dritten Rang gegangen. In Altenburg zum Beispiel, das ist ein irre gutes Theater da, in Thüringen. Ich weiß noch, als ich auf der Fachschule war in Leipzig, da wollte unser Lehrer mir nicht glauben, dass in Altenburg *Don Carlos* gegeben wird. Altenburg war ein eigener Bezirk, während Leipzig – da war manches anders. Und ich kann mich noch erinnern, wie ich dann zu meinem Lehrer gesagt hatte: „In Altenburg haben wir *Don Carlos* gespielt." – „Was wollen Sie mir erzählen?" – „Ich bringe Ihnen das Programmheft", habe ich dann gesagt. Dann habe ich ihm das Programmheft gezeigt und da hat er gesagt, das wäre in Leipzig nicht möglich gewesen. Aber Altenburg war ein kreisfreier Bezirk und die haben ihr eigenes Süppchen gekocht. Und die meisten, die da in Altenburg waren, das waren Oberschlesier und Sudeten. Da bin ich viel ins Theater gegangen. Und das war preiswert, das war preiswert. Und da habe ich wirklich das meiste gesehen. Ich kann mich bloß erinnern, als wir noch zu Hause in Thorn waren, da war irgendwie, da gab es auch ein Theater, da haben wir auch mal was gesehen, aber ich wüsste das heute nicht mehr.

Mein Mann hat diese Leidenschaft nicht geteilt. Ich bin dann alleine los, aber was habe ich auch davon, wenn einer von einer Pobacke auf die andere rappelt und denkt, was soll der Quatsch.

Ehemann:
Na ja, ich hab's versucht. Ich bin mit ihr in die Oper gegangen und so weiter. Und wenn ich dann so schön geschlafen habe – und dann was auf die Augen bekommen habe, stand ich senkrecht. Da habe ich gedacht, das kann ich zu Hause billiger haben! Nein, das ist nicht mein Ding! Theater – ab und zu schon mal, ja – aber das eilt nicht so, das muss nicht sein.

Freunde? Da habe ich schon ein paar. Aber die leben ja oft auch nicht mehr oder die sind woanders hingezogen. Und von daher ... Na ja, wenn ich wieder besser auf der Reihe bin, dann gehe ich wieder in die Urania. Da bin ich ja auch schon lange nicht mehr gewesen.

Ehemann:
Unsere Tochter kann das mit der Krankheit ganz gut akzeptieren.
Im Bekanntenkreis akzeptieren die das alle voll, da merke ich keinen Unterschied. Das sind nicht solche Idioten, die da sagen, die blöde Ziege, die brauchste gar nicht mitschleppen, oder irgend so etwas, sondern die wissen ja auch, dass sie nichts dafür kann. Sie kennen sie ja auch schon wie sie gesund war – da gibt es keine Probleme. Zum Beispiel im Verein, im Schützenverein, gibt es

keine Probleme. Meine Frau ist nicht im Verein, aber sie kommt immer mit.

Ich backe dann mal einen Kuchen, oder so.

Ehemann:
Wir haben da eine Gruppe, die so zusammengefunden hat, die befreundet sind. Wir besuchen uns auch privat, gehen da auch zu den Geburtstagen hin und alles so was. Ich bin jetzt schon 35 Jahre im Schützenverein.

* * *

Nachtrag der Herausgeberin

Frau Lempe sagt im Gespräch: „Das meiste was ich weiß, fängt eigentlich mit der Flucht an." Sie ist eines der Kinder, die im Nationalsozialismus, 1937, geboren wurden. Der Vater macht Karriere in diesem System. 1945 ist das so genannte Tausendjährige Reich nach zwölf Jahren zu Ende. Deutschland ist besiegt. Nun erleben viele („arische") Deutsche Flucht und Gewalt, sind traumatisiert.

Dagmar Lempe erlebt als Kind die Flucht in Viehwaggons, die immer wieder die Toten in der eisigen Kälte ausspucken. Sie erlebt stumme Menschen auf der Flucht, die sich an kleinen Öfen auf den Bahnhöfen wärmen. Sie selber überlebt, was sie wohl zu einem wesentlichen Anteil ihrer Großmutter, ihrer Mama, verdankt.

Als Jugendliche lässt sie sich in Leipzig zur Krankenschwester ausbilden. Vor dem Mauerbau flüchten die Frauen (Großmutter, Mutter, Schwester) in die Bundesrepublik. In Zeiten großer materieller Not geht sie allein nach Schweden, dann in die USA, kehrt nach Deutschland bzw. in die Bundesrepublik Deutschland zurück und kommt schließlich nach Berlin, wo sie im Krankenhaus arbeitet und wo sie ihren (zukünftigen) Mann kennen lernt.

Sie heiratet und bekommt zwei Kinder; ein Kind ist behindert. Nun sorgt sie als Ehefrau und Mutter für die Familie und nach einigen Jahren ist sie auch wieder als Krankenschwester tätig.

Die zentrale Person in ihrem Leben ist offensichtlich ihre Großmutter. Bei ihr wächst sie zunächst auf und wahrscheinlich sind es die großmütterlichen Gefühle von Zuversicht und Zuwendung, die ihr helfen, die außerordentlich bedrückenden kriegs- und nachkriegsbedingten Lebensereignisse und -umstände zu überstehen.

Dagmar Lempe ist eine bescheidene und sehr freundliche Frau. Sie hat früh von ihrer – geliebten – Großmutter gelernt, dass es immer Menschen gibt, denen es noch schlechter geht und dass man deshalb zufrieden sein Schicksal annehmen muss. Mit Blick auf ihre demenzielle Erkrankung sagt sie: „Ich nehme es so wie es kommt – ich kann doch an der Krankheit nichts ändern."

Und selbst der Gedanke an den Tod erschreckt sie nicht, denn vielleicht sieht sie ja dann ihre Großmutter wieder: „Also, wenn es irgendein Leben nach dem Tode gibt, setze ich mich zu Mamas, wir haben immer Mama zu ihr gesagt, setze ich mich zu Mamas Füßen."

Helene Richter[1]

Das kann sich heute kaum noch einer vorstellen

Vorbemerkung der Herausgeberin

Frau Helene Richter versetzt mich in Staunen – ich kann gar nicht glauben, dass sie in Kürze 95 Jahre alt wird. Sie ist eine kleine, schlanke, sehr agile, energische und fröhliche Frau mit einem hübschem, fast faltenfreiem Gesicht. Auch ihrer Stimme und Sprechweise merkt man an, dass diese Frau resolut ihren Lebensweg gegangen ist.

Heute lebt sie in einer Senioreneinrichtung, die ihr Zuhause geworden ist.

Sie und ihr einziger Sohn haben ihr Einverständnis gegeben, dass sie ihre Lebensgeschichte erzählt und dass diese Lebensgeschichte in dem geplanten Buch erscheinen soll. Die seit Jahren bestehende demenzielle Erkrankung hat unter anderem zur Folge, dass Frau Richter nicht mehr schreiben kann. So transkribiere ich auch hier das mittels Tonband aufgenommene Gespräch.

Die Erzählungen von Helene Richter konzentrieren sich auf das Leben bei den Großeltern in Köln, auf ihre Berufstätigkeit und auf ihre Kinder. Vieles von dem was sie erzählt, bleibt für mich unverständlich. Das mag der Krankheit und ihren Auswirkungen geschuldet sein, doch ich vermute auch andere Gründe, die sie immer wieder auf allgemeine Redewendungen ausweichen lassen. Alle Fragen werden energisch beantwortet – und gleichzeitig routiniert umschreibend. Ich setze mich mit ihrem Sohn in Verbindung, erzähle ihm von meinen vielen „Fragezeichen

---

[1] Auf Wunsch der Autorin ist der Name ein Pseudonym; die Angaben wurden anonymisiert.

im Kopf". Der Sohn, Dieter Richter, erklärt sich umgehend zu einem Interview bereit und dazu, dass seine Aussagen – korrespondierend und erklärend – mit den Aussagen seiner Mutter publiziert werden. Dafür bin ich sehr dankbar. Ein Zufall kommt uns noch zu Hilfe: Dieter Richter löst zur Zeit den Haushalt seiner Mutter auf. Dabei sind ihm die Tagebuchaufzeichnungen seiner Mutter und ihre Korrespondenz in die Hände gefallen. So kann er selber, nach Jahrzehnten, viele Lebenssituationen und Reaktionen seiner Mutter, die auch ihn unmittelbar betreffen, klären bzw. (besser) erklären.

* * *

Das Leben vor, während und nach dem Ersten Weltkrieg

Ich bin am 05.07.1912 geboren. Das ist ja ziemlich lange her, nicht. Ich bin ja ganz alt.

Das mit dem Alter ist nicht ganz einfach, weil es ja Menschen gibt, die man von ganz früher kennt und andere, die einen nicht aus der Zeit kennen: Für mich stellt sich die Frage, soll man das weiter pflegen, was man da erlebt und was einem sehr wichtig und sehr, und auch anderen mit, sehr nützlich war oder soll man das in der Ferne lassen, die unter Umständen sehr schön war und, aber nicht so bleiben konnte, wie sich alles so verändert hat, auch örtlich ganz verändert hat. Das ist nicht alles ganz einfach.

Ich bin am 05.07.1912 in Köln geboren. Da hatten meine Großeltern gebaut. Da wohnte unsere ganze Familie, damals noch in der Langen Straße, in Köln. Das war eigentlich alles damals Neubau, jedenfalls sehr viel Neubau, auch mit den Sachen mit der Natur, Dekoration.

Ich war die Älteste, dann kam meine Schwester noch, und nachher kamen noch zwei kleine Jungs. Das ist aber alles wieder auseinander gegangen, weil die Zeiten eben so waren, weil man nicht dableiben konnte, wenn man was schaffen wollte, nicht da bleiben konnte, wo man geboren war oder zur Schule gegangen war.

Aber ich bin jetzt lange nicht mehr in Köln gewesen.

Sohn:

Meine Mutter wird nächsten Monat 95. Ihr Lebensmotto war: „Gut, dass es nicht noch schlimmer gekommen ist, und irgendeinen Weg aus dem Schlamassel werde ich doch wohl zu finden wissen."

Sie ist in Köln geboren und auch größtenteils bei den Großeltern aufgewachsen. Meine Mutter hatte eine enge Bindung zu ihren Großeltern. Sie hat sie sehr verehrt, vor allem die Großmutter. Diese ist in den 30er Jahren gestorben. Der Großvater muss wohl ein sehr rüstiger und sportlicher Mensch gewesen sein. Im Zweiten Weltkrieg ist er ausgebombt worden.

Die Großeltern meiner Mutter, meine Urgroßeltern, hatten ein Geschäft, und zwar das erste und älteste Elektrogeschäft in Köln. Der Großvater, glaube ich, hat sogar die Elektrifizierung der Straßenbeleuchtung und der Straßenbahn in Köln durchgeführt.

Von zentraler Bedeutung war für meine Mutter bzw. für die ganze Familie damals, dass nach Ende des Ersten Weltkriegs das Elternhaus von der Besatzungsmacht konfisziert wurde. Aus diesem Grund zog die Mutter bzw. meine Großmutter mit ihrem zweiten Ehemann und den beiden Töchtern aus erster Ehe für einige Zeit in die Heimat des Ehemannes nach Sachsen.

In den 20er Jahren lebt meine Mutter wieder bei den Großeltern. Ihre Schulzeit ist geprägt von den politischen bürgerkriegsähnlichen Zuständen und dem finanziellen Zusammenbruch des großelterlichen Betriebes im Zuge der Weltwirtschaftskrise.

Ja, ja, die Weltkriege haben in meinem Leben, auch im Leben meiner Kinder, eine große Rolle gespielt. Und was damals Eltern waren, da sind viele nicht mehr da – durch Krieg, aber auch durch Alter.

Ich bin in Köln geboren. In Köln bin ich auf das Lyceum gegangen. Nach der Schule bin ich sehr viel unterwegs gewesen

Meine Mutter ist auch, also die Eltern sind aufs Lyceum, also auf die Höhere Schule gegangen. Wie das damals immer hieß, das weiß ich auch nicht mehr so genau. Aber die sind alle da in Köln zum Teil gewesen, auch in der Umgebung gewesen. Wir waren da am Rhein zu Hause, nicht; meine Großeltern auch, in der Langen Straße haben sie gewohnt, da haben sie gebaut, dann haben sie da gewohnt, und meine Eltern, meine Mutter, die sind da geboren.

Mein Vater, was war der von Beruf? Der, ich weiß nicht wie man das nennt, ach, sag doch mal, der leitete ein Geschäft? In der Stadt? Da muss ich mich erst noch einmal richtig erkundigen, wie man das nennt und wie das ist! Weil, meine Eltern, da lebt noch einiges, Eltern kann man das gar nicht mehr nennen, die sind doch noch etwas jünger als ich. Ich bin am 05.07.12 geboren, und das ist auch ganz außerhalb der technischen Sache, die sich dann im Weltkrieg usw. entwickelt hat.

Die waren alle im Krieg, ja, eigentlich die ganze Verwandtschaft. Und wir waren, wir Kinder waren während des Krieges, des Ersten Weltkrieges, bei den Großeltern in der Langen Straße. Und da war auch ein Teil der anderen Familie. Da war sehr viel Platz, ein großer Garten und so. Das war so unsere Kindererinnerungszeit, oder Jugend, kann man auch schon sagen. Wo auch schon eine ganze Menge von verloren gegangen ist – was man auch nicht mehr so weiß!

Unsere Großeltern waren eben auch in Köln bekannt, und auch sehr an ihre Heimat gebunden, mit allem, was so geschah, wo wir zunächst noch zu klein waren, um alles zu begreifen.

Mein Großvater hatte ein großes Geschäft, nicht einen Laden, sondern, wo so etwas entsteht und entwickelt wird, und dann eben in die Geschäfte kommt. Na ja, und das war irgendwas bei uns in Köln, in unserer Familie hatte das wohl Tradition.

Ich hatte noch eine Schwester aus der ersten Ehe meiner Mutter. Der (Mann; Anm. G.P.) ist dann gefallen, oder was so ist, jedenfalls durch den Krieg umgekommen, und dann hat die Mutter aber wieder geheiratet, und dann waren wir wieder miteinander bei den Großeltern eine ganze Zeit lang.

Und ich hatte noch eine Schwester, die ist zwei Jahre jünger als ich. Und unsere Kinder, das ist alles noch, da ist noch etliches vorhanden.

Ja, also der Erste Weltkrieg, da, der war so, da war gerade so unser Haus in der Langen Straße fertig mit allem Drum und

Dran, mit Garten und was es alles hatte. Dann kamen wir Kinder nach Köln, mit unserer Mutter und unserem Vater, dann kamen wir also dahin. Und das war für unsere Großeltern, das habe ich aber erst später erst kapieren können, war das etwas ganz Fremdes, etwas ganz Neues, dass man, dass man so lebt und so arbeitet, und, dass es von einem einfach so verlangt wird, dass es so ist. Der Großvater hatte ursprünglich ein Geschäft und musste dann aber als Offizier an die Front. Ein paar Nachkommen waren dann schon soweit, dass sie da in seinem Geschäft, und allem was dazu gehörte, schon was machen konnten. Die wurden dann aber auch eingezogen. Dann stand die Sache da.

Dann allerdings, nachher mein Großvater, hatte dann schon ein Alter, wo er nicht mehr Soldat sein konnte. Sonst wäre das alles nicht mehr möglich gewesen.

Sohn:
Meine Mutter hat den Vater ganz früh verloren. Er war einer der ersten Gefallenen im Ersten Weltkrieg, war Offizier – und unter den jungen Offiziere waren bekanntlich besonders zu Kriegsbeginn die meisten Opfer zu beklagen. Ihre Mutter, meine Großmutter, hat noch einmal kurz darauf geheiratet. Das war damals, glaube ich, so üblich, dass die Töchter der besseren Familien sich irgendwo in Lazaretten als Krankenschwestern, auch wenn sie keine Ausbildung hatten, freiwillig meldeten und arbeiteten. Da hatte sie dann wohl ihren späteren Mann getroffen, den sie auch gepflegt hat.

Meine Mutter hatte noch eine Schwester. Beide waren aus der ersten Ehe, also von dem ersten Mann.

Der zweite Mann bzw. Vater kam eigentlich aus Sachsen. Er hatte dort einen Mühlenbetrieb, der aber auch im Zuge der Weltwirtschaftskrise zu Bruch ging. Und dann hat das großelterliche Haus sozusagen alle aufgefangen und ernährt. Die Eltern, das heißt Mutter und Stiefvater meiner Mutter, zogen dann mit ihren beiden Töchtern und dem inzwischen geborenen Sohn wieder zurück nach Köln. Meine Mutter ist schon zuvor zu ihren Großeltern nach Köln gebracht worden.

136

Ich habe alle möglichen Ausbildungen gemacht, aber immer so in diese Richtung (Pädagogik/Jugendarbeit; Anm. G.P.) Das war schon eben wichtig.

Welche Ausbildungen das waren? Da bin ich jetzt nicht so orientiert, im Moment. Das habe ich zum Teil aufgeschrieben. Das muss ich erst einmal nachgucken. Meine Verwandten, und auch von den Kinder welche, die wissen das zum Teil jetzt besser als ich.

Sohn:
Sie hat dann etwa 1928 das elterliche Haus verlassen, hat in Hannover auf der sogenannten Frauenoberschule die Kindergärtnerinnenausbildung gemacht und wollte eigentlich dort bis zum Jugendleiterinnenexamen, das automatisch das Abitur beinhaltete, bleiben. Doch dann musste sie aufgrund der finanziellen Schwierigkeiten dort aufhören; sie war jetzt Kindergärtnerin. Dann ging sie zurück nach Köln, leitete dort gleich einen Kindergarten. Auf diese Leitungsfunktion und -verantwortung bereits in jungen Jahren war sie sehr stolz und hat oft davon erzählt.

Ich kann nicht so sehr viel, vor allen Dingen zeitlich und so, drüber sagen was geschehen ist; was wir miteinander erlebt haben und so, das ja eher. Aber wann das nun gewesen ist und wie sich das ausgewirkt hat und so – da müsste ich mich noch richtig drauf konzentrieren, zum Nachdenken bringen.

Nein, das ist vielleicht auch gar nicht so interessant; eher, was dann nachher aus einem geworden ist. Ich hatte ja etliche Kinder, und da existieren ja auch noch …, und wir sind auch des Öfteren zusammen.

Wie viele Kinder hatte ich? Vier waren es, glaube ich. Eins habe ich allerdings wohl übernommen, das habe ich nicht selber geboren, das ist dazu gekommen; war dann aber auch ein Geschwisterkind von einem anderen.

Die individuelle Verstrickung in das kollektive Räderwerk des nationalsozialistischen Grauens

Anmerkung: Im Gespräch mit Frau Richter habe ich mehrfach die Begriffe „Zweiter Weltkrieg" und „Nationalsozialismus" verwendet bzw. habe mittels dieser Termini gezielt nach den berufsbezogenen und familiären Auswirkungen gefragt. Helene Richter hat auf derlei Fragen zwar immer – irgendwie – geantwortet, aber sie hat beide Begriffe in ihren Antworten außen vor gelassen; oftmals hat sie die Antworten im Nachsatz dem Ersten Weltkrieg zugeordnet. Ihre Antworten, ihr Sprachduktus, das Verhalten, die Gestik und die Mimik ließen eine Traumatisierung als Grund allerdings unwahrscheinlich erscheinen. Auch krankheitsbedingte Erinnerungslücken erschienen als einzige Ursache unwahrscheinlich.

Das Gespräch mit dem Sohn macht dann deutlich, dass sie wohl im engen Familienkreis über einige Aspekte und Umstände in den Zeiten des Nationalsozialismus gesprochen hat, dass sie letztlich aber die Geschehnisse und die persönlichen Verstrickungen tabuisierte. Sie durchläuft nie einen Entnazifizierungsprozess, umschreibt ihre Einbindung schließlich routiniert mit der strikten Verwendung eines „neutralen" Vokabulars. Nach dem Zweiten Weltkrieg verdrängt Frau Richter offensichtlich, wie so viele andere Mitbürger, die Schrecken des nationalsozialistischen Deutschlands, schweigend beginnt sie sich eine neue Existenz im demokratischen Westen aufzubauen.

Ja, wir haben so alles Mögliche gemacht. Wir sind ja auch nicht an einem Fleck geblieben, aber immer mal wieder zurückgekehrt, dahin wo wir mal angefangen haben. Das kann sich einer, der das nicht erlebt hat, der kann sich das gar nicht richtig vorstellen. Das habe ich jedenfalls immer wieder jetzt gemerkt, wenn man was erklären will und erzählen will, das ist heutzutage so anders als es damals war – noch während des Ersten Weltkriegs und nach dem Ersten Weltkrieg war. Das ist ganz schwierig, jemandem klar zu machen, wie so etwas entstanden ist, wie so was dann, durch Krieg, Tod usw. passieren kann, wie Menschen weg gewesen sind, nicht mehr da waren, und was alles, was alles sonst noch passierte.

Es kam diese Zeit, wo sich das alles entwickelte, was eigentlich mehr, ich weiß jetzt nicht, wie man das nennen soll, was dann plötzlich amtlich wurde, was vorher so eine persönliche Verbindung war, die man hatte, auch schon dann in irgendwelchen Verbindungen, in irgendwelchen Vereinen oder so, was dann nachher staatlich wurde.

Ich hatte eine Sache aufgebaut, das war eigentlich alles sehr schön – nur, es konnte nicht immer alles bleiben. Der Krieg machte viele Striche durch alles mögliche. Und für die Kinder war es nicht einfach.

Also, die Kinder und Kleinkinder haben wohl nicht gelitten, aber später in der Ausbildung und in manchem, was auch gar nichts taugte, und was auch ganz schwierig war. Nach Ende des Ersten Weltkriegs und nach dem Ersten Weltkrieg, und das kann eigentlich, zum Glück wollen wir einmal sagen, haben das nicht alle so stark mitgekriegt, weil wir so gute Verbindungen hatten zu, ja, da kamen unsere Leute her, mit denen wir arbeiteten und mit denen wir zu tun hatten. Und bei uns war das schwierig. Sogar noch zu Hause was zu machen und zu entwickeln, ja, wo man zu Hause war, weil es keine vernünftige, ja das ist auch wieder übertrieben, keine vernünftige Richtung gab, was sein sollte, was sein musste, und dann auch verfolgt wurde, in der Arbeit richtig. Das lag aber auch nicht an denen, die das machen mussten, sondern an der ganzen Situation, die herrschte. Es war so unterschiedlich und schwierig.

Ich war ja auch noch jung. Ich hatte bei manchem eine Vorstellung, die ich auch nicht aufrechterhalten konnte, weil man manches, manches nicht leisten konnte. Das wäre übertrieben gewesen, aber gefordert wurde das schon von irgendwo. Und man versuchte es so durchzusetzen und so zu machen – und dann war das nicht immer schlecht. Dann war das auch oft so, dass nur ein Teil verwirklicht werden konnte, weil das zu viel war und überspannt war. Dann lief es eine Weile, es lief vieles eine Weile, dann war das wieder weg. Ja, das war für uns auch manchmal schwierig. Manches hätte man machen können, wenn es nicht ein so großer Kreis gewesen wäre, der versorgt sein musste – richtig und gut und für alle versorgt hätte sein müssen. Und wenn man noch so jung ist, dann ist es auch, dann sieht man das nicht so schnell und so gut ein. Dann meint man, das muss doch noch gehen und das muss man verwirklichen usw. Und das war eine schwere Zeit für mich, für uns alle, die wir so was im Auftrag hatten. Aber das hat sich doch sehr gut dann, ja, wie soll man das nennen? Ich hatte z.B. eine Stelle, eine Richtung, wo ich ganz klar sehen konnte, das geht und das geht nicht, das wollen wir zwar gerne, aber das ist eine Sache, die hier nicht hinpasst. Und die auch hier nicht erfüllt werden kann, weil das in eine ganz andere Richtung geht. Was glauben Sie, was die Leute für Ideen hatten, was man machen könnte und was man machen sollte!

Hauptsächlich habe ich ja im Kindergarten gearbeitet. Kindergärtnerinnen waren sehr wichtig, weil es so nötig war. Das hat sich dann nachher wieder geändert, aber, das war ja zum Teil ... Die Männer waren im Krieg, die Frauen waren in irgendeiner Sache, wo sie eingesetzt waren, wo sie auch nicht sagen konnten: „Morgen oder übermorgen mache ich das nicht mehr." Die waren ja verpflichtet. Das war eine ganz schwierige, für das alles, eine ganz schwierige Zeit.

Ja, ich hatte dann den Kindergarten, erst in Köln einen. Ach, wo bin ich dann nachher noch gewesen? Ach, ich weiß nicht mehr wie das hieß, in Norddeutschland noch, da war noch eine Sache. Ja, das war auch so, erst hatte man das mit allem drumrum usw. gemacht, aber dann sah man, dass das an und für sich nicht der Sinn der Sache war, sondern dass man einen festen Plan haben musste, indem man was schaffte für die Kinder und für die Entwicklung.

Es ist sehr schwierig zu erklären. Die Bekannten, meine Freunde und auch die, die mit unserer Arbeit zu tun hatten, da war das einerseits so, dass das sehr bewundert wurde und auf der anderen Seite war das so, dass sie sagten: „Ihr seid wohl nicht mehr ganz bei Groschen, was ist das für ein Blödsinn, den ihr da fabriziert", und dazwischen jetzt, was Vernünftiges zu machen, das war fast nicht möglich! Aber es wurde ja doch gemacht, schließlich und endlich. Und wenn man das ein bisschen äußerte, was dahinter steckte und was da notwenig war und auch nicht notwendig gewesen wäre und was weiß ich. Und ich hatte ja, ich hatte den Vorteil, dass ich sehr viel erlebt hatte, von den verschiedenen Richtungen aus. Und mir klar war, bei denen stimmt es hier oben nicht mehr ganz richtig, aber, lass sie man, wir müssen das nur so und so ändern. Und auf die richtige Bahn bringen, dann sind die alle gut brauchbar, und werden das ganz anders sehen, als sie es heute haben.

Die Nachkommen können diese Zeit nicht verstehen, in der es so unsicher und so verrückt und durcheinander war, wie man sich das heute gar nicht mehr vorstellen kann. Das kann man sich heute nicht mehr vorstellen! Wie das im Ersten Weltkrieg war! Am Anfang noch gar nicht, da war das noch ziemlich geordnet alles, aber je größer das wurde und je weiter das wurde, mit wie viel mehr Menschen, desto schlimmer, anders wurde das. Die einen gehörten zu so was, die anderen gehörten zu so was. Wie sich das dann alles entwickelt hat. Das ist dann erst alles später gekommen. Ein Teil der Menschen war ja auch so jung und so unerfahren und hat sich erst in dieser Zeit erst entwickelt, und das andere hat sich auch erst entwickelt. Und wenn man das heute betrachtet, dann fasst man sich oft an den Kopf, wie ist so was möglich? Das hättet ihr doch wissen müssen! Das hätten die doch wissen können, usw.! Das konnte überhaupt keiner wissen!

Ich habe immer versucht, also, ich meine, ich war ja auch noch nicht richtig erwachsen, als das alles los ging. Und meinen Nachkommen war nicht klar zu machen, wie anders, wie anders die Grundlage war, und überhaupt die ganze Umgebung und die ganze Forderung und alles, in der Zeit gewesen sind – das kann sich heute kaum noch einer vorstellen.

Ich habe jetzt manchmal gedacht, es kam ja jetzt manchmal auch so was auf uns zu, dass viele, ja, in was eingetreten sind, in eine Ausbildung, und da muss man sich vorstellen, dass dann damals aber der Krieg eine große Rolle spielte – eigentlich das größte Moment war, das man da hatte und auch auffing da, irgendwo. Das ist so unterschiedlich zu dem was heute existiert. Und das ist auch für manche, die das damals nicht auch erlebt haben, nicht ganz begreifbar.

Sohn:

Meine Mutter hat zum Teil ihre Erinnerungen aufgeschrieben. Das haben wir jetzt, als wir den Haushalt aufgelöst haben, gefunden. Unter anderem schrieb sie, dass sie in der Magdeburger Zeit mit irgendeiner Freundin regelmäßig alle möglichen Versammlungen von allen Parteien sehr interessiert aufgesucht hat. Das war so zwischen 1928 und 1932, noch vor der Machtergreifung. Und sie beschreibt, wie sie schließlich bei den Nazis gelandet ist. Sie bemerkt, dass sie sich mehr und mehr auf diese konzentriert hat, und dass sie zum Schluss nur noch zu den Versammlungen der Braunen ging, weil die, aus ihrer Sicht, tatsächlich neue Ideen hatten, die einzigen waren, die mit neuen Ideen kamen. Das hat sie sehr angesprochen. Ihre Großeltern und Urgroßeltern waren in der Jugendbewegung sehr engagiert gewesen – das hat wohl auf sie ein bisschen abgefärbt, sodass sie sich, allerdings der Nazi-Jugendorganisation in den Anfängen, angeschlossen hat. Hier hat sie ziemlich Karriere gemacht. Sie war ganz schnell, ja, ich glaube so ein oder zwei Stellen unter dem Schirach.[2] Sie wurde in Dortmund Gauführerin bei den BDM's.[3]

Sie kriegte aber mehr und mehr Bedenken als es dann, 1936, 1937, zum Krieg hinging; als sie das stark promilitärisch prägen wollten und politisch. Sie ist wohl mit vielen Idealen hingegangen, vielleicht war sie deshalb auch so erfolgreich. Und dann wollten sie sie, das habe ich gerade erst nachgelesen, zur Obergauführerin befördern – und da hat sie gesagt: „Nein, da mache ich nicht mehr mit." Der Grund dafür war, auch das stand in ihren Memoiren, dass dieses Amt nur noch politisches Amt gewesen wäre. „Damit konnte ich nicht einhergehen", hat sie immer gesagt.

Knall auf Fall hat sie alles hingeschmissen und hat sich, da war dann aber schon Krieg, in den Osten gemeldet, heute Polen, Ukraine. Dort hat sie, im Dienste der staatlichen Wohlfahrtsorganisation, Kindererholungsheime für frontgeschädigte Kinder eingerichtet, also für Kinder, die in diesem Hin und Her der Fronten gelitten

---

2   Baldur von Schirach war nationalsozialistischer Reichsjugendführer.

3   BDM = Bund Deutscher Mädchen

hatten und die Erholung brauchten oder die ihre Eltern verloren hatten, das weiß ich nicht genau. Das dauerte allerdings nicht sehr lange. Sie waren relativ dicht hinter der Front.

Die NSV hat die Heime finanziert.[4] Sie war Angestellte der NSV, aber sie hat als Mitarbeiterin der Reichsjugendführung dort gearbeitet. Das ist eigentlich nur eine Formalie, aber es war für mich interessant zu lesen, dass es da offenbar unklare Regelungen gab, und dass sie nur pro forma dieser NSV unterstellt war. Jahrelang hatte sie davon gesprochen, dass das dieser Wohlfahrtsverband war, von den Nazis, der das alles machte. In ihren Aufzeichnungen las ich nun aber zum ersten Mal, dass sie immer noch als Mitarbeiterin dieser Reichsjugendführung dort eingesetzt wurde, und dass sie der NSV dort nur verwaltungstechnisch unterstellt war.

Immerhin, das war erstaunlich gut organisiert – heute wundert man sich darüber.

Relativ schnell begann dann der Rückzug im Osten, und sie sind mit den Heimen, die teilweise wieder geräumt wurden, mit zurückmarschiert. Schließlich ist sie in Sachsen, wo eigentlich ihr Stiefvater herstammte, „hängen geblieben"; mit ihrer Schwester, die ihren Mann verloren hatte und zwei Kinder hatte. Die waren im Grunde genommen dann zusammen eine Familie, also zwei Erwachsene, die sich ablösen konnten, Geld zu verdienen und auf die Kinder aufzupassen.

Meine Mutter hat nicht über die Verbrechen der Nazis, über Auschwitz etc. gesprochen. Sie hat öfter mal aus ihrer Zeit, das hat sie auch sehr stark geprägt, aus dieser Zeit im Osten gesprochen. Ich habe das im Nachhinein ein bisschen rekonstruieren und zusammenbringen können, das, was sie mir früher schon erzählt hatte, mit dem was man heute weiß. Sie war in einer Gegend tätig, wo die schlimmsten Pogrome gewesen sind, ganz schlimme!

Sie war dort, ein junges, hübsches Mädchen, in der Truppe von Schranzen[5] und aber auch von Militärs. Diese trafen sich re-

---

4   NSV = Nationalsozialistische Volkswohlfahrt

5   *Sohn: Meine Mutter beschrieb diese Leute folgendermaßen: „In den Verwaltungsposten im Osten saßen häufig Leute, die zu Hause weggelobt worden waren, et-*

gelmäßig, hauptsächlich Offiziere, und auch jede Menge junge Leute, und auch SS-Leute. Früher hat sie immer gesagt: „Ja, ja, also, da kamen diese jungen Kerle von der SS, die haben immer die schlimmsten Dinge da erzählt, und ich habe immer gesagt, Ihr gebt ja an, das gibt es gar nicht! Ihr macht Euch nur wichtig!"

Heute vermute ich, aufgrund ihrer Aufzeichnungen und aufgrund meines Wissens über diese Zeit, dass sich die Deutschen getroffen haben, und dass diese jungen Kerle vermutlich nicht zurecht kamen mit dem was dort passierte, vielleicht auch mit dem, was sie selber getan hatten. Möglicherweise brauchten die dann in der Freizeit eine Art Ventil. Vermutlich haben sie auch zusammen gefeiert, Alkohol getrunken, und dann über die Ereignisse erzählt, dadrüber schwadroniert. Das war für meine Mutter aber offenbar so phantastisch, so weit weg von der Realität, dass sie das gar nicht glauben konnte. Also, das nehme ich ihr schon ab, dass das nicht ein bloßes Verschließen der Augen war. Das war so irreal.

Des Weiteren sagte sie, sie hätte eine Menge polnisches Personal gehabt, das in den Kindergärten usw., in den Heimen, half. Ab und zu hätten diese geklaut – aus Not und Hunger. „Wenn ich einen angezeigt hätte", erzählte sie, „wäre der sofort weg gewesen". Das wusste sie schon! „Den hätten sie an die Wand gestellt", sagte sie. Das war ihr bewusst. Und dann die Partisanentätigkeit, da hat sie immer wieder drüber berichtet, wie sie oft bis in die Nacht in der Dienststelle gehalten wurde, zwecks Besprechungen, und dann musste sie alleine durch irgend so einen dunklen Park gehen. Hier lauerten Partisanen den Soldaten auf. Da waren auch junge Frauen involviert, die dann die „Jungs" in den Wald lockten und dann wurden die da ziemlich grauselig abgemurkst. Das hat sie sehr beschäftigt, noch heute. Aber sonst?

Sie ist nicht jemand gewesen, der nachher gesagt hat: „Ich leugne das. Das kann gar nicht sein." Aber ich denke, dass sie das einfach nicht geglaubt hat. Für mich ist es dennoch unerklärlich, wie man die Augen verschließen konnte oder das so hinnehmen konnte.

---

was beschränkt, häufig Alkoholiker, 150%ige und überkandidelte Parteigenossen, Drückeberger und Kriegsprofiteure."

Wenn meine Mutter über Juden sprach, war es so, dass sie von ein oder zwei Klassenkameradinnen sprach, die Jüdinnen waren. Diese gehörten auch zu der Kölner Fabrikantenkaste. Ich bekomme es nur noch sinngemäß zusammen: Sie hatte wohl das Gefühl, dass ihr von diesen Klassenkameradinnen in der Schulzeit Unrecht getan wurde; eventuell hatten sie sie betrogen. Und dieses Gefühl wurde mit Sicherheit von der Umwelt gefördert. Und dann muss man sich vielleicht noch eines klar machen, wenn man Thorwald und solche Autoren liest: Den Leuten ist eingebläut worden, dass diese Menschen quasi Ungeziefer sind. Es ist zwar völlig unverständlich, wie man das annehmen kann, aber wenn man ein paar von diesen Auswüchsen in den KZ's sieht und diesen Schergen, die da aktiviert wurden – die haben sich ja sogar noch als Opfer gefühlt. Die haben gesagt: „Wir tun die Drecksarbeit, wir müssen das ‚Ungeziefer‘ hier beseitigen." Nur: Es ist schon eine „Leistung", wie man Millionen von Menschen so manipulieren kann.

Das war schon eine sehr unruhige Zeit! Ja, die aus dem Krieg gar nicht mehr nach Hause gekommen sind. Ich habe mal eine ganze Zeit gehabt, da habe ich mich sehr dagegen gewehrt darüber zu sprechen, ja, wenn es irgendwie noch mit der Familie zu tun hatte, dann ja. Aber sonst war das nicht möglich, weil man das vielen gar nicht klar machen konnte, wie anders und wie seltsam und auch unterschiedlich das in den Zeiten des Ersten Weltkriegs war und danach. Vorher war das, früher gab es ja auch Soldaten, Deutschland, und alles, aber wie sich das dann damals entwickelt hat, was bis heute daraus geworden ist, das war für manche kaum zu begreifen.

Die Konstruktion eines – fast normalen – Lebens

Anmerkung: Als ich mit Helene Richter spreche, weiß ich nicht, dass sie nie verheiratet war, und dass ihr einziger Sohn nie seinen Vater kennen gelernt hat. Auf meine Frage nach einem möglichen Lebensgefährten sagt sie mir, dass sie jung geheiratet habe, aber ihr Mann – wie so viele in dieser Zeit – im Krieg gefallen sei. Die Frage nach der Zahl der Kinder beantwortet sie unterschiedlich. Warum? Eine Ehe lehnt sie für sich selber ab, doch sie möchte ein Kind. Während des Krieges, 1942, bekommt sie dieses Kind, ihren Wunschsohn. Der Vater des Kindes ist verheiratet und hat bereits drei Kinder. Die beiden verlieren sich für einige Jahre aus den Augen. Dass der leibliche Vater noch lebt und von seiner Existenz weiß, erfährt der Sohn eher zufällig. Später, in der Nachkriegszeit, hätte Helene Richter den Vater des Sohnes offenbar gerne an ihrer Seite gehabt. Sie stehen zwar in Kontakt, doch der Vater ihres Kindes bleibt bei seiner Familie. Womöglich ist der spätere Wunsch nach einem festen Lebensgefährten und/oder der Wunsch nach Normalität der Grund dafür, dass sie nun im Alter und demenziell erkrankt, sagt, dass sie verheiratet gewesen wäre.

Die unterschiedlichen Angaben bezüglich der Anzahl ihrer Kinder werden erklärbar, wenn man weiß, dass Frau Richter für ihre beiden Nichten eine Art Ersatzmutter war, dass sie immer wieder mit Kindern in Familien und in Heimen gearbeitet hat, und dass sie offensichtlich eine enge Beziehung zu diesen Kindern hatte.

Ja, ich habe dann auch geheiratet. Ja, da müsste ich allerdings mich noch einmal … Ich hab so vieles … Es war sehr früh und ich war noch verhältnismäßig jung und auch noch in der Ausbildung usw. Ich habe meinen Partner gehabt, das war ja sehr schön, aber er war ja dann auch weg, gefallen. Ja, das waren so Zeiten.

Ich habe nicht noch einmal geheiratet. Ich habe viele schöne Verbindungen gehabt, mit einem großen Bekanntenkreis, Freundeskreis, aber geheiratet habe ich nicht mehr. Und das muss ich ja sagen, das war nicht überall, aber sehr verbreitet, nachdem dieser Krieg ausgebrochen war, war man mit einem bestimmten Kreis von Menschen, die man aus dieser Zeit kannte, sehr verbunden – und das war auch eine große Hilfe.

Ob das überall so war weiß ich nicht, aber bei uns war das jedenfalls so.

Ich meine, ich hatte ja auch Kinder und konnte nicht nach jwd. Man musste eben sehen, dass man das alles in der Hand behalten konnte – irgendwo jedenfalls, nicht überall.

Ja, es war auch so unterschiedlich, was einem gesagt wurde.

Ich hatte meinen Sohn, das war der Älteste, das älteste Kind. Und dann hatte ich noch zwei Mädchen.

Ich war sehr viel unterwegs. An sich ist Köln geblieben. Das hatte mein Großvater gebaut, das Haus, oder gebaut bekommen, aber er hat selbst dran getan und die Großmutter ist auch immer da gewesen. Das war für viele junge Familien so der Mittelpunkt. Na ja, da waren wir Kinder, meine Schwester war ja noch drei Jahre jünger als ich. Ich war die Älteste. Und dann bin ich aber wieder von dort weg gewesen. Dann bin ich noch in alle möglichen anderen Einrichtungen gekommen. Das war sehr wichtig, das war aber auch sehr interessant. Und ich weiß heute gar nicht, was die machen, ob da noch so was ist. Ich glaube, die Lange Straße existiert noch. Das hatte mein Großvater gebaut, das Haus.

Das ist auch nicht zerstört worden. Wir hatten mal oben im Dachgeschoss, da ist auch mal was reingefallen und das musste gelöscht werden. Das war damals aber nichts Besonderes. Und komischerweise, es ist immer noch in den Händen der Familie irgendwie, aber ich weiß fast nichts mehr davon, was die jetzt machen. Einige aus der Familie wissen das, und die kümmern sich auch darum. Nur – ich hatte nachher so viele Verpflichtungen, andere Notwendigkeiten, dass ich wohl froh sein konnte, wenn ich das nicht mehr ganz in der Hand haben musste. Aber wir haben uns immer noch drum gekümmert. Na ja, nun bin ich aus dem Alter sowieso raus.

Und nach alledem? Das war sehr chaotisch, aber nicht nur chaotisch. Es gab immer noch Sachen, die tadellos liefen und in Ordnung waren, die es aber sehr schwer hatten. Aber wir hatten da eigentlich Glück, die waren nicht mehr ganz jung, die waren sozusagen ausgebildet für das, was sie jetzt machen mussten. Das war natürlich nicht überall üblich und nicht überall anerkannt und viele haben das nicht machen können, deshalb. Ich weiß nicht, wo das nun besonders schwierig war, schlimm war, aber da wo ich war, ging es allmählich.

Immer wieder hörte ich, ja, ja, das, das kann man nicht machen, das ist Blödsinn, das gehört da und da und dazu, da siehste doch, dass das nichts ist, oder so. Dabei war das gar nicht so. Die so redeten, gehörten zu was anderem, aber dass da so eine Verrücktheit drin steckte, das war überhaupt nicht der Fall. Das musste aber für die, die das verbreiteten, musste das aber sein, denn die wollten auch was Eigenes fabrizieren – und so was hatten wir haufenweise. Und dadurch, dass ich nicht mehr so jung war, hatte ich auch etwas mehr Übersicht da, was ich als Sozialpädagogin machen konnte und machen durfte und was nicht. Ja, wir sind jedenfalls ganz gut durchgekommen damit. Aber es hat eine Zeit gedauert, bis eine Einsicht da war, was man nicht konnte und nicht machen durfte und auch probieren durfte usw.

Es ging eigentlich immer um die Arbeit mit Kindern. Ich war ja ausgebildet für den Kindergarten, dadurch hatte ich von Anfang an die Verbindung dazu. Und ich selber hatte zwei Kinder.

Sohn:
Meine Mutter wollte nie verheiratet sein. Sie hat schon sehr frühzeitig entschieden, nicht zu heiraten, wollte aber ein Kind. Dieser Kinderwunsch entstand in den Kriegszeiten, während der Zeit im Osten, das schreibt sie auch in ihren Aufzeichnungen, das Leben war so unsicher, man konnte nicht wissen, ob man den nächsten Tag erlebt. Da waren rege Partisanentätigkeiten usw. Sie ist sogar öfter mal, dreimal sagt sie, unmittelbar Zeuge, Ohrenzeuge eines Mordes geworden, von ihrem Zimmer aus. Da, sagte sie, hätte sie den übersteigerten Willen gehabt, ich muss mich reproduzieren! Eigenartig, ich kann das nicht nachempfinden, aber das können wir heute vielleicht auch nicht. Schließlich hatte sie eine Beziehung zu einem ihrer Arbeitskollegen.

Dazu muss man wissen, dass diese Kinderheimgründung folgendermaßen vor sich ging: Sie war diejenige, die die Örtlichkeiten aussuchte. Und sie bekam dafür einen Architekten und einen Arzt an die Seite gestellt, die einerseits die Baulichkeiten begutachteten; sie sagte, das und das muss geändert werden, und der Architekt hat das dann bearbeitet. Und der Arzt guckte sich die hygienischen Gegebenheiten an, ob das alles stimmte. Mit einem von den beiden hat sie dann ihren einzigen Sohn gezeugt.

Mein Vater, verwundungsbedingt vom Fronteinsatz freigestellt, war wohl auch etwas aufmüpfig, und man muss auch sehen, dass diese Verwaltungsbürokraten, die es geschafft hatten, sich vor dem Frontdienst zu drücken, alle irgendwelche Parteibonzen waren, die nicht so leicht und so gut zu genießen waren. Wenn die auf Widerspruch oder energische Tatkraft anderer Leute stießen, konnte es passieren, dass die ihre Fäden zogen und irgendwelche Intrigen schmiedeten. Mein Vater hat sich über Nacht wohl einer Strafversetzung in ein Strafbataillon entzogen, indem er sich freiwillig zu einer Kommandoeinheit meldete. Dann haben er und meine Mutter sich aus den Augen verloren.

Der war, das konnte ich jetzt auch erst nachlesen, verheiratet, hatte selbst drei Kinder zu der Zeit. Er ist etwa drei Jahre älter als sie gewesen, d.h., als ich geboren wurde, war meine Mutter 30, da war er etwa 33. Er wollte eigentlich kein weiteres Kind, doch sie war die treibende Kraft – sie wollte ein Kind! Als sie den Rückzug aus dem Osten antreten musste, war sie denn auch „guter Hoffnung".

Sie hat die wenigen Briefe von ihm aufgehoben. Die habe ich auch jetzt erst gefunden. Nach meiner Geburt, 1942, hat sie ihm wohl geschrieben: „Jetzt ist der Dieter geboren." Und er schreibt: „Na, jetzt ist doch Dein Wunsch nach einem Sohn endlich erfüllt." Daraus kann man eigentlich ziemlich deutlich die Schlussfolgerung ziehen, aus der Diktion sehen, dass er dann zwar sicherlich auch dazu stand, aber dass es doch einiges an Überredungskunst gefordert haben muss.

Dann galt er viele Jahre als vermisst. So hat sie das mit mir auch immer kommuniziert. Schließlich ist er aber „aufgestöbert" worden. Man muss dazu sagen: Sie hatten sich geeinigt, dass sie keinerlei Ansprüche an ihn stellen würde. Er hatte ihr dann allerdings noch in einem der letzten Briefe aus dem Krieg geschrieben: „Also, ich bin weit weg, ich weiß nicht, ob ich überlebe, der Staat kann ruhig was für Dich tun, wende Dich doch mal an das Versorgungsamt." Das war das letzte aus der Kriegszeit.

Ende der 50er Jahre dann, ich kriegte damals eine kleine Rente von 20 oder 30 Mark im Monat, hat das Versorgungsamt ihn *ausfindig gemacht – er lebte. Nun wollten sie erst von meiner Mutter, dann von ihm, diese ganzen Zahlungen zurückhaben. Das war über 10 bis 15 Jahre, auch für damalige Verhältnisse, eine Menge Geld; heute würden wir über diesen Betrag lachen, es ist nicht einmal ein Monatsgehalt. Daraufhin haben die beiden wohl wieder Kontakt aufgenommen und haben sich hier in der Gegend öfter mal getroffen. Mir hat sie erzählt. „Dein Vater ist im Krieg vermisst."*

Natürlich hat sie den Mann glorifiziert: Er war supersportlich und dieses und jenes, alles war toll an ihm. Aber es gab kein Bild – nie! Kein Foto oder so etwas. Ja, und dann, ich bin mennonitisch getauft und ließ mich erst mit 16 taufen. Bei der Gelegenheit wurde mir ein wertvolles Geschenk, eine Klarinette, übergeben. Ich hatte mir eine gewünscht, die hätte sie selber aber nie bezahlen können. Als ich dann nachfragte, da hat sie so komisch getan, Geld und so …, ja, da wär so einer … Ich wusste inzwischen allerdings Bescheid, denn ich hatte einmal, Kinder sind ja neugierig, ein bisschen in ihren Akten gestöbert, als sie auf Dienstreise war. Dabei hatte ich zwar keinen Brief, aber einen Hinweis gefunden, dass mein Vater offenbar am Leben war, dass er sich gemeldet hatte, und dass es dieses Ansinnen der Behörde gab, die an mich gezahlten Beiträge zurückzuzahlen. Und da war die Sprachregelung so, dass, wenn er die Forderung runterhandeln könnte, er mir den Rest schenken würde. Und da ich nun gerade 16 war und die Taufe bevorstand, bekam ich von ihm sozusagen diese Klarinette. Ich wusste also, dass er noch lebte.

Die Briefe, die wir gefunden haben, machen deutlich, dass meine Mutter von dem Moment an, gerade mit Beginn meiner Pubertät, Sorge hatte, dass sie einmal schwere Vorwürfe von mir bekommen könnte, dass sie nichts über meinen Vater erzählt hatte und auch den Kontakt nicht herbeigeführt hatte. Sie hat ihn in den Briefen ständig gedrängt, wir müssen jetzt was tun. Wir müssen die Karten auf den Tisch legen. Er hatte Schwierigkeiten mit seiner Familie und hat das immer abgewiegelt. Na ja, dann irgendwann mal, hat sie wohl auch gesagt, es ist gut jetzt. Dann ist jetzt auch genug.

Die Sorge hätte ich ihr nehmen können. Ich hatte da gar keine Probleme. Komischerweise wundert einen das, dass da plötzlich solche Befürchtungen entwickelt wurden. Sie konnte ja sehen, wie das Kind sich entwickelt. Ich hatte keine Defizite. Ich habe mir immer die Vaterbilder bei den Vätern meiner Freunde geholt, und aus den Familien teilweise die Negativschablonen auch, von den Eltern der Familien, in denen sie arbeitete. Insofern war das eigentlich kein Problem.

Die starke Emanzipation, die ich bei meiner Mutter so erlebt hatte, ist in diesen Zeiten aber wohl doch ins Wanken geraten. Aus den Briefen, die noch erhalten sind, wird deutlich, dass sie sich gerne an einen starken männlichen Partner angelehnt hätte. Aber wahrscheinlich war der Wunsch auch schon eher vorhanden, denn sie hat diesen Wunsch eigentlich auch schon früher, in meiner Kindheit, auf mich projiziert. Intuitiv musste ich mit diesem Wunsch umgehen. Ich denke, da habe ich stark von profitiert. Also, in meiner Entwicklung habe ich da sehr stark von profitiert; habe das auch nie als ein Manko empfunden, ein Einzelkind zu sein.

Meinen Vater habe ich also nie kennen gelernt, weder persönlich oder auf irgendeinem Bild oder mit irgendeinem persönlichen Schriftstück, was an mich gerichtet gewesen wäre. Aber ich muss auch sagen, wenn ich von Trennungen im Bekanntenkreis und auch in der Verwandtschaft höre, von Scheidungen, und wie schlimm das für die Kinder ist, die nun keinen Vater mehr haben – das kann ich nicht nachvollziehen. Also, viel schlimmer ist es, das Elend mit anzusehen, wenn es in der Familie über Jahre Krieg gibt. Schöner ist es natürlich einen Vater zu haben, in der Pubertätszeit hätte ich sicher gerne einen gehabt.

Nun war es so, dass ich in den ersten drei oder vier Jahren meines Lebens damals in Sachsen, in der russischen Besatzungszone, mit ihrer Schwester und den beiden Nichten zusammenlebte. 1947 sind wir über die grüne Grenze gegangen. Daran kann ich mich noch gut erinnern. Ich habe sehr frühe Erinnerungen. Als die Grenze zur DDR aufgemacht wurde, bin ich da hingefahren, allein mit meiner Frau, und wollte sehen, ob ich das Haus finde, wo wir

mal gewohnt haben. Und tatsächlich: Ich habe das Haus auf An-
hieb gefunden! Dann bin ich mit meiner Mutter hingefahren – sie
hat das Haus nicht mehr gefunden.

Wir sind damals zu fünft über die grüne Grenze, mit Boller-
wagen, gegangen. Unser Ziel war Köln, wo die Eltern wohnten.
Dieses Ziel haben wir zwar erreicht, aber nach einem Jahr wur-
de es hier sehr kritisch mit den Überlebensmöglichkeiten. Meine
Mutter hatte einen Riesenbekanntenkreis, einmal aus ihrer BDM-
Zeit und auch aus der frühen Zeit als Mädchen in Köln, in diesen
Fabrikantenkreisen war sie zu Hause. Sie hatte aus Kindheitstagen
eine Freundin, die bei Würzburg ein großes Gut besaß. Da sind
wir hingefahren. Sie hatte zunächst die Idee, dort wieder ein Kin-
derheim aufmachen. Die Schwester ist in Köln geblieben.

Auf diesem Gut habe ich wunderbare Kindheitsjahre erlebt, bis
zum achten Lebensjahr konnte ich auf diesem traditionellen Bau-
ernhof leben. Das war eigentlich auch ihr ganzer Traum: Meine
Mutter wollte ursprünglich gar nicht Kindergärtnerin werden. Sie
wollte eigentlich auf die Kolonialschule und Landwirtschaft ler-
nen. Da haben die Eltern aber gesagt, das ist nichts für ein Mäd-
chen. Nun ist sie in dieser landwirtschaftlichen Arbeit völlig auf-
gegangen, hatte da zwar einen 17-Stunden-Tag, wie man das so
hatte, aber das war, glaube ich, mit ihre schönste Zeit.

Doch als ich in das Alter kam, um eine weiterführende Schu-
le zu besuchen, musste sie erneut überlegen, wie es weitergehen
sollte. Von dort aus war ein solcher Schulbesuch jedenfalls nicht
möglich. Zunächst sind wir für ein Jahr nach Würzburg gezogen.

Sie hat bis dato immer in irgendwelchen Familien gearbeitet,
weil sie sich nicht traute – mit ihrer NS-Vergangenheit –, wieder
in einen sozialen Beruf zu gehen. Sie fürchtete, nicht genommen
zu werden. Sie hat auch diese Entnazifizierungsaktion im Westen,
im Osten ist das ja nie so abgelaufen, nicht mitgemacht. Sie ist in
den Westen gekommen, als die Entnazifizierungsaktionen schon
vorbei waren, sodass sie nie einen „Persilschein" hatte. Und dann,
1953, als ich die Aufnahmeprüfung zum Gymnasium gemacht
hatte, wurde ihr klar, dass sie jetzt einen ordentlichen Job anneh-
men muss – mit 30 Mark bei freier Kost und Logis funktioniert

das nicht weiter. Und dann ist sie doch wieder in ihren alten Beruf gegangen. Wir haben erneut die Stadt gewechselt und sie hat wieder mit Kindern gearbeitet. Nun war sie wieder in einem Kinderheim tätig und dort war sie dann in den 50er Jahren bis zu ihrem Ruhestand für eine Kindergruppe bzw. für eine Familiengruppe zuständig. Insgesamt war sie 19 glückliche arbeitsreiche Jahre im selbstlosen Einsatz buchstäblich rund um die Uhr für diese 16 ihr anvertrauten Kinder tätig.

Ich bin immer und überall mit und war immer in den Familien integriert und nachher natürlich auch in dieser 16-köpfigen Kindergruppe bzw. Familiengruppe. Das waren Kinder vom Vorschulalter bis zum 16. Lebensalter. Das waren alles so meine Geschwister. Das waren damals vornehmlich, man sprach ja von „Besatzungskindern", Kinder zwischen Deutschen, d.h. meistens deutschen Müttern, und amerikanischen Besatzungssoldaten. Wenn die Soldaten dann weg gingen, nahmen sie ihre Kinder natürlich nicht mit. Es waren auch ein paar Farbige dabei. Später veränderte sich die Kinderklientel, mehr und mehr waren es nun milieugeschädigte Kinder aus sozialen Brennpunkten. Ich war so jedenfalls eigentlich nie ein Einzelkind.

Am Ende des Lebens angekommen

Was ich mir heute wünschen würde? Schwer zu sagen. Ich habe so alle möglichen Sachen, aber das hängt immer so sehr damit zusammen, wie ich dann Verbindungen zu meinen Kindern und Enkelkindern habe. Und da würde ich mir schon gerne mal was aussuchen wollen, aber da müsste ich dann vorher erst die entsprechende Verbindung zu den Betreffenden haben, zu denen ich dann gehen soll. Da hätte ich schon jemanden, aber das ist schwer zu sagen.

Ja, ich würde gerne eine Wohnung haben, wo ich, nicht nur im Notfall, sondern auch so, von meinen Angehörigen, Kindern, die ich groß gezogen habe, auch wenn es nicht meine eigenen Kinder gewesen sind, die ich ja auch habe, aber die ja jetzt auch schon älter sind, dass ich die mal um mich haben kann. Und dass wir über alles reden, was wir gemeinsam erlebt haben; sie meistens als Kinder noch, dann in der Schule und dann später in der Arbeit. Mit der Schule hatte ich auch immer viel, viel zu schaffen, weil die zum Teil eine ganz andere Einstellung zu diesem und jenem hatten, nicht zu allem, aber zu diesem und jenem. Und ich wusste, dass das in dem Alter für diese Kinder keinen großen Sinn haben könnte. Und weil man da eben manches ganz anders machen und vorbereiten könnte, aber da hat sich nicht viel dran geändert. Und da kannst Du nichts machen.

Sohn:
Sie ist eine sehr resolute Frau gewesen. Sie hat gestandene Männer eingeschüchtert, auch in der Landwirtschaft, auch ruppige Chefs: Die hatten alle den nötigen Respekt vor ihr! Dennoch ist sie immer eine sehr gemütvolle Frau gewesen. Sie ist immer sehr emotional gewesen, nicht aufbrausend, aber auch emotional gesteuert. Diese Seite ist krankheitsbedingt ebenfalls verloren gegangen.

Sie ist relativ risikofreudig gewesen, sonst wäre sie auch nicht in den Osten gegangen, damals, sehr selbstbewusst bezüglich der Fähigkeit, sich selbst aus dem Sumpf ziehen zu können. Sie sagte: „Es kann schlimm kommen, aber es kann nicht so schlimm kommen, dass ich nicht irgendeinen Weg finde, da raus zu kommen."

Dazu eine charakteristische Begebenheit: Sie gingen in Vorbereitung des geplanten Wechsels von der sowjetischen Zone in den Westen, schon zwei-, dreimal, oder noch öfter, nach „drüben" und brachten irgendwelche Habseligkeiten da rüber. Der Weg war immer eine Tagesreise. Also, die fuhren dann zwei, drei Stationen mit der Kleinbahn, und dann zog man über die grüne Grenze mit dem Handwagen und ging irgendwo wieder auf den Zug. Man konnte an einer Stelle abkürzen und durch einen Tunnel gehen. Da zogen allerdings schon etliche Leute durch, und da hielt sich auch etliches kriminelles Gesindel auf, die Leute abzufangen und auszurauben; unter anderem auch sowjetische Grenzsoldaten. Sie ist ein paar Mal die grüne Grenze oben rum gegangen; hier gab es auch Leute, die sie führten, denen man aber auch nicht trauen konnte, weder tagsüber noch nachts. Dann zog sie eines Tages durch den Tunnel mit ihrem Handwagen, immer über die Schwellen, klack-klack, klackklack – und prompt wird sie auf der anderen Seite von einem sowjetischen Soldaten abgefangen, so einem jungen Kerl, sagte sie.

An dem Tag hatte sie ihre Tagesration in einem Blech-Alumi-nium-Essgeschirr mit: eingemachtes Rhabarberkompott mit Reis oder Graupen. Diese Säure verbindet sich mit dem Aluminium, was abscheulich riecht und was noch viel schlimmer aussieht. Der sowjetische Soldat dachte nun, dass sie Zigaretten schmuggelt und guckt in das Essgeschirr, schreit sie an: „Scheiße, Scheiße!" „Siehs-te", entgegnet meine Mutter, „das müssen wir futtern hier!" Sie beschimpft ihn mit ihrer Courage, und er sagte; „Du gehen, Du gehen, Du ganz schnell gehen!" Also, sie hatte Courage und hätte nie, glaube ich, befürchtet, dass sie es einmal nicht meistert. Das konnte ihr nicht passieren.

Gleichzeitig war sie aber auch autoritätshörig. Wir haben bei-spielsweise, das hängt nicht ganz unmittelbar damit zusammen, aber wir haben einmal als Jugendliche mit Sprengstoff gespielt, selbst gemixt, wollten eine Rakete steigen lassen usw. Dabei ist ein Unfall passiert und wir wurden vor Gericht geladen. Das war die ganze „Patrouille" aus dem Dorf: also, der Sohn vom Chefarzt des Krankenhauses, vom Pfarrer, vom Bürgermeister. Wir hatten zu Hause nichts erzählt. Eines Tages erschien der Hausmeister in der Klasse und sagte: „Richter usw. zur Polizei!" Diese ganze Ge-schichte zog sich über ein halbes Jahr hin, wir sind laufend ver-hört worden, haben aber weiterhin zu Hause nichts erzählt. Auf meiner Ferienreise bzw. auf meiner Rückreise, kam ich bei meiner Tante vorbei und die sagte: „Was hast Du denn gemacht? Deine Mutter ist in hellster Aufregung, sie hat eine Vorladung zu Gericht gekriegt!" Ich hatte das längst vergessen. Na ja, und da mussten wir dann alle vor das Amtsgericht: Verstoß gegen das Sprengstoff-gesetz und dieses und jenes. Da hatte sie eine Heidenangst! Eine Heidenangst, was jetzt passieren würde!

Also, sie war durchaus ein bisschen behördenfürchtig, aber wenn sie das Gefühl hatte, dass ihr da Unrecht passierte, dann hat sie „vom Leder gezogen"! Diese Briefe, die konnten einem dann schon eine Gänsehaut verursachen!

Heute ist das wirklich anders, die Sozialisation ist eine ganz andere. Es ist eine andere Generation. Unsere Kindergeneration, die kann man damit ja überhaupt nicht mehr beeindrucken. Das wird teilweise aber auch in unserer Gesellschaft beklagt, dass es auch vor echten Autoritäten kaum noch Respekt gibt. Ich finde allerdings auch, dass ein gewisser Respekt nicht so verkehrt ist. Wenn der richtig gelenkt wird, ist das auch eine Richtschnur für die eigenen Entscheidungen. Aber in dieser Generation, der Generation meiner Mutter, ist das noch anders gewesen.

Über die Zeit im Nationalsozialismus hat sie kaum gesprochen, fast nie. Aus diesem Grund sind nun ihre Tagebücher und Aufzeichnungen und die Briefe so hochinteressant für mich. Sie hat sämtliche Briefe, die ihr irgendjemand geschrieben hat, aufgehoben und gebündelt. Das sind erstaunliche Zeitdokumente, vor allen Dingen der Briefverkehr zwischen ihr und ihrer Schwester. Man muss sich das vorstellen: Die beiden haben in schweren Zeiten, wo sie viel arbeiten mussten, da haben die sich zwei-, dreimal die Woche geschrieben

Sie hat immer ein sehr inniges Verhältnis zu ihrer Schwester gehabt. Diese kam mit ihren Kindern, mit ihren Mädchen, komischerweise nicht so richtig zurecht. Die waren eigentlich die meiste Zeit bei meiner Mutter, viele Jahre, auch da in dem Kinderheim, auch in der Pubertät und Nachpubertät. Sie machten auch dort ihre Schulabschlüsse auf den Gymnasien. So war sie die Mutter der Familie. In dieser Rolle fühlt sie sich, glaube ich, auch heute noch wohl.

Sie ist voll aufgegangen in dieser Arbeit. Ich glaube, das hat sich erst richtig in der zweiten Lebenshälfte ausgeprägt. Sie hatte dann mal eine Phase, wo sie gesagt hat: „Ich kann das nicht bis zum 60. oder 65. Lebensjahr machen. Ich bin dafür zu alt." Sie fuhr ja regelmäßig zwei- bis dreimal in den Ferien mit den Kindern irgendwo in ein Ferienlager, und organisierte das dann alles alleine. Da war ja dann noch alles viel schwieriger. Im Haus gab es ja eine zentrale Küche und, und, und. Aber in den Ferienlagern muss-

te alles selbst gemacht werden. Sie machte das mit großer Begeis-
terung, dennoch sagte sie irgendwann: „Ich kann das eigentlich
nicht mehr machen." Sie überlegte, ob sie in die Erwachsenenbil-
dung gehen sollte. Doch die Kurve hat sie nie gekriegt – hätte ihr,
glaube ich, auch nicht gelegen.

Zu mir hatte sie immer eine ganze starke Bindung – auch jetzt
noch. Wenn jemand heute bei ihr anruft, hat das nur einen Stellen-
wert, wenn ich das bin. Das ist einfach so. Ich bin früher als Ju-
gendlicher sehr viel gereist. Ganz selten mal hat sie mich dann zum
Bahnhof gebracht. Ich kann mich aber erinnern, wenn sie einmal,
eine kleine, zierliche Frau, auf dem Bahnsteig stand und winkte,
vermittelte sie so ein bisschen den Eindruck, ach, diese arme Frau,
die ist jetzt ganz alleine.

Als ich erwachsen war, selber Familie hatte, haben wir sehr
lange zusammengewohnt. Als sie berentet war, ist sie mit uns nach
Kiel gezogen. Dort wohnte sie in der Nachbarschaft. Und ein paar
Jahre später zog ich dann nach Bremen, und dann haben wir sie
nach Bremen geholt und da hat sie dann die letzten Jahre, die letz-
ten 20 Jahre, verbracht.

Wir haben natürlich alle davon profitiert: Wir brauchten nie
überlegen: „Können wir heute Abend mal weggehen oder nicht?"
Da war immer jemand da. Sie war sehr rücksichtsvoll, wozu ich
auch zähle, dass sie einen eigenen Haushalt hatte, ein eigenes Te-
lefon – vor 30 Jahren haben die Leute noch gesagt, wozu braucht
man denn zwei Telefone im Haus? Das war ihr Anspruch, aber es
war auch Rücksichtnahme. Da gab es eigentlich keine Interferenz-
probleme. Das hat in der ganzen Straße, also überall dort, wo die
Altvorderen mit im Haus wohnten, das hat dort bei keinem länger
als ein Jahr geklappt. Sie hat sich sehr eiserne Beschränkungen
auferlegt, denn als älterer Mensch hat man dann doch, glaube ich,
ab und zu mal das Bedürfnis, sich noch ein bisschen enger an die
junge Familie anzulehnen. Diesbezüglich, im Zusammenleben mit
Sohn, Schwiegertochter, drei Enkeln und später noch zwei Uren-
keln, war sie immer sehr rücksichtsvoll und zurückhaltend.

Als ich damals wieder eine neue Stelle angeboten bekommen
habe, haben wir Familienrat gehalten: Wer zieht mit um? Dann

verscherbeln wir hier unser Haus. Da war ganz eindeutig, der eine Sohn von uns wollte bleiben. Und dann war natürlich ganz klar, dann bleibt sie, die Großmutter, auch da. So haben wir die untere Etage vermietet. Mein Sohn und meine Mutter wohnten oben im Haus. Sie hat sogleich wieder ein bisschen die Oma für die kleinen Kinder der Mieter gespielt. Die haben das auch ganz gerne angenommen, bis sie selbst ein Haus bauten und auszogen. Dann kamen wieder neue Mieter. Da ging das genauso weiter. Also, sie hat eigentlich immer die Erfüllung darin gesehen, sich mit Kindern zu beschäftigen. Das ist so. Ich denke, sie hat auch einen bleibenden Eindruck bei ihren Enkeln hinterlassen.

Sie hat fast ein übersteigertes Pflichtbewusstsein, würde ich sagen. Das ist bis heute deutlich. Viele ihrer Kinder, die sie jetzt nicht mehr namentlich kennt, schreiben ihr noch und betrachten sie eigentlich als ihre Ersatzmutter. Wenn sie so runde Geburtstage hat, dann kommen immer noch Kinder.

Sie hat in letzter Zeit einen richtigen Pflegetrieb entwickelt. So ist es bei einem Krankenhausaufenthalt passiert, dass sie in einem Zwei-Bett-Zimmer ihre Mitpatientin von oben bis unten mit Creme eingeschmiert hat. Sie meinte immer, dass das ein kleines Mädchen sei. Die Arme konnte sich wahrscheinlich gar nicht wehren.

Die Arbeit mit Kindern hat sie ein Leben lang mit großer Begeisterung und mit großem Engagement gemacht. Und das ist immer noch im Kopf. Sie hat in der Senioreneinrichtung, in der sie jetzt lebt, den Eindruck, das sind alles Kinder, für die sie sorgen muss.

Und man muss ein bisschen aufpassen, bei dem was sie jetzt so sagt. Wenn man also unvoreingenommen und unvorbereitet da hinkommt, hat sie sich eine Konversationsfähigkeit angewöhnt, die überdeckt, dass sie vieles gar nicht mehr versteht, und die einem suggeriert, dass sie auf das antwortet, was man fragt. Das scheint wohl ein Symptom der Krankheit zu sein. Und es ist erstaunlich, was für Fertigkeiten die erkrankten Menschen entwickeln. Aber der Realitätssinn meiner Mutter ist im Zuge der Erkrankung verloren gegangen.

Wir haben uns früher sehr darüber geärgert, weil man sich ein bisschen, ja, man fühlt sich ein bisschen betrogen. Bis wir dann dahinter kamen, dass es einfach ein Teil dieser Krankheit war. Das ist leider so.

* * *

Nachtrag der Herausgeberin

Auch die Lebensgeschichte von Frau Helene Richter ist ein Zeugnis – im wahrsten Sinne des Wortes – *weltbewegender* historischer Ereignisse: In ihrer frühen Kindheit tobt in Europa der Erste Weltkrieg. Ihr Vater stirbt gleich zu Beginn des Krieges. Die Mutter meldet sich zur freiwilligen Krankenpflege. Hierbei lernt sie ihren zweiten Ehemann, den Stiefvater von Helene Richter und ihrer Schwester, kennen. Das Elternhaus bzw. das Haus ihrer Großeltern wird nach Kriegsende für einige Zeit konfisziert.

Helene Richter kommt aus einer gut situierten Familie, doch auch diese Familie bekommt die Auswirkungen der Weltwirtschaftskrise zu spüren – der Betrieb des Großvaters ist finanziell ruiniert und später steht auch der Mühlenbetrieb des Stiefvaters in Sachsen vor dem Bankrott. Zudem ist die Nachkriegszeit in Deutschland von heftigen politischen Krisen gekennzeichnet, die Räterepublik wird ausgerufen, weitere Machtkämpfe und Machtwechsel folgen.

Die junge, emanzipierte Helene Richter zieht in eine andere Stadt, um sich hier auf einer Frauenoberschule zunächst zur Kindergärtnerin ausbilden zu lassen und um dann das Jugendleiterinnenexamen abzulegen, womit gleichzeitig die Anerkennung des Abiturs und damit die Möglichkeit verbunden ist, ein Universitätsstudium zu beginnen. Doch es kommt anders: Die finanziellen Mittel reichen nicht für die geplante weiterführende Ausbildung und so beginnt sie mit einer – leitenden – Tätigkeit als Kindergärtnerin.

Helene Richter ist ein politischer bzw. politisch interessierter Mensch, der im frühen Erwachsenenalter und angesichts der verwirrend großen Anzahl von Parteien und politischen Strömungen, zunächst offen ist für alle möglichen politischen Richtungen. Schließlich entscheidet sie sich, mit Millionen anderen, für die Nationalsozialisten. Diese versprechen die lang ersehnte Stabilität, aber auch gesellschaftspolitische Neuerungen und erneute politische Macht nach dem verlorenen Ersten Weltkrieg. 1933 wird Hitler zum Reichskanzler gewählt. Helene Richter ist damals 21 Jahre alt, und sie macht eine steile Karriere im nationalsozialistischem Regime.

Dieter Richter, ihr einziger – leiblicher – Sohn, berichtet, dass der Mutter aber wohl auch Bedenken kamen, als der BDM angesichts des geplanten, nahenden Krieges eine immer deutlichere militärische Prägung bekam, und so lehnte sie die nächste Beförderung zur Obergauleiterin ab.

Am 1. September 1939 beginnt Deutschland zum zweiten Mal einen Weltkrieg – und einen millionenfachen Mord an jüdischen Mitbürgern, an behinderten und homosexuellen Menschen, an politisch Andersdenkenden, an Roma und Sinti und vielen anderen.

Zu Kriegsbeginn ist Frau Richter 27 Jahre alt. Ihr Einsatz befindet sich jetzt im Osten, in Gebieten, in denen vor allem Menschen jüdischen Glaubens, Kinder, Erwachsene, Alte, zutiefst gedemütigt, entpersonifiziert, ermordet werden. Helene Richter hört von diesen Taten, aber sie kann sie nicht glauben – so etwas können Menschen anderen Menschen nicht antun. Ihr Sohn erzählt, dass sie auf die grauenhaften Erzählungen der SS-Männer unwirsch, abwehrend reagiert hat: „Ihr gebt ja an, das gibt es gar nicht! Ihr macht Euch nur wichtig!"

Indes sorgt sie sich um „frontgeschädigte Kinder". Als der Rückzug aus dem Osten beginnt und die Heime für die Kinder aufgegeben werden müssen, beschließt sie, selber ein Kind zu bekommen; schwanger flüchtet sie in das später sowjetisch besetzte Sachsen. Was sie und ihre Schwester hier, als Frauen, während der Zeit unter sowjetischer Besatzung erlebt haben, erfahren wir nicht. Wir erfahren auch nicht, wie sie später über ihre Zeit in den von den Deutschen besetzten Gebieten dachte, über die furchtbaren Pogrome, über die irreal erscheinenden, aber realen mörderischen Handlungen der jungen SS-Männer und anderen, über die Konzentrationslager, die nicht einmal die Kinder vor dem Tod durch Vergasung oder vor unmenschlichen, so genannten medizinischen Versuchen verschonten.

Dennoch: Es wäre reduktionistisch und falsch, in schlichter Opfer-Täter-Einteilung Frau Richter einseitig der Täterschaft zu bezichtigen. Vielmehr sollte ihre Lebensgeschichte nachdenklich machen, sollte uns – der

Nachkriegsgeneration – immer wieder überlegen lassen, warum auch kluge, selbstbewusste, emanzipierte Menschen den alltäglichen Terror und die Gräueltaten hingenommen haben, warum Menschen in einem solchen politischen System mitgewirkt haben und warum sie später, nach dem Ende des Krieges und der nationalsozialistischen Herrschaft, nicht in der Lage waren, über die Geschehnisse zu reden, zu reflektieren, zu trauern, um Verzeihung zu bitten.

Die Vergangenheit, das gelebte Leben von Frau Richter ist aber auch so lehrreich, weil sie uns für die Gegenwart und Zukunft mahnt, darüber nachzudenken, wieweit es mit unserer persönlichen sozialen und politischen Verantwortung bestellt ist.

Die Nachkriegszeit war auch für Helene Richter „steinig": Sie muss – irgendwie – für das Überleben, für die tägliche Ernährung und Unterkunft, sorgen – vor allem für den Sohn und die beiden Kinder der Schwester. Sie arbeitet täglich viele Stunden in der Landwirtschaft und später sorgt sie sich, so berichtet ihr Sohn, um die vielen, ihr anvertrauten Kinder im Heim. Dieser Lebensinhalt, die Arbeit mit Kindern, ist in dem Gespräch mit ihr sehr deutlich geworden.

Nach ihrer Berentung lebt Helene Richter in der Familie ihres Sohnes, mit ihren drei Enkelkindern zusammen. Als diese groß sind, betreut sie ganz selbstverständlich die kleinen Kinder der im Haus lebenden Mieter.

Am Ende ihres Lebens, demenziell erkrankt, bleibt sie dem kinderzentrierten Blick und Lebensinhalt treu, indem sie nunmehr die Bewohner und Bewohnerinnen der Senioreneinrichtung als Kinder wahrnimmt – und sich für deren Wohlbefinden verantwortlich fühlt.

Nach ihren Wünschen gefragt, antwortet sie denn auch, dass sie sich eine Wohnung wünscht, die es ihr ermöglicht, ihre Angehörigen und alle Kinder, die sie einst „groß gezogen" hat, einzuladen, „um sich zu haben" und mit ihnen über das Gemeinsame und Verbindende auf den Lebenswegen zu sprechen.

Horst Jurisch & Gudrun Elsner-Jurisch

Das war die schönste Zeit, damals in Australien

Vorbemerkung der Herausgeberin

Hört bzw. liest man diese Lebens- und Liebesgeschichte, denkt man unwillkürlich an die Alltagsweisheit „Alte Liebe rostet nicht". Horst und Gudrun leben beide in Berlin, sind Anfang 20, als sie heiraten wollen. Dann entscheidet sie sich doch für einen anderen Mann – und Horst Jurisch wandert alleine nach Australien aus. Diese Reise nach „Down Under" und die Zeit in Australien werden für ihn zu der schönsten und aufregendsten Zeit seines Lebens. So ist es auch kein Zufall, dass er zunächst von der prägenden, vaterlosen Kindheit im zerbombten Berlin berichtet und dann – mit großer Euphorie – von der Zeit in Australien. Und die Liebe? Als seine Mutter stirbt, kommt er zurück nach Berlin. Gudrun ist verheiratet und hat eine Tochter. Sie beschließt, sich von ihrem Ehemann scheiden zu lassen. Anschließend wollen sie nun endlich gemeinsam nach Australien auswandern. Horst soll vorfahren und sie will kurze Zeit später mit ihrer kleinen Tochter nachkommen. Zum zweiten Mal fährt er mit dem Schiff nach Australien – doch auch dieses Mal kommt es (noch) nicht zum Happy End, denn seine große Liebe Gudrun – nunmehr geschieden – bleibt in Deutschland. Nach einiger Zeit reist er wieder nach Berlin, aber sie geht zu ihrem Mann zurück, mit dem sie – unverheiratet – zehn Jahre zusammen lebt. Herr Jurisch heiratet schließlich eine andere Frau mit Kind. Nach Jahrzehnten, Gudrun hat sich erneut getrennt und lebt seit langer Zeit allein, steht er eines Tages vor ihrer Tür. Er lässt sich scheiden und sie heiraten – endlich.

Sie schmieden Pläne für die Zeit nach seiner Berufstätigkeit. Einige dieser Wünsche können sie sich erfüllen, doch dann treten die ersten Krankheitssymptome bei Herrn Jurisch auf und schließlich wird eine demenzielle Erkrankung vom Typ Alzheimer diagnostiziert. Die Enttäuschung ist bei beiden groß.

Die Gespräche für den vorliegenden Artikel habe ich mit beiden Ehepartnern geführt. So ist eine gemeinsam erzählte Lebens- und Krankengeschichte entstanden, die ich nicht trennen wollte; die jeweiligen Gesprächsanteile sind kenntlich gemacht.

* * *

Ich bin Berliner. 1939 geboren. Ich habe in Moabit gewohnt als Kind, aber ansonsten war die ganze Stadt ja nur Trümmer. Wir sind nur über Trümmer geklettert und wir haben auch als Jugendliche auf den Trümmern gespielt, wir haben keine Spielplätze gehabt, gar nichts, nur Trümmer. Das Essen war auch knapp, meine Mutter musste arbeiten gehen. Mit meinem Bruder war ich alleine da und so langsam wurden dann Kinderhort und Kindergarten eingeführt, sodass wir in der Obhut waren, also nicht auf der Straße rumlungern mussten. Abends sind wir dann abgeholt worden von den Eltern. Mein Vater, der ist ja in Russland geblieben.

Und dann kamen so Lehrjahre und Berufsjahre. Ich habe Verkäufer gelernt. Doch zu der Zeit gab es im Monat, glaube ich, 125 Mark und da konnte man keine Sprünge von machen. Aber datt is, so langsam wird das verdrängt. Je älter man wird, desto weniger versucht man daran zu denken, weil das ja auch keine schöne Zeit war. Es sind sehr belastende Erinnerungen an diese Zeit, eigentlich nur belastende. Das Einzige was war, war die Einsegnung, die Kommunion. Hier in der Nähe ist eine große Kirche, wo ich zur Kommunion ging und da habe ich so eine schwache Erinnerung. Doch das geht so vorbei, da müsste ich lange überlegen, was war denn da, was war denn da?

Während der Auswanderungszeit in den 60er Jahren bin ich dann nach Australien gegangen, nach Sydney. Da mussten wir klein anfangen. Wir waren erst in so einer Art Wellblechbaracken untergekommen. In den Wellblechbaracken war noch mal abgeteilt, wo wir geschlafen haben. Da haben wir dann vier Wochen unentgeltlich gewohnt, also das hat die Regierung bezahlt. Das war in einem Ort im Süden von Sydney. Nach vier Wochen mussten wir dann raus aus dem Lager und in den vier Wochen hatten wir die Gelegenheit rumzufahren, Arbeit zu suchen. Das ging sehr leicht. Heute haben die in Australien mehr Arbeitslose wie wir.

Und was ich auch nie vergessen werde, die waren zu der Zeit sehr offen, man konnte irgendwo hinkommen und man wurde gleich mit offenen Armen empfangen. So wie die Amerikaner das immer hatten, gleich: „How do you do?" oder „… my best friend", so war das in Australien auch. Australien hat ja von England gelebt, die sprechen ja englisch, aber so ein Kauderwelsch – heute noch.

Dann habe ich zur Untermiete gewohnt, bei einer polnischen Familie, also da habe ich dann ein Zimmer bekommen. Das ging dann aber irgendwann nicht mehr, weil der Mann getrunken hat und da bin ich dann umgezogen zu einer australischen Familie, mit totalem Familienanschluss – also dass ich da nicht noch im Bette geschlafen habe! Das war einmalig, wunderbar, die Aufnahme in die Familie. Wenn Geburtstage waren, ich durfte nicht fehlen. Das war die schönste Zeit damals in Australien, sage ich mal. Nun war ich in der Zeit, sage ich mal, ein bisschen mutig, nämlich nicht nur an einer Stelle zu kleben, sondern bin so ein bisschen rumgefahren.

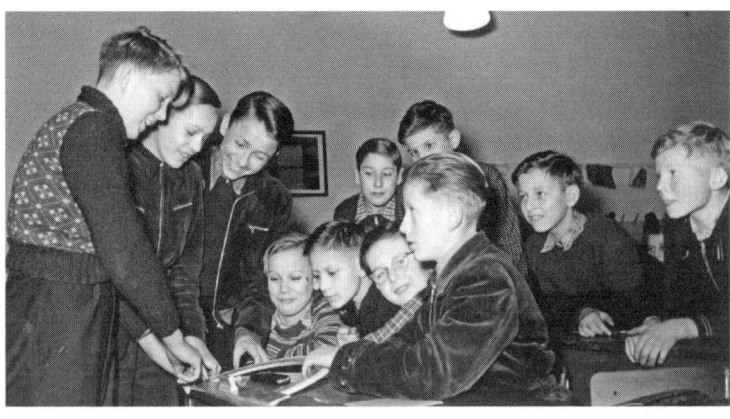

Horst Jurisch in der Grundschule (stehend, 3. von links)

Dann habe ich gearbeitet – ausgerechnet in einer Schnapsbude! Das war eine Whiskeydestillerie, schottische Whiskeys, also der Whiskey kam aus Schottland. 100 Liter waren dann immer so in einer Tonne. Dann wurde das Zeug verdünnt, also trinkbar gemacht. Und dann wurde das Zeug verdünnt, denn so hochprozentiger Alkohol ist ja tödlich. Da waren dann so lange Schienen und da wurden die Flaschen verkehrt rum reingesteckt, ausgespült, das machte eine Maschine. Ich musste, wenn die Palette voll war, die leeren Flaschen hinbringen und mit vollen Flaschen wieder zurück.

Da war ich der Einzige, der Überstunden gemacht hat. Da haben sie immer zu mir gesagt: „Hoss", sie haben ja nicht Horst gesagt, sondern Hoss, Hoss Cartwright. Da hatten die einen Narren dran gefressen, an diesem Cowboy aus der Sendung Bonanza. Es hat sich dann bemerkbar gemacht, ich habe mehr Geld verdient und konnte mir so kleine Sachen erlauben.

Und dann durfte ich fork-lift, das ist ein Gabelstabler, fahren. Erst einen Elektrogabelstapler, der war innerhalb der Hallen. Warum? Weil Elektro kann ja keine Abgase geben. Und später bin ich nach draußen, durfte auf dem Hof *ohne* Aufsicht arbeiten, habe nur so meine Anordnungen bekommen und das war dann so ein großer Brummer, mit Spritantrieb. Keiner hat mir so auf die Finger geguckt. Ich habe das anständig gemacht. Und die haben gesagt als ich gegangen bin, ich soll ja wieder kommen. War schön.

Na ja, dann gab es Probleme mit meinem Bruder, der war hier in Westdeutschland. Meine Mutter war gestorben. Beruflich war mein Bruder bei der Schifffahrt. Und da ich der Ältere war, musste ich zurück, wegen der Erbsachen und dadurch bin ich ganz zurückgekommen. So eine Fahrt hat immer 1.500 DM gekostet.

Also, Hin- und Rückreise wurden von der Regierung bezahlt. Mal wurden wir mit dem Schiff transportiert. Also, wir sind von hier aus nach Hamburg gefahren, mit dem Bus, und von Hamburg aus sind wir mit dem Schiff gefahren. Beim zweiten Mal bin ich gleich von Anfang an mit dem Schiff gefahren, das war vorgeschrieben, zuerst bis Genua und dann über Tanga, Afrika, vier Wochen lang auf dem Schiff. Das waren keine direkten Passagierschiffe. Es war so halb und halb, Containerschiffe gab es zu der Zeit noch gar nicht, so wie es heute ist.

Da waren halt Kabinen gewesen, da haben wir dann so zu viert gehaust, die vier Wochen.

Und als ich dann zurückkkam, weil die Mutter gestorben war, dann hatte ich hier natürlich kein Geld. Drüben habe ich 40 Dollar bekommen, das waren 4 x 4 das sind 160 Dollar. Der australische Dollar war damals so 1:4, glaube ich. Das war der höchste in der Welt, also der australische. Aber vom Wert her galt ja immer noch der amerikanische Dollar, von der Wirtschaft her. Und der australische war eher so ein Nebenabfall. Wer kannte denn den australischen Dollar?

Weil ich kein Geld mehr hatte zum Zurückfahren, bin ich dann hier in Deutschland geblieben. Es war ja nicht so, dass einem das Geld um die Ohren flog. Dann bin ich hier in Berlin geblieben.

Ehefrau:
Wir kannten uns damals schon, vor 40 Jahren. Aber wie gesagt, er ist dann nach Australien, weil ich einen anderen Mann geheiratet habe, deshalb ist er nämlich damals nach Australien gegangen. Und dann, wie er wieder nach Berlin kam, weil seine Mutter gestorben ist, haben wir uns wieder gesehen, und da habe ich mich dann scheiden lassen, aber er musste noch einmal nach Australien zurück, alles aufgeben, sonst hätte er die Apanage, die Auswanderung, zurückzahlen müssen. Er musste sich ja für zwei Jahre verpflichten, sonst musste man alles zurückzahlen, was der Staat ihm gegeben hat. Das war damals so. Also musste er noch einmal zurück. Da hat er dann hier zwischenzeitlich gearbeitet und hat sich so die Rückreise verdient. Und ich wollte dann eigentlich nachkommen, aber wie das immer so ist, meine Mutter hat gesagt:, „Bleib doch hier bei mir." Und da habe ich gesagt: „Ich kann nicht kommen", und da wollte er dann zurück. Das war ein Chaos! Dann ist er zurückgekommen, aber ich hatte dann gesagt, ach, scheiß was drauf, gehst Du zu deinem Mann zurück. Dann bin ich zurück und er hat dann eine andere Frau geheiratet. Nach 28 Jahren steht er dann wieder hier vor der Tür. Ich war ja dann

schon seit 35 Jahren geschieden und auf einmal steht er dann eines Tages vor der Türe. Das war '95. Und da ist er dann nicht mehr weggegangen und nun ist er da.

In Englisch habe ich in der Schule mangelhaft gehabt, in der letzten Klasse. Und dann bin ich hierher zurückgekommen und konnte fast perfekt Englisch. Aber auch nur, weil ich Familienanschluss hatte und da blieb mir gar nichts anderes übrig, als diese Sprache zu lernen. Wenn ich einkaufen ging, musst ich das selber machen, selber sprechen. Das habe ich dann alles gelernt. Ich habe mich vor den Fernseher gesetzt und habe geguckt, wie die die Lippen bewegen, wenn sie sprechen und dann fing es an, die Cowboyfilme zu sehen, Liebesfilme gab es ja eigentlich nicht, jedenfalls habe ich mich nicht dafür interessiert, das hat wunderbar geklappt. So lernt man am Besten. Es war kein reines, wie man bei uns sagt, Hochdeutsch, so ein Englisch war das natürlich nicht, aber es reichte aus zur Verständigung.

Ein bisschen hatte ich schon hier in Deutschland gelernt, denn ich habe hier bei den Amerikanern gearbeitet. Ich konnte schon ein bisschen Englisch, deshalb haben sie mich sofort genommen. Erst war ich bei den Amerikanern auf dem Flugplatz, Tempelhof, da wurde ja nur englisch gesprochen. Und dann bin ich bei den Engländern gewesen. Und dann war auf einmal Feierabend.

Wenn ich einmal im Lotto gewinnen würde, würde ich sofort nach Australien zurückfliegen.

Und ich habe ja damals dadurch tolle Städte kennen gelernt: Singapur, Kuwait war das erste gewesen. Da waren damals Wellblechbaracken auf dem Flugplatz und Kamele liefen da rum. Heute ist es natürlich viel, viel besser.

Der schönste Badestrand war damals an der australischen Ostküste, Gold Coast, Queensland. Ach, das war ja herrlich! Das war wirklich ein Paradies!

Ehefrau:
Mein Mann hat keine Kinder. Ich habe eine Tochter, die ist jetzt 40. Sie hat ihn vollkommen akzeptiert. Damals hat er sie, da ha-

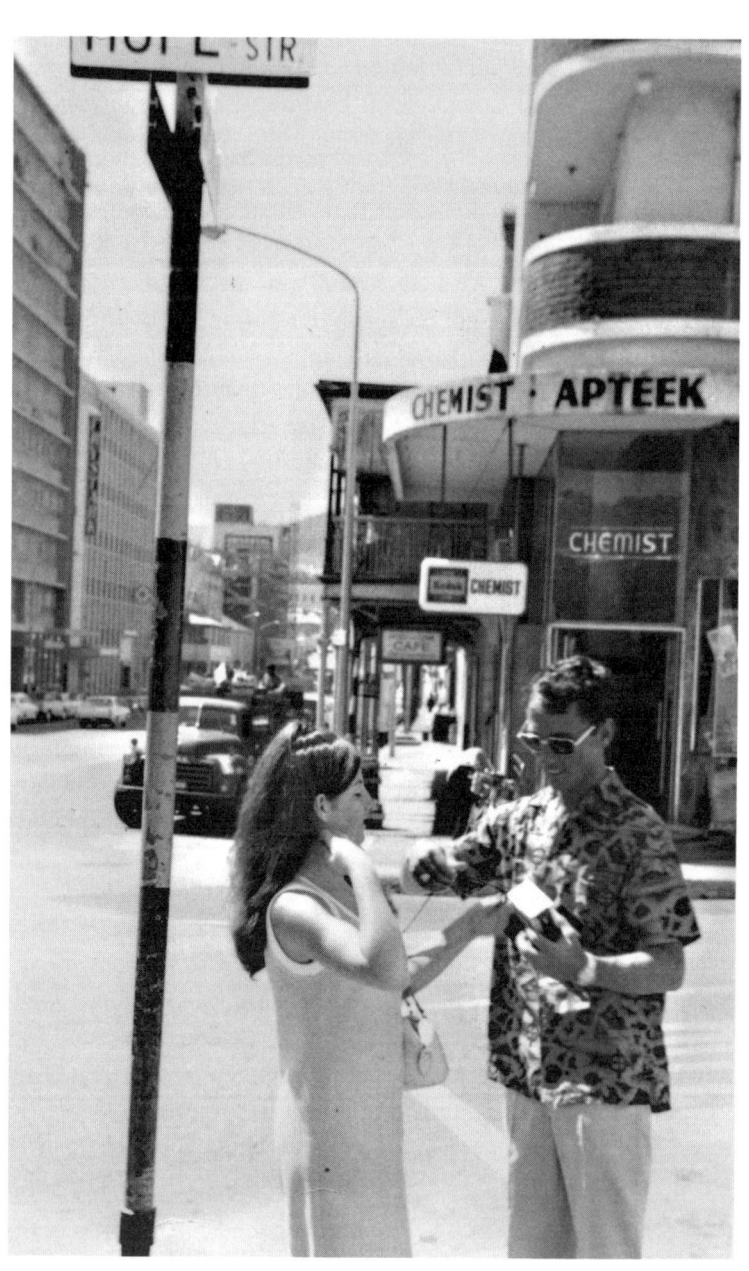

Horst Jurisch mit einer Freundin in Capetown

ben wir noch Fotos, da hat er sie auf dem Arm getragen, aber danach …? Ich habe dann mal zu ihr gesagt: „Guck mal, das wäre beinahe dein Papa geworden."

Wenn es früher so mit uns geklappt hätte, wäre es die Frage, ob wir wohl so lange verheiratet gewesen wären. Weil wir ja doch zwei grundverschiedene Menschen sind. Also, er ist ja der ruhige Typ und ich bin ja eher so etwas aufgeregt – oder dass es gut geklappt hätte, wenn man sagt, Gegensätze ziehen an? Ich weiß es nicht, kann man ja nie sagen. Heute ist man ja ruhiger oder sagen wir mal, man versucht sich selber etwas zusammenzunehmen.

Sicherlich, ich könnte ihn auch manchmal so ein bisschen stupsen, weil er ein bisschen lahm ist. Das ist bei mir immer noch so schwierig, mich zu dämpfen, zu sagen, Du musst ruhig sein, Du musst Verständnis haben und immer denke ich, Du darfst nicht so nervös sein. Aber das ist immer einfacher gesagt als getan. Außenstehende sagen immer: „Ach, der arme Mann, ach, der arme Mann, ach, das tut mir ja so leid." Ich sage immer: „Denkt immer auch mal an mich, 24, 48 Stunden."

Wollen wir mal so sagen, für ihn ist das schlimm, wenn man darüber redet und das betrifft ihn. Es ist aber nicht zu ändern. Wir sind ja auch beide so, dass ich mit ihm darüber rede. Und ich sage: „Das nervt mich." Ich sage: „Du musst dich auch einmal in meine Lage versetzen. Du kannst zwar nichts dafür, ich mache dich ja auch nicht dafür verantwortlich, bloß, das Verständnis, was ich aufbringen muss, das kann ich nicht von heute auf morgen." Er war ja neun Wochen in der Tagesklinik, das sind alles geschulte Leute. Er ist morgens hingegangen und nachmittags nach Hause gekommen. Der hat gefrühstückt, der hat Mittag gegessen, der kam nach Hause, der war aufgeräumt und ich konnte mich wieder mit ihm unterhalten. Die gehen auf ihn ein, die haben Zeit. Wenn er mal was erzählen will und es fehlt plötzlich der Faden und er überlegt – die warten, die warten, immer ruhig. Und wenn ich mit ihm rede, die Antworten weiß ich ja schon im Voraus!, und er kriegt den Faden nicht, dann sage ich: „Lass es." Ich bin so, tut mir Leid, aber ich kann mich ja auch nicht ändern nach über 60 Jahren. Ich kann hier nicht sitzen und warten. Es ist schwierig, es

ist für einen Angehörigen nicht leicht, dieses Verständnis aufzu-
bringen.

Dieses Kurzzeitgedächtnis funktioniert ja nicht mehr. Das
merke ich ja. Was wir eben besprochen haben, dann sagt er: „Was
sollte ich denn?" Oder er will an den Schrank und dann sagt er:
„Was wollte ich denn jetzt hier?" Dagegen, diese Geschichten mit
Australien, das ist drin oder alte Filme, da weiß er jeden Schauspie-
ler, da weiß er alles – aber nicht, was wir gestern gesehen haben.

Als wir auf Rügen waren, da habe ich mich doch immer verlaufen.
Da bin ich doch immer in einem anderen Zimmer gelandet, nachts.
Wir waren da mit der Tochter meiner Frau und ihrer Familie da.
Das war vor zwei Jahren. Wenn ich so darüber nachgedacht habe,
da ist mir das aufgefallen.

Ehefrau:
Ich habe es schon zu Hause gemerkt. Wenn wir am Tisch saßen
und ich habe gesagt: „Gib mir doch mal die Kaffeetasse", hat er
die Tasse nicht gesehen. Ich habe dann gesagt: „Mensch, die steht
doch vor dir" – er hat sie nicht gesehen. Er hat das Glas vor sich
nicht gesehen, er hat daneben gekippt. Da habe ich gesagt: „Du
brauchst eine neue Brille." Es kann doch nur an den Augen liegen,
man hatte ja keine Ahnung. Er ist auch zum Augenarzt gegangen
und der Augenarzt hat mit ihm dann so diesen Blickwinkeltest
gemacht – altersbedingt, okay. Er hatte diesen Tunnelblick. Der
hat ihn dann von einem Arzt, von einem Krankenhaus zum näch-
sten überwiesen, zum Schlaflabor, EEG, Charité. Das fand ich toll.
Aber man hat nichts gefunden. Und dann kam er noch einmal zu
Tests, da hat man auch nicht gleich etwas gefunden. Dann war er
noch in einem anderen Krankenhaus, es wurde immer häufiger,
und auch beim Autofahren wurde es immer schwieriger. Dann bin
ich nur noch gefahren, denn er sieht nur geradeaus. Was neben
ihm ist, sieht er nicht. Was vor ihm ist, sieht er. Das ist bis heute so.
Dann wurde es immer schlimmer und auch diese Vergesslichkeit.
Was ich mit ihm gesprochen habe, wusste er nicht mehr. Wenn
ich mit ihm geredet habe, hat er mich angeguckt als ob ich hohl

bin. Er guckt durch mich hindurch, das macht er ja heute noch.
Ich sage dann: „Hier bin ich, guck mich an!" Er redet, ich sitze
hier und er guckt in die andere Richtung. Ich sage dann: „Horst,
wo guckst Du denn hin? Ich sitze doch hier." Er wirkt wie wegge-
treten. Manchmal sieht er ganz weggetreten aus, wenn er mit mir
redet. Ich merke es an den Augen, die sind so starr, als ob er mich
gar nicht wahrnimmt. Und das Sprechen. Man kann ja nun keine
normalen Gespräche führen. Es gibt aber auch wieder Tage, wo er
gut drauf ist. Wie er damals in der Klinik war, war er gesammelter.
Vielleicht liegt es auch daran, dass er dieses geschulte Personal um
sich hatte. Ich erwarte vielleicht noch zu viel, ich erwarte zu viel.
Weil ich es nicht wahr haben will, ich will es einfach noch nicht
akzeptieren. Mein Gott, mit 67 Jahren muss es doch noch nicht
sein. Zumal er ja 28 Jahre Kraftfahrer war. Er musste ja nachts
fahren, da habe ich das auch mit den Augen zuerst drauf gescho-
ben. Da habe ich gedacht, das macht sich jetzt im Alter bemerkbar,
dieses nachts Fahren immer. Andererseits sage ich mir natürlich
auch immer, er hat ja nie Freundschaften dadurch gehabt: nachts
fahren, am Tage schlafen. Wann will man mal eine Beziehung, eine
Freundschaft aufbauen? Er hat ja auch nie Gesprächspartner ge-
habt, wo man den Geist trainiert, wo man mit Freundschaften da
hin geht oder da hin geht. Er hat ja nichts gehabt. Er ist nach Hau-
se gegangen und dann ist seine Frau arbeiten gegangen.

Wir haben uns auf dem Flur „Guten Tag" und „Auf Wiedersehen"
gesagt. Das war nichts Böses, aber meine Arbeitszeit fing um Mit-
ternacht an, Zeitungen ausfahren, und es ging alles auf Tempo. Da
haben sie mir dann immer beigebracht, also auf Betriebsratssit-
zungen, der Biorhythmus würde sich verändern, für die 28 Jahre,
die ich da gemacht habe. Das wäre der Grund, warum der Biorhythmus sich verändern würde. Ich wusste damals nicht, was der
Biorhythmus ist. Aber kann sein, dass das so eine Art Baustein ist.

Ehefrau:
Wenn da jemand 28 Jahre so gearbeitet hat. Vielleicht, wenn da
mal ein Samstagabend frei ist, dann kann man da ja trotzdem

nichts pflegen. Man kann auch nicht weggehen, weil man ja nachts um 12 Uhr schon wieder raus muss und da denke ich mal auch, ich sag es jetzt einfach mal so, das Gehirn schrumpelt ja auch ein, der Geist. Wenn man sich selber schult, wenn man Bücher liest, wenn man sich irgendwie an dem Geschehen beteiligt, dann ist das was anderes.

Bei mir würde kein Kreuzworträtsel rumliegen, ohne dass ich das mache. Eine Zeit lang hat er das auch gemacht, da habe ich ihm auch gesagt: „Mensch, mach doch oder wir machen das beide zusammen, was Du nicht weißt, weiß ich vielleicht oder umgekehrt." Aber heute, heute schafft er das einfach nicht mehr, vielleicht ein oder zwei, was ganz Leichtes. Es fängt ja auch schon mit der Rechtschreibung an – kriegt er nicht mehr hin. Und er war sehr gut in der Rechtschreibung, und er hatte eine gute Handschrift. Dann sagt er: „Schreib Du mal." Ich sehe ja immer nur, wenn er sich was aufschreibt, wenn er einkaufen will. Ich frage mich immer nur, was er da aufschreibt. Ich weiß ja, was er einholen will und so weiß ich, was er meint. Jeder andere würde sagen: „Gottes willen!" Die Rechtschreibung, die Buchstaben, die Grammatik sind nicht mehr da! Also, lässt auch das nach. In der letzten Zeit gibt es auch Probleme beim Anziehen, wo er sich verkehrt rum anzieht. Dann sage ich zu ihm: „Das gleiche Paar hast Du aber noch einmal, oder?" Wenn er zwei verschiedene Socken anhat, dann sage ich: „Wo ist denn das andere Paar?" Ich versuche das immer so ein bisschen ins Witzige zu ziehen. Dann lacht er drüber und dann fällt ihm das auf. Ich versuche in Gegenwart anderer das natürlich immer so ein bisschen zu überspielen und ein bisschen ins Spaßige zu bringen, denn es ist, er ist ja nicht so jenseits von gut und böse, dass er das nicht mitkriegt, mitunter. Leider, wenn er das manchmal so mitkriegt, dann merke ich, wie er dann selber manchmal so sauer und wütend über sich selber ist. Er merkt es. Und die Leute müssen das ja nicht mitkriegen und dann versuche ich es so: „Ach, hat er aus Versehen jetzt gemacht." Trotzdem muss ich aber sehen, die Leute andererseits darauf vorbereiten, denn es ist ja nicht so, die Leute kennen ihn und sagen: „Ach, er ist immer freundlich und er lacht immer" – und plötzlich, wenn sie ihn sehen, dann grüßt er nicht mal mehr, läuft an ihnen vorbei, sieht die nicht. Dann sagen die Leute, was ist denn mit ihrem Mann los? Dann sage ich: „Er ist krank." Ich muss es ja sagen, nicht dass es heißt: „Na, was ist das denn jetzt für ein Stoffel geworden?" Wo ich sage: „Er ist krank, müsst ihr jetzt so akzeptieren."

Ich ziehe mich zurück, nur um meinen jetzigen Zustand zu vertuschen. Und wenn einer Krebs hat, das nehmen die Leute vielleicht eher hin, als wenn jemand Alzheimer hat. Was ist denn das? Weil die Leute genau wissen, nach einem halben Jahr ist der Krebs verschwunden – wenn man Glück hat. Aber ich habe das Glück nicht. Wie es mir geht? Ich versuche es zu verstecken, unter die Matte zu schieben. Und ich muss es sofort, wenn mir was aufgetragen wurde, ich muss es sofort wiederholen, sonst ist der Weg von hier bis da, da laufe ich vergebens.

Ich mache mir auch Zettel. Aber es kommt auch vor, dass ich wieder hochkomme und sage: „Mensch, ich habe mir doch den Zettel eingesteckt, der Zettel ist verschwunden!" So etwas sieht ja keiner, außer ich und meine Frau.

Ehefrau:
Sagen wir mal, ich muss eigentlich vier Augen haben oder sechs Augen. Wenn ich hier Fernsehen gucke und er ist draußen, bin ich mit einem Auge, einem Ohr immer auch da draußen, weil ich immer denke, mal gucken, was er macht. Weil ich weiß, wenn er nachher weg geht, dann kann es sein, dass er es nicht mehr findet, also muss ich immer mit einem Auge dabei sein, um ihm hinterher sagen zu können: „Ach, das hast Du ja da hingelegt", oder: „Das war da." Ich muss, mehr oder weniger, immer mitdenken, gucken. Ich mache dann immer mal die Türen auf und gucke, was da liegt, falls er es sucht. Er hat die Angewohnheit, laufend etwas zu suchen, vor allem die Brille. Die Brille legt er laufend irgendwo ab und innerhalb von zwei Sekunden weiß er nicht, wo sie dann ist. Auf Deutsch gesagt: Rund um die Uhr muss ich mitschauen. Es tut mir auch immer Leid. Wenn es mal Tage gab, wo es ein bisschen schlimmer war und ich dann auch nervös war, dann, sage

ich ganz ehrlich, dann bin ich auch ungerecht. Ich bin auch un-
gerecht, gebe ich ehrlich zu. Es tut mir auch hinterher furchtbar
Leid, dass er dann manchmal dem Weinen nahe ist und sagt: „Ich
kann doch nichts dafür." Ich sage dann: „Horst, es tut mir auch
Leid, ich weiß es. Aber ich bin immer der Typ, eben auf 180 und
dann aber auch gleich wieder auf Null." Aber was ausgesprochen
ist, kann man auch nicht wieder zurücknehmen. Das ist das, wo
ich Probleme habe – ein Mittelmaß finden. Ich bin nicht aggressiv,
aber immer ziemlich schnell aufgeregt. Bei mir muss auch immer
alles schnell gehen, bei mir muss alles sofort gemacht werden. Und
das ist natürlich genau das Verkehrte – hier. Da brauche ich eine
Stunde, und bei mir dauert das aber eigentlich nur zehn Minu-
ten. Warum geht das nicht? Das ging doch früher. Dann sage ich:
„Lass mal, ich mache das alleine." Da fühlt er sich natürlich wie-
der in die Ecke gestellt. „Ich bin zu nichts nutze!" Und da hat er
ja Recht, ich muss mir das angewöhnen, zu sagen, wir haben Zeit,
wir sind Rentner, wer drängelt uns. Ich weiß es selber. Aber erst
einmal diesen Punkt zu erreichen, das ist schwer.

Sagen wir mal so: Ich bin ja selber schwerbehindert. Ich hatte
Krebs. Wie das damals '91 kam, hat niemand etwas von mir er-
fahren, nicht einmal meine Tochter. Ach, habe ich gedacht, das
kriegste wieder hin. Ich bin in das Krankenhaus gegangen. Zu-
nächst sollte nur eine Probe genommen werden, doch dann bin
ich nach drei Tagen nicht raus gekommen. Und dann erst habe ich
meiner Tochter Bescheid gesagt, die ist fast in Ohnmacht gefallen.
Es wusste keiner in meiner Familie. Und ich habe dann gesagt, na
ja, was soll's jetzt. Ich habe 43 Operationen hinter mir und ich
habe mich nicht gehen lassen, ich habe mich nicht fallen lassen.
Ich habe immer gesagt: „Wisst ihr was, schlimmer kann es nicht
kommen, kann nur besser werden." Und ich kann mich nicht in
die Ecke setzen und mich selbst bedauern. Ich habe mich immer
selber rausgezogen. Und jetzt sage ich, warum geht das bei dir
nicht auch. Aber das ist natürlich bei meinem Mann auch eine
ganz andere Krankheit.

Mir sieht man das nicht an, und ich habe mich da auch immer
drum bemüht, dass man es nicht sieht. Ich habe auch immer offen

darüber geredet, es gibt tausende, Millionen Frauen, die von diesem Krebs betroffen sind. Ich bin damit gut zu Rande gekommen. Ich habe das gut weggesteckt – und denke mir jetzt, warum kann er mit dieser Krankheit jetzt nicht auch so umgehen. Doch das ist eine ganz andere Krankheit. Das sind zwei unterschiedliche Sachen.

In der Tagesklinik musste wirklich gemacht werden, was vorgeschrieben war. Wenn jetzt zum Beispiel Ergotherapie vorgeschrieben war oder Gymnastik oder Malerei, das wurde dann gemacht. Ich habe da zum ersten Mal in meinem Leben einen Pinsel in der Hand gehabt und habe da rumgemalt. Ich konnte mit Wasserfarben arbeiten oder mit Wachs. Schön, die Bilder sehen nach gar nichts aus. Aber der Therapeut, der da hat da etwas rausgelesen, der hat nichts Negatives gesagt, also nun strengen sie sich mal so ein bisschen an, oder so etwas, nein. Dann gab es auch Zwischenpausen, da durften wir nicht einfach gar nichts machen, wir mussten uns beschäftigen, sei es mit Spielen wie Mensch-ärgere-Dich-nicht oder so etwas, und da ist man schon mit dem Geist woanders, wenn man Spiele macht, Brettspiele macht. Und dann war ein Mal in der Woche kochen. Also, am Donnerstag wurde eingekauft, auch in der kleinen Gruppe, also drei Personen. Die sind dann rüber gegangen in den Laden und haben dann für das eingekauft, was wir nächsten Tag, am Freitag, machen wollten. Also, keine komplizierten Sachen, kein 4-Gänge-Menü, aber auch keine fertigen Buletten vom Fleischer holen, das ist kein Kunststück. Gemüse putzen, kann auch nicht jeder, auch nicht jede Frau. Es waren ja überwiegend alte Frauen da, und die, habe ich den Eindruck so gehabt, die sind von ihren Männern so abgeschoben worden. Denn die saßen manchmal da so traurig. Das waren alles Frauen aus dem Osten. Sie waren arm dran. Die wurden abends nach Hause gefahren, mit einem Kleinbus, nach Marzahn oder außerhalb von Berlin.

Was ich jetzt mal machen werde, ist, mir das Programm von einer Einrichtung holen, die so verschiedene Angebote haben, wie Bingo spielen, zusammen frühstücken und so etwas, und das ist alles auch nicht teuer. Ich habe auch ein Heft, ein gutes Informationsheft von der Alzheimer-Gesellschaft, wo auch alle Rechte drin stehen, die man hat usw.

Ehefrau:
Ja, wichtig ist, dass er mal so zwei, drei Stunden raus kommt. Und ich brauche das ja auch. Es kam auch eine Frau von der Alzheimer-Gesellschaft hier vorbei. Es ist so wichtig, dass man sich einfach einmal unterhält – man ist ja wie so ein Neugeborenes.
Um noch einmal auf die Tagesklinik zurückzukommen. Wenn mein Mann abends aus der Tagesklinik kam und er mir so erzählt hat, war er ja noch einer, wie man immer so schön sagt, einer der Sehenden unter den Blinden. Er war ja immer noch einer derjenigen, der am besten dabei war. Manche standen ja schon richtig neben sich. Er ist ja auch noch alleine hingefahren und alleine nach Hause gefahren. Es ist ja auch nicht weit und es ist immer die gleiche Strecke.

Ja, und hier die Gegend kenne ich schon seit dreißig Jahren, von Kind an, also ist das hier eine gute Hilfe.

Ehefrau:
Das macht eine Menge aus. Dadurch ist das für ihn einfach. Und wie gesagt, am Nachmittag war er so gut drauf. Donnerstag ist der Markt, da hat er dann immer gleich etwas mitgebracht, etwas zum essen. Also, er hat alleine gedacht, mitgedacht.
Er ist auch soweit, dass er immer das Handy mitnimmt – wenn mal was ist. Da sind ja nur drei, vier Telefonnummern, da weiß er, wo er draufdrücken muss, um mich zu erreichen, oder umgekehrt, dass ich ihn erreichen will, weil ich wissen will, wo er ist. Das sind schon solche Hilfen.
Ich mache ihn verrückt, das wollen wir einmal ganz ehrlich sagen! Durch meine Nervosität, besser gesagt durch meine Hektik, mache ich ihn verrückt. Weil ich alles auf einmal will.

Es grenzt schon an Gleichgültigkeit, würde ich sagen.

Jetzt denke ich anders, deine Laufbahn im Leben, das läuft nicht mehr so wie Du dir das einmal vorgestellt hast, was Du einmal werden möchtest.

Ehefrau:
Wir hatten uns ja einmal vorgestellt, wenn er auf Rente gegangen ist, dann schaffen wir uns einen Garten, einen Schrebergarten an, so richtig schön. Das haben wir auch gemacht. Und im Sommer wunderbar, da kann er so ein bisschen „rumpfrimeln" und die Sonne und so, aber dadurch, dass er ja nun nichts mehr machen kann, bleibt es ja alles an mir hängen. Und ich muss dazu sagen, ich habe ja immer alles gemacht im Leben. Das fällt mir nicht sehr schwer. Ich kann handwerken und alles. Aber wir haben uns das anders vorgestellt, auch einmal eine Reise zu machen. Oder Tagesfahrten oder sonst irgendwas. Nun ist das aber nicht so, wie wir uns das einmal vorgestellt hatten, weil das schneller ging als erwartet oder schneller kam als erwartet.

Mit 63 ist er erkrankt, jetzt ist er 67, also es ging so vor drei Jahren los.

Aber es ging ganz schleichend los. Es war nicht so, dass es nun so auf Kommando kam und ich da einen Ausbruch hatte oder jähzornig wurde. Da hätten sich zwei prügeln können, da hätte ich zugeguckt und wäre weitergegangen, hätte mich gar nicht interessiert.

Was könnte ich anderen Menschen raten, die auch von der Krankheit betroffen sind? Jedenfalls nicht den Wehleidigen machen, nicht jammern von morgens bis abends, mir geht es so schlecht oder so. Man sollte das tun, was einem gesagt wird, nicht kommandiert, aber, was ja auch in der Klinik war, wenn ich etwas falsch gemacht habe, die haben dann nicht gleich rumgehackt, oder haben gesagt, na, das hatten wir doch gestern irgendwie schon. Stattdessen haben die gesagt: „Herr Jurisch ...", so wurden wir angesprochen, wir wurden alle mit Sie angesprochen. Man wurde so angenommen wie man ist. Ich will mir ja nichts einbilden, aber ich bin behandelt worden, als ob ich dazugehöre, als ob ich selber Pfleger war, also sehr wertschätzend. Den langen Korridor bin ich sehr oft in falscher Richtung gegangen, dann haben sie gesagt: „Herr Jurisch, drehen Sie sich um, kommen Sie mal zu mir." So, auf die lustige Art. Ach ja, bist ja falsch gelaufen, habe ich dann festgestellt. Und Pfleger waren da, die Praktikanten, draußen im Leben durfte bei mir doch ein Praktikant nichts machen, der musste doch lernen von *mir* und nicht dass er mir was beibringt. Das gab es gar nicht dort, die Praktikanten haben so toll mitgemacht, haben mich nicht irgendwie auf die falsche Bahn gebracht, dass sie mich irgendwie reinlaufen lassen, in irgendeine Situation. Das Essen machen und Kuchen backen, das hat mir gefallen. Man würde das gar nicht zu Hause machen – komisch, zu Hause würde man gar nicht auf die Idee kommen und sagen, Du, lass mich mal das Essen machen. Gut, es war nicht immer der Geschmack oder mein Geschmack. Der eine salzt mehr, der andere macht sich mehr Maggi rein.

Die Tagesklinik würde ich anderen empfehlen. Aber es muss auch jemand sein, der sich unterordnen kann. Denn da waren auch ein paar Männer, die das als abwertend empfanden, weil es gegen ihre Natur ist, Geschirr abzuwaschen oder überhaupt Handarbeit zu machen. Das können die nicht und die sind dann auch nach dem dritten Tag gegangen. Es gibt ja so Schnupperkurse, die sind dann nach dem dritten Tag auch weggeblieben. Es sind dann nur Frauen übrig geblieben. Und mit Frauen kann man anders reden als mit Männern. Männer wollen im Sarg am besten noch die Oberhand haben. Und es fällt ja auch schwer, wenn ein Ehepaar in die Tagesklinik geht, also wenn einer krank ist und der andere geht auch mit. Wenn die nach Hause gehen, und der eine will sich noch darüber unterhalten und der andere weiß es nicht mehr. Ich wusste ja abends immer noch, was ich gegessen hatte. Mir fiel es ja plötzlich abends wieder ein, ach, heute gab es ja zum Beispiel Königsberger Klopse. Aber im ersten Moment war es wie weggeblasen. Und dann plötzlich fiel es mir wieder ein.

Wenn ich Wünsche frei hätte? Ich würde mir eine Person meines Vertrauens wünschen, die neben mir steht, unsichtbar, die mich leitet, die mich in Schutz nimmt. Wenn wir beide, meine Frau und ich, eine Reise machen würden, zum Beispiel in einen Kurort, wo wir wirklich abschalten können und wir wüssten genau, wenn wir nach Hause kommen würden, wäre es noch genau so, wie wir es verlassen haben. So etwas! Mehr Wünsche habe ich nicht. Eine Reise nach Australien, das ja, das wäre auch noch ein Wunsch, aber mit dem Flugzeug, das wäre zu kompliziert, die Kontrollen und alles. Dann mit dem Containerschiff, nicht mit einem Passagierschiff!, wo man abends mit einer Krawatte dasitzen muss. Auf einem Containerschiff, vier oder fünf Kabinen haben die ja frei. Die Fahrt dauert zwar länger, aber man lernt mehr Kameradschaft, man lernt die Enge kennen. Englisch könnte ich noch reden. Einen Anlauf bräuchte ich schon, aber nach ein paar Tagen könnte ich mich verständigen. Das reicht ja aus, das grobe Englisch. Ich muss ja kein Oxford-Englisch haben, das wollen die ja gar nicht hören. Mit dem Kauderwelsch merken die, Du bist ja einer von denen, von der Straße – dann bist Du angesehen.

Ehefrau:
Wenn ich drei Wünsche frei hätte? Der eine Wunsch wäre, dass er gesund wäre. Das sage ich ganz ehrlich. Dass wir das machen könnten, was wir uns vorgenommen hatten. Denn, wenn man es so nimmt, wir haben ja eigentlich nicht viel voneinander gehabt. Seit '95 sind wir zusammen, dann sechs oder sieben Jahre, dann war die Krankheit da. Es ist ja nicht viel, was wir unternehmen konnten. Die ersten Jahre sind wir ja noch viel verreist. Der zweite Wunsch wäre, wenn es gar nicht sein soll, dass es langsam geht, dass es nicht so abrupt ist, dass es dann so schlimm ist. Denn so, wie es jetzt ist, kann man ja mit ihm reden, kann man ja mit ihm umgehen, macht er auch Dinge, die man sagt. Also, wenn es so bleiben würde, wie es jetzt ist, würde ich sagen, es ist okay. Ändern kann man es nicht mehr, aber wenn es so bleiben würde, das wäre das, wo ich sagen würde, das wäre schon schön. Wir sind ja beide aufeinander angewiesen, wenn man es mal so nimmt. Er braucht mich und, mehr oder weniger, brauche ich ihn ja auch. Sagen wir mal, auch mir geht es manchmal nicht gut. Und da weiß ich, wenn es so ist, wie es jetzt ist, ich kann mich trotzdem auf ihn noch verlassen. Wenn ich sage: „Pass auf, mir geht es heute nicht gut,

gehst Du für mich einkaufen?", oder: *"Das muss noch gemacht werden"* – macht er alles noch. *Und so lange das so ist, dann sage ich mir immer, okay, es geht ja noch, langsam zwar, aber es geht.*

Auch mit unserem Hund. Ich gehe zweimal am Tag und er geht zweimal am Tag mit ihm. Anfangs habe ich gedacht, das wird zuviel. Doch er möchte den Hund nicht mehr missen. Er hat seine Aufgabe, macht die Runden und der Hund findet auch nach Hause. Also, es macht ihm Spaß. Und er hat eine kleine Verantwortung. Und das vergisst er auch nicht. Das muss sein. Es ist ein Lebewesen. Und er wird gebraucht, dieses Gefühl, er darf nicht einfach in der Ecke stehen, nein, er wird gebraucht. Das Tier braucht ihn, ich brauche ihn. Also, er hat nicht das Gefühl, er ist hier überflüssig. Das ist sehr wichtig bei ihm. Das Gefühl nutzlos zu sein, denn wenn man dieses Gefühl hat, nutzlos zu sein, ist man eigentlich noch da, wofür bin ich eigentlich noch da, das ist für jeden Menschen das Schlimmste, was es gibt. Das versuche ich ihm ja immer zu vermitteln, ich brauche dich genauso wie Du mich brauchst. Wir müssen nur das Beste draus machen. Ich muss mich immer wieder entschuldigen: "Mensch, Horst, das war nicht so gemeint. Du kennst mich." Ich werde auch immer laut, ich habe ein lautes Organ, ich kann nicht normal leise reden, wenn ich schimpfe. Ich würde am liebsten noch einen Lautsprecher nehmen. Und er sagt dann immer: "Sei doch leise, rede doch leise." Und ich sag dann: "Nee, dann hörst Du mich nicht." Dann habe ich wohl die Vorstellung, je lauter, desto eher hört er mich – was genau verkehrt ist, dann schaltet er nämlich ab, habe ich festgestellt. Mein Mann stellt dann auf Durchzug. Dann dreht er sich um und guckt in die Röhre. Dann werde ich erst recht laut. Dann sage ich: "Guck mich an, wenn ich mit dir rede, damit Du auch verstehst, warum ich so sauer bin." Dann sagt er: "Rede doch leiser." Aber ich kann dann nicht leiser reden. Das sind dann so Reibereien bei uns, was aber meine Fehler sind. Ich sage es immer wieder, das ist mein Fehler! Wenn ich merke, ich komme an die Grenze. Ich habe einmal versucht, bis zehn zu zählen, aber das klappt bei mir nicht. Ich denke dann, oh weh, es geht ja schon wieder los, Du kannst ja reden ... Jeder hat so seine Mentalität, jeder hat so sein Ding, das ist nicht einfach so abzustellen. Dann müsste ich zum Psychologen gehen und mich auf die Ledercouch legen, aber dann sage ich immer, meistens gehören die selber da drauf. Dann wird aus der Kindheit gequatscht, aber das Problem ist dann nicht eigentlich aus der Welt. Vielleicht würden ja Pillen helfen, Baldrian oder so etwas Ähnliches. Andererseits bin ich froh, dass ich so ein Mensch bin. Sonst hätte ich so vieles im Leben nicht gepackt. Dass ich das nicht übertragen kann, das weiß ich selber. Jeder ist nun einmal nicht so. Er ist ja die Ruhe in Person, den können Sie ja da hinstellen und wenn ich sage: „Bleib da stehen", dann bleibt er da stehen. Er ist so der ruhige Pol. Das kann mich aber auch manchmal zur Weißglut bringen. Wenn ich sage: „Mensch, nun mach doch endlich mal, Dir kann man beim Laufen die Schuhe besohlen." Das sind solche Sprüche, die mir dann rausrutschen. Das ist ungerecht, aber es ist so wie es ist. Und ich beschönige es nicht. Warum soll ich jetzt hier schön machen, schön tun, es ist so wie es ist. Ich weiß, dass das mein Fehler ist. Er akzeptiert es – mehr oder weniger. Dafür kennt er mich. Als er ankam vor zehn oder elf Jahren, da habe ich gesagt: „Du wirst dich wundern. Ich bin nicht mehr diejenige wie vor 37 Jahren. Ich war 30 Jahre lang alleine, ich habe alleine entschieden, ich habe alleine das für richtig oder falsch gehalten – und jetzt, ich lass mir von keinem Mann was sagen. Also überlege dir das gut. Ich bin nicht mehr diejenige. Du musst das dann so akzeptieren wie es ist." Ich bin so, weil ich mich in meinem Leben behaupten musste, auch in meinem Beruf, auch im Beruf hatte ich 21 Männer unter mir. Das ist logisch, dass ich mich da auch durchbeißen musste. Und deswegen sage ich immer, ich bin kein Schmusekätzchen, so in diesem Sinne. Ich bin keine treusorgende Ehefrau, die man in die Ecke setzen kann, Muttchen macht, Muttchen tut. ICH entscheide! Was in dem Fall auch gut ist.

Ich würde ihn auch immer in Schutz nehmen. Wenn irgendjemand ihn angreifen würde, dann würde ich mich vor ihn stellen, nicht hinter ihn, sondern würde mich vor ihn stellen. Und da dürfte keiner was dagegen sagen. Also, da wäre ich dann wie eine Löwin. Wie wir beide zu Hause miteinander umgehen, das ist unsere Sache, aber wenn ihn jemand von außerhalb angreifen würde, da würde ich ihn verteidigen. Erstens weil er nichts dafür kann, weil er sich auch nicht wehren kann. Er würde sich auch nicht wehren. Da würde ich sagen: „Zeig mir mal denjenigen." Den mache ich dann zur Schnecke. Dann bin ich diejenige, die dann für ihn da ist.

* * *

Nachtrag der Herausgeberin

Das Ehepaar, das erst nach drei Jahrzehnten und erst nach vielen Umwegen zueinander gefunden hat, wollte es sich in der kleinen Wohnung gemütlich machen, wollte im Sommer einen Schrebergarten genießen, wollte gemeinsam reisen – doch nach wenigen Jahren des Zusammenlebens stellte sich bei ihm die unheilbare Alzheimererkrankung ein.

Das Miteinander wird schwierig(er), das Vergessen zu erleben ist für beide tragisch:

Gudrun Elsner-Jurisch macht deutlich, wie schwer die Last ist, die eine demenzielle Erkrankung auch für den nicht-erkrankten Ehepartner mit sich bringt, und wie groß die Enttäuschung ist, die die Krankheit und das damit verbundene (absehbare) Ende der gemeinsam geschmiedeten Pläne für eine ungebundene, arbeitsbefreite Lebenszeit bereitet. Stattdessen muss sie nun „eigentlich vier Augen haben oder sechs Augen ... rund um die Uhr muss (sie) mitschauen". Sie braust auf, wenn er nicht versteht oder nicht umsetzen kann, was sie ihm sagt. Sie wird laut, wird nervös – und dann stellt sich das schlechte Gewissen ein. So kann rasch ein Teufelskreis aus Kränkung, Hilflosigkeit, Wut, Schuld und Überforderung entstehen, der nur den einen Ausweg kennt: sich und den Ehemann zu entlasten, in dem sie sich gegenseitig Freiräume und Distanz einräumen. Diesen Ausweg hat sie richtig erkannt.

Herr Jurisch ist oftmals verzweifelt, wenn „der Faden reißt", wenn er nicht mehr weiß, was er gerade sagen wollte, wenn er sich einen Einkaufszettel schreibt, aber diesen vergisst, wenn er seine Brille abnimmt und nach wenigen Sekunden vergisst, wo er sie hingelegt hat. Nach seinen Wünschen gefragt, antwortet er denn auch: „Ich würde mir eine Person meines Vertrauens wünschen, die neben mir steht, unsichtbar, die

182

mich leitet, die mich in Schutz nimmt." Er zeichnet eine Art Schutzengel für einen demenziell erkrankten Menschen, der das krankheitsbedingte Vergessen – unsichtbar, unhörbar – kompensiert und ihm seine Identität und Würde bewahrt. Achtung und die Wahrung der Würde erfährt er in der Tagesklinik. Ausdruck dessen ist die Erwähnung, dass alle gesiezt werden (und nicht abwertend und infantilisierend geduzt, wie es leider gerade im Umgang mit älteren Menschen immer noch vorkommt), dass – wertfrei – (Orientierungs-)Hilfe gegeben wird, wenn der Weg in die falsche Richtung eingeschlagen wird, und dass Aktivitäten wie Malen, Einkaufen, Kochen Anerkennung erfahren und nicht mit Leistungsdruck und Geringschätzung einhergehen.

Ein großer Wunsch wird von Herrn Jurisch erst nach direkter Nachfrage preisgegeben: noch einmal mit dem Schiff nach Australien zu fahren.

Charlotte Kampnagel[1]

Die Krankheit macht Angst

Vorbemerkung der Herausgeberin

Charlotte Kampnagel ist 1938 geboren. Die frühere Lehrerin ist an einer Demenz vom Alzheimer-Typ erkrankt. Jahre bevor sie selber erkrankt, erlebt sie den Beginn und den Verlauf einer Demenz in der eigenen Familie: Auch ihre Mutter ist von einer demenziellen Erkrankung betroffen, allerdings setzte bei ihr die Symptomatik in einem höheren Lebensalter ein und die Erkrankung schreitet langsamer voran.

Als sie selbst Orientierungsprobleme und Vergesslichkeit feststellen muss, ergreift sie die Initiative, besorgt sich entsprechende Fachliteratur und lässt sich untersuchen. Ihr Verdacht wird bestätigt. Da sie niemandem „zur Last fallen" möchte, sucht sie mit ihren Kindern eine stationäre Einrichtung. Schließlich verkauft sie ihr Haus und bezieht ein Einzelzimmer in einer modernen, freundlichen Senioreneinrichtung in der Nähe ihres Sohnes und seiner Familie.

Charlotte Kampnagel erzählt mir ihre Lebensgeschichte, wobei sie relativ wenig aus den Kindheits- und Jugendtagen, aus ihrem gelebten Leben, erzählt. Mitunter bleiben die Sätze unvollendet.[2] Die Erinnerungen verblassen immer mehr. Mit Beginn der Krankheit dominiert die Angst ihr Denken, Fühlen, Handeln und das soziale Miteinander. Den raschen Verlust ihres Erinnerungs- und Orientierungsvermögens nimmt Frau Kampnagel sehr deutlich wahr, die damit einhergehenden Gefühle beschreibt sie sehr differenziert.

---

1 Auf Wunsch der Autorin ist der Name ein Pseudonym, auch die Namen der anderen Personen sind anonymisiert.
2 Die unvollendeten Sätze sind mit … versehen.

Die Familie und der Beruf

Ich bin jetzt über ein halbes Jahr hier in der Einrichtung. Ursprünglich ist meine Heimat in Lörrach, in Baden-Württemberg. Und – es sind dann – es fängt schon an!, wir sind dann … Mein Mann war, er war für das Wetter zuständig, wie nennt man das? Meteorologe? Meteorologe! Und wir sind dann nach Braunschweig gezogen. Und mein Mann ist verstorben, an der Kopfkrankheit, wie heißt das? Hirntumor. Und der hat nicht mehr sehr lange gelebt, in Braunschweig. Mit den beiden Söhnen und den Enkelkindern …

Der eine Sohn ist Lehrer und der andere ist Schauspieler und Unternehmer – was auch immer das ist. Ein Sohn ist hier in Göttingen. Ich habe auch Enkelkinder. Mal überlegen: drei und zwei. Zwei Enkelkinder und drei, fünf. Wenn ich da nicht wieder übertreibe? Das habe ich mir irgendwann gemerkt, dass das nicht so stimmt mit der Zahl.

Ich bin in Freiburg geboren, an der Schweizer Grenze, gut zu essen. Und im Krieg habe ich auch wenig abgekriegt, weil das direkt an der Schweizer Grenze ist. Die Schweiz ist ja neutral gewesen. Wir hatten in der Gegend nur einen Bombenangriff, sonst haben wir vom Krieg nichts mitbekommen. Und mein Großvater hatte auch Landwirtschaft. Also, wir haben auch nie gehungert, sind dann, waren mit meinen Großeltern zusammen.

Wir waren vier Mädchen: Charlotte, Helga, Elfriede und Sabine. Und die Sabine ist tödlich verunglückt, meine jüngste Schwester, mit dem Auto. Die hatte gerade mal die Prüfung gemacht und zu schnell gefahren – und ist tödlich verunglückt. Das war schon ein Schock! Sie war eigentlich auch die Hübscheste, und, ja, die Netteste von allen.

Die eine Schwester wohnt noch in Lörrach und pflegt meine Mutter. Ja, meine Mutter hat schon eine Altersdemenz. Die ist in Lörrach, meine Schwester sorgt für sie.

Von dem Krieg haben wir nicht viel mitbekommen, nur dass wir dann das weiße Bettlaken raushängten. Mein Opa war Metzger, der konnte dann auch ab und zu ein Schwein schlachten und konnte dann auch tauschen gegen etwas anderes. Mein Vater war auch Lehrer und war ganz kriegsverletzt. Und der ist jetzt schon auch vor ein paar Jahren gestorben.

Ich habe in Freiburg studiert und hatte auch sehr nette Freundinnen. Und hatte dann auch eine Anstellung in Braunschweig, weil mein Mann als Meteorologe in Braunschweig tätig war. Mein Mann war eigentlich erst in Bayern, kommt eigentlich aus Garmisch-Partenkirchen, und hat dann in München studiert. Wir haben in Braunschweig geheiratet.

Ich hatte immer Heimweh, ganz lange hatte ich Heimweh. Dann hat mein Mann gesagt, wenn wir in Pension sind, dann gehen wir zurück. Und dann ist alles anders gekommen.

Mein Mann war beim Wetterdienst. Und wir sind dann da geblieben. Eigentlich wollten wir wieder nach Süden. In Freiburg haben wir studiert. Ich habe auch studiert, bin Lehrerin. Ich habe auch als Lehrerin gearbeitet. Erst einmal war so eine Lücke bis … Und dann kam der Andreas (der zweite Sohn; Anm. G.P.) auf die Welt. Und danach war ich wieder im Beruf. Ich habe in Braunschweig in einer Grundschule gearbeitet. Das hat sehr großen Spaß gemacht, ich habe das unheimlich gerne gemacht.

Die Krankheit und ihre Auswirkungen

Ich habe nur sehr früh gemerkt, dass irgendetwas nicht stimmt bei mir, ganz früh. Und da meine Mutter so schwierig war, habe ich auch sehr früh dann gesagt, ich gehe in ein Heim. Ich möchte also meinen Kindern nicht zur Last fallen. Ich geh auf jeden Fall in ein Heim und wusste aber nicht, dass es so schnell, so schnell geht. Ich dachte immer so ein Jahr, nicht Jahr, so viel ist ja nicht. Mein Mann hat es nicht mehr miterlebt, er ist ja früh gestorben dann an dem Hirntumor. Und ich hatte sehr nette Nachbarn, die haben auf mich aufgepasst. Und das wollte ich aber auch nicht, dass die zu sehr Rücksicht auf mich nehmen müssen.

Dann haben wir mein Haus verkauft. Ja, die sind jetzt immer noch dort, in Braunschweig wohnen die. Und gestern war ich in Braunschweig den ganzen Tag dort, das war sehr schön. Der das übernommen hat, der ist Gärtner, und das sieht jetzt toll aus, die beiden Grundstücke.

Ich habe die Krankheit gemerkt in der Schule. Ich war sehr gerne Lehrerin und war auch weiter …? Wie nennt man das? Wenn man fort? Es gibt so Möglichkeiten, dass man noch was dazulernt. Fortbildungen! Ich habe ganz viele Fortbildungen mitgemacht und habe dann irgendwann gemerkt, dass ich einfach …, das ist nicht mehr normal, wie vergesslich ich bin. Und das hat mich sehr beunruhigt. Ich meine, so wie mein Mann konnte ich ja nicht werden, das war was anderes. Und ich habe mich dann klug gemacht, mit Alzheimer. Und habe festgestellt, dass es das sein muss. Ich habe aber bis zum Schluss gedacht, ich wach dann auf, und es ist doch nicht so schlimm. Aber es ist dann doch sehr schnell sehr schlimm geworden.

Es gab auch unheimlich Orientierungsprobleme. Ich bin dann zum Beispiel mit dem Bus, jahrelang mit demselben Bus gefahren, und jetzt plötzlich kannte ich mich da nicht mehr aus. Konnte also auch nicht mehr mit dem Bus fahren und habe dann auch nicht mehr die Sachen wieder erkannt, wo wir vorbeigefahren sind. Also, das war sehr beunruhigend für mich.

Ich habe ja dann allein im Hause gewohnt – das war schlimm!

Ich bin dann in eine Klinik gegangen und habe mich untersuchen lassen. Dann bin ich in Göttingen behandelt worden, also, die Behandlung hat der Arzt dort weiter verfolgt. Dann habe ich immer gedacht, den Sommer werde ich hier noch erleben, weil das so schön immer alles aussah, den kann ich noch genießen. Aber ich habe so Orientierungsängste. Ich bin auch hier im Haus, finde ich mich nicht zurecht. Obwohl mein Sohn auch schon x-mal mit mir gegangen ist, extra eine Therapeutin, die gedacht hat, sie könnte mir helfen. Das war aber alles nicht. Das sehe ich und dann ist es weg. Und jetzt ist es also schon sehr schlimm. Ich, ja, ich habe also mit Anziehen Schwierigkeiten. Ich meine, ich kann mich noch, so ganz, ganz früher kann ich mich noch ein bisschen erinnern, was so war. Aber das andere ist weg. Deshalb, mit diesem Alzheimer – ich weiß nicht, was das für eine schreckliche Krankheit ist? Zum Beispiel, ich habe mir, eine Freundin war da, und die ist mit mir gegangen und hat mir geholfen, was zu kaufen, und als ich daheim war und ausgepackt hatte und so, da war nichts mehr da. Sie sagen dann immer: „Du hast doch genug Suppen", zum Beispiel, „Du brauchst doch nicht jetzt schon wieder ..." „Da sind doch ganz viele ..." (Suppen; Anm. G.P.). Und ich hatte vorher hingeschaut – und es war nichts da. Jetzt habe ich schon immer, dass ich die Sachen, die ich unbedingt nicht verlieren will, in den schönen Schrank rein tue. Oder gestern zum Beispiel hatte ich also Angstzustände, die sind jetzt ganz schön heftig, weil ich da Angst habe, wie es weitergeht und überhaupt.

Also, so schlimm – das ist neu. Früher schon. Die Krankheit macht Angst. Ich habe früher viel gelesen darüber und habe dann aber, na gut, ich kann nicht mehr, ich kann also auch nicht mehr richtig lesen. Ich kann mich nicht mehr richtig konzentrieren.

Meine Mutter hat Altersdemenz. Da merkt man deutlich den Unterschied. Sie hat noch immer so, ja, es ist nicht so schlimm wie Alzheimer. Aber sie ist auch schlimm, sie erkennt mich jetzt nicht mehr, und sie ist bei meiner Schwester. Ich habe zwei Schwestern.

Die frühen Erinnerungen, an Kindheit und Jugend, sind auch nicht mehr da, es ist auch ganz viel weg. Also, das ist zusätzlich noch, dass da ganz wenig ist. Und was diese Krankheit auch mitmacht, das halt, man vergisst alles, ja, man vergisst alles. Das ist ganz schrecklich! Schön ist es noch mit den Enkelkindern, aber sehr oft sehe ich die auch nicht mehr. Oder Briefe, was habe ich schon Tagebücher angefangen. Und, aber dann irgendwie ging es dann doch nicht mehr. Zwischendurch habe ich auch Tagebuch geschrieben, als mein Mann krank war, da habe ich Tagebücher geschrieben, davor auch, aber nicht so gezielt. Das kann sehr entlastend sein, aber ich habe sie dann immer wieder zerrissen, nicht aufgehoben, weil ich dachte, das schaffst Du ja doch nicht weiter.

Also, meine Bezugspersonen sind, außer meinen Kindern, meine zwei Freundinnen, die rührend sind und mit mir einkaufen gehen. Wo wohnen die beiden? Sie haben über zwei Stunden Anfahrt. Das ist dann schön, wenn sie kommen, aber sie können nicht jeden Tag kommen, auf keinen Fall.

Die größte Belastung an der Alzheimer-Krankheit, das sind die Ängste.

Es ist auch so, ich wusste auch nicht, erst langsam habe ich gewusst, dass die anderen, die hier wohnen, dass die zum Teil auch so Schwierigkeiten haben hier. Und da wurde auch nicht so darüber gesprochen. Und da ist eine, die auch so immer hin und her geht und sagt: „Ich habe solche Angst, ich habe solche Angst." Und das belastet mich auch sehr. Und die dürfen den ja auch keine Medikamente geben. Sie dürfen die nicht irgendwie anschnallen oder sie ins Bett bringen. Also, das finde ich ganz schön schlimm. Ich meine, hier ist alles …, die Pflege ist sehr gut und Essen ist gut. Aber warum man nicht selber entscheiden darf, wenn man nicht mehr leben möchte, das bedauere ich sehr. Das gibt es ja in Belgien oder … Es gibt ja so was, wo man dann … Also, das finde ich schlimm, dass man keine Möglichkeit hat zu bestimmen, wenn man nicht mehr leben will. Dass das einfach zu schwer ist … Und dass man dann, ja, und dann muss man also trinken, das heißt, das mache ich ja alles noch, trinken und essen und … Sie sagen dann: „Trinken Sie doch noch 'nen Schluck, trinken Sie doch noch 'nen Schluck, damit Sie nicht austrocknen."

Jetzt kriege ich langsam auch schon solche Angst. Wenn man das immer so hört, ich hab solche Angst, und die (das Personal; Anm. G.P.) sagen dann: „Sitzen bleiben!", und so, „es ist niemand da". Ja, das wissen die nicht, dass niemand da ist und dass das schlimm ist. Also, das belastet mich hier zusätzlich, die anderen kranken Menschen. Ich wusste nicht, dass es so viele gibt, und dass die Krankheit so schrecklich ist. Das wusste ich nicht. Ich habe jetzt Angst vor der Zukunft, wenn das so ist … Oder zum Beispiel eine, die hat immer so ihre Tasche dabei und alles und wartet auf ihre Familie und will nicht raus, weil sie Angst hat, die Familie besucht sie und sie ist nicht da. Aber ich habe noch nie gesehen, dass sie jemand besucht hat, kann auch sein, dass ich es einfach noch nicht gesehen habe. Aber trotzdem ist sie irgendwie fröhlich! Aber das sind alles so Sachen, die ich so ein bisschen am Rand mitkriege und dann, ja, die mich zusätzlich belasten. Oder eine, mit dem Trinken, das ist ja auch schlimm. Dass man was trinken soll, dass man was essen soll, und das mache ich eigentlich noch, und ich habe auch noch mein altes Gewicht. Aber ich habe auch so ein Völlegefühl, dass ich dann manchmal denke, oh Gott, schon wieder so viel essen, schon wieder, schon wieder was essen, schon wieder was, obwohl das Essen wirklich gut ist. Aber ich kann einfach nicht so! Ich kann mich nicht so voll schlagen, und dann liege ich im Bett und japs da rum. Da lass ich mir das auch nicht ... Ja, das haben sie inzwischen verstanden. Dann haben sie auch gesagt, ja gut.

Wie kann man erkrankten Menschen helfen, sie unterstützen? Wenn so Anzeichen sind, man merkt es ja, die anderen merken es auch, dass es den selber, den es betrifft, nicht weiterbringt, wenn man sagt, das ist doch alles nicht so schlimm und stell dich nicht so an. Im Nachhinein denke ich zwar, vielleicht wäre es besser gewesen, ich hätte nicht immer die Bücher gelesen davon, mich da so ... Wissen kann ja auch belasten. Das habe ich im Nachhinein gedacht. Vielleicht hättest Du noch ein paar schöne Monate gehabt, wenn Du nicht unbedingt, ja, gedacht hast, nein, jetzt will ich niemanden belasten, und ... Ich weiß, meine Schwester hat noch gesagt: „Jetzt warte doch ab, denn Du kannst ja dann sowieso nichts machen, genieß aber doch noch, was Du eben noch kannst."

In Braunschweig war ich, das war sehr nett, das ist wie so eine Krankenstelle, die auch Demenzerkrankte, und ..., die das schneller erkennen, da war ich noch eine Zeit lang in Behandlung, einmal in der Woche. Und die Frau Bartels war eine ärztliche Kraft, die halt so was man so macht, welcher Tag ist heute oder solche Sachen; eben noch geübt hat. Und es wurde gesungen und viel unternommen. Die hat das noch sehr schön gemacht.

Ich würde anderen raten: Geht nicht zu früh! Also, ich habe zu früh dann aufgegeben. Ich war zu schnell bereit zu sagen, das ist Alzheimer und das ist schlimm. Ich hätte vielleicht noch ein paar schöne Wochen gehabt oder Hoffnungen oder so was. Man hat sich so zu früh die Lebensfreude genommen, durch das Wissen. Ich meine, ich habe es ja dann auch gemerkt. Und da finde ich den ärztlichen Einsatz, da ist einer, der, ich habe den Namen vergessen, doch irgendwann mal sehe ich ihn, und der fragt dann: „Wie geht's, wie geht's Frau Kampnagel?" Wenn ich irgendetwas habe, dann sagt er auch ... Dann habe ich am nächsten Tag auch ein Rezept bzw. die Schwestern haben es. Aber am Anfang, da war ich bei einer Ärztin, das war doch irgendwie schöner. Die hat sich mehr, man hat das Gefühl gehabt, sie hat sich mehr gekümmert. Und ich kam dann hier an und plötzlich war nichts mehr zu machen. Nach einem Jahr, das ist in Göttingen, nein, wo sind wir jetzt? Doch Göttingen. Das ist so ein Umlaufsystem, die Ärzte müssen dann wieder wechseln, irgendwie, so dass man nicht den früheren Arzt oder die Ärztin hat, sondern jemand anders. Ich empfand das als ziemlich hart, dass man nun plötzlich gar keine Beziehung mehr hat zu dem Hausarzt, zu dem Arzt. Und das war ganz schön hart, denn die war immer sehr nett, Frau Peters, Frau Dr. Peters hieß sie. Jetzt sieht man halt den Arzt, den sieht man kaum. Wenn ich mal Beschwerden habe, wenn man so Völlegefühl hat, da ist nichts mehr, das da jemand sagt: „Kommen Sie doch mal." Die haben mich aufgegeben, das Gefühl hat man gehabt, ziemlich schnell. Und das hätte man doch so peu à peu, ich weiß es nicht, ob's, ob's ... Die Frau Dr. Peters war dann auch nicht mehr in der Klinik drin, die konnte das ja dann gar nicht mehr machen, weil das irgendwie ... jetzt sind halt die anderen dran. Ich meine, wenn man dann schon so und so viele Jahre dann schon mit dem Arzt oder der Ärztin gearbeitet hat, dann hat man auch eine Beziehung, und die hören wenigstens zu. Gut, der Arzt sagt jetzt: „Ich weiß, es ist schlimm." Doch man fühlt sich so abgefertigt.

Also, ich hatte das Glück mit diesen Freundinnen, und die waren nicht so. Die haben das gemerkt, und ich bin auch nie, dass ich das verschwiegen habe. Ich habe dann irgendwann gesagt, ich habe das. Die waren dann schon sehr bestürzt.

Und ich denke, man hätte auch hier noch mehr, man hätte auch noch mehr Action machen können, aber das ist schon schwierig. Man hat doch sehr vieles ... Manche können nicht gehen, und das ist ja auch schade, wenn die daheim bleiben müssen. Aber der Wechsel, der war ganz schön hart, von zu Hause. Hier waren auch zwei mit Alzheimer dabei, aber die anderen haben es lange nicht gemerkt, aber ich habe es eben sehr bald, zu bald gemerkt.

Meine Familie hat eigentlich sehr gut reagiert. Meine Schwester hat erst sehr unwirsch reagiert: „Stell Dich nicht so an!", oder so. Aber im Nachhinein hat sie gesagt: „Tut mir Leid, dass es so ist, aber ich konnte es einfach nicht begreifen." Und inzwischen sind sie alle sehr nett, holen mich auch ab. Sie haben mich auch in die Ferien mitgenommen, aber das war dann auch nichts mehr. Es ist dann doch, wir hatten große Familienfeste gemacht und sind dann so in einem, jetzt weiß ich das wieder nicht, bei Kassel ist das, wo man die Häuschen mieten kann, ganz toll für Kinder, und da war also jedes Alter dann auch da. Also, sie versuchen mich mitzunehmen, aber ich bin halt wahnsinnig nervös und denke halt, ich kann das nicht, ich schaffe das nicht, ich habe Angst.

Das konnte ich also nicht genießen. Dann war da noch irgendetwas mit dem Koffer. Mit der Post, nicht die Post, die Bank, nein, der Zug, die machen das alles selbst, nicht im Auto. Meine Koffer wurden gepackt quasi von den Anderen. Ich wusste gar nicht, was sie mitnehmen eigentlich von mir. Und dann war irgendein leerer Koffer da, der auch nicht mir gehörte, und so etwas regt mich dann auf. Das war dann irgendein Koffer, den irgendjemand hat stehen lassen, und wenn jemand den braucht, dann kann er den ja benutzen. Aber das sind Sachen für mich, erstens die ganzen Sachen mit dem Zug und Auto und ..., das war dann einfach zusätzliche Aufregung. Und wenn sie dann also einfach mal vorbeikommen, das ist das Schönste. Oder wie gestern, da war ich den ganzen Tag, war ich bei meiner früheren Freundin, das habe ich auch sehr genossen.

Die Enkelkinder wissen, der Omi geht es schlecht und die vergisst sehr viel. Das ist für die Älteste, die ist dreizehn und der andere ist so, ich glaube drei oder vier. Das ist auch so eine Sache, dass ich das gar nicht mehr weiß.

Die Kinder gehen auch offen damit um. Sie schauen mich dann zwar etwas misstrauisch dann an, wenn ich da plötzlich erscheine, aber wir gehen dann halt spazieren – und das ist dann schon schön.

Ich würde mir hier wünschen, dass man noch mehr veranstalten könnte. Ich meine, die Uta, so heißt sie, die das alles macht, die macht sehr viel mit basteln und singen usw. Was mir nicht so gut gefällt, Kreuzworträtsel lösen, die sind alle so gut und können das immer, das Rätsel. Und ich habe das nie gemacht früher. Es gibt welche, die wirklich krank sind, also von der einen Dame, die ich da erlebt hatte, die da so Angst hatte, plötzlich fing die an, so Wörter zu sagen, die da reinpassen. Vorher noch ganz weggetreten, also das ist enorm. Also, in der Richtung, dass sie da noch mehr weitermacht, mit singen und mit basteln, das machen wir ja schon.

Und, ja, das ist halt, was mich sehr stört eben, der Krach. Aber die anderen haben das oft nicht gehört ... (Frau Kampnagel hört des Öfteren Lärm, vor allem Baulärm, der jedoch von anderen nicht wahrgenommen wird; Anm. G.P.)

Die Krankheit ist auch so, wenn ich zu meinem Sohn sage, ich habe gar keine Socken mehr, dann sagt er: „Die sind doch in Deinem Schrank." Wenn ich gucke, sind die nur immer wieder weg. Ob ich die nur immer wieder wegtue? Deshalb habe ich sie jetzt in den Schrank getan, damit ich die nicht gleich wieder wegtue. Wir haben auch schon eingekauft, meine Freundin und ich, die es nicht hat, die waren nicht mehr da, die waren nicht mehr da die Sachen. Und der Arzt hat gesagt, das sei im Bild von dieser Krankheit. Und damit ich das nicht immer gleich wieder wegräume – und verräume! –, hat er es dann da in den Schrank reingekriegt. Mein Sohn hat gesagt: „Was versteckst Du denn deine Sachen?" Und da hat der Arzt gesagt: „Das gehört auch zu dem Bild, dass man alles wegtut, und dann ist es weg!" Und ich weiß nicht, ich habe wirklich, ich habe also eine schöne Jacke, Schuhe, meine Freundin ist da immer mit mir gegangen, und – sind weg! Man findet dann ganz viele Sachen nicht mehr.

Früher bin ich gerne gewandert, weil mein Mann ja auch aus Garmisch-Partenkirchen kam. Als die Kinder dann größer waren, da hat es auch mehr Spaß gemacht. Davor war es halt immer Schlepperei, wann sind wir denn da? Mit meinem Mann bin ich viel gewandert. Es ist auch eine sehr musikalische Familie, und da ist auch viel gespielt und gesungen worden. Ich spiele kein Instrument, nur Flöte, aber das ist nicht so mein Ding gewesen. Ich singe aber gerne, das habe ich immer gerne gemacht. Und der Garten war mein Hobby. Das ist ein etwas ausuferndes Hobby gewesen, weil meine Söhne fanden, ich mach das prima, und sie hätten da keine Veranlassung jetzt, da Rasen zu mähen oder so etwas. Da stand ich nun mit meinem großen Garten. Und der ist jetzt so schön, den hat jetzt meine Freundin gekauft bzw. der Sohn und die Tochter, und er ist Gärtner. Das ist so toll – einerseits ist es toll, andererseits bin ich auch immer etwas wehmütig, was man aus dem Garten gemacht hat, ganz toll! Ja, die haben dann das Zwischending (gemeint ist der Gartenzaun; Anm. G.P.) aufgemacht, sodass es jetzt ein großer Garten ist, den sie da haben. Meine Freundin wohnte neben mir und ich habe dann das Haus verkauft. Meine Kinder wohnen ja nicht da.

Ich habe früher viel mit den Landfrauen unternommen. Und ich habe auch viel unternommen, also, viele Reisen gemacht, als es noch ging, immer mit jemandem zusammen. Ich war in Israel, Kroatien, dann Belgien, also, schon ganz schön viel. Mit den Landfrauen habe ich viel unternommen. Neulich bekam ich auch eine Einladung von ihnen, aber ich trau mich nicht, ich trau mich nicht. Was soll ich sagen? Es geht mir schlecht?

Wenn ich drei Wünsche frei hätte, würde ich mir wünschen, ja, dass ich den Zeitpunkt meines Todes selbst bestimmen darf. Dass es die Möglichkeit gibt, das wäre der Hauptwunsch, ja.

Wenn ich das überhaupt bestimmen könnte, dass die Möglichkeit besteht, dass, wenn man jetzt also zum Beispiel wie bei der einen Dame, die unbedingt trinken muss und nicht kann, dass die dann auch selber bestimmen darf … Wenn man jetzt 108 ist oder 110, man wird ja immer älter, wie das mit der Pflege wird, ich weiß nicht wie das weitergehen soll. In der Schweiz gab es ja mal irgendetwas, wo man selber wählen konnte, oder in Holland …

Ach ja, als Tipp wollte ich eigentlich, wenn mal jemand fragt: „Was wünschst Du dir?“, dass man abends, dass mich jemand in den Schlaf singt. Ich weiß nicht. Es gibt so viele schöne Bücher auch und Liederbücher für Kinder, wenn sie ins Bett gehen und so, dann habe ich gedacht, statt dass Du im Bett liegst und immer wieder denkst, wie schrecklich alles ist, wäre es doch schön,

wenn jemand jetzt da dir eine Geschichte vorliest oder mir, ja …
Oder diese kleinen Musikuhren für Kinder, an denen man zieht
und dann kommt eine Melodie.

Ich habe diese Einschlafrituale mit meinen Kindern ganz lange
gemacht.

Ich kann nachts ganz gut schlafen. Ich bekomme so ein Dös-
chen, wo das Medikament drin ist, dass ich schlafen kann. Da
bin ich heilfroh! Also, da sparen sie jetzt nicht mit. Da schlafe ich
immer ganz gut ein.

* * *

Nachtrag der Herausgeberin

Frau Kampnagel bereitet es einerseits große Mühe, noch das eigene Zimmer zu finden, sich an die Zahl und das Alter der Enkelkinder zu erinnern
etc., andererseits ist sie in der Lage, in beeindruckender Weise und mit
erstaunlicher Klarheit ihre krankheitsbedingten Verluste zu reflektieren
und über ihre emotionalen Befindlichkeiten zu sprechen.

Obwohl ich persönlich eine aktive Sterbehilfe ablehne, kann ich
– aufgrund ihrer Beschreibungen – den Wunsch, das eigene Lebensende
zu bestimmen, auf subjektiver Ebene nachvollziehen. Gleichwohl gibt
Charlotte Kampnagel deutliche Hinweise, die einen solchen Wunsch
nicht unbedingt aufheben, aber begrenzen können: eine kontinuierliche
personelle Begleitung, das Gefühl vermittelt zu bekommen, ernst genommen zu werden, im Kontext der individuellen Biografie aktiv gefordert und gefördert zu werden, die Praktizierung liebevoller Rituale, die
keineswegs regressionsfördernd, aber dem Wunsch nach Geborgenheit
und Vertrautheit entsprechen sollten.

Während und nach dem Gespräch mit Frau Kampnagel hat mich
große Traurigkeit und auch das Gefühl von Angst ergriffen. Dennoch bin
ich ihr sehr dankbar, dass sie mir und damit auch den Leserinnen und
Lesern erlaubt und ermöglicht, an ihrer persönlichen Lebensgeschichte,
am Krankheitserleben und an den Gefühlen teilzunehmen.

Dr. Doris Wolter[1]

Er hat gesagt: „Dann geh doch nach Leipzig zurück!"

Vorbemerkung der Herausgeberin

Frau Wolter ist eine hübsche und kluge Frau. Sie hat in der damaligen DDR studiert, promoviert und war in leitender Funktion in der DDR und später in der BRD tätig. Als die Mauer in Ost-Berlin fiel, war sie in der begeisterten Menschenmenge, jubelte, umarmte schließlich die Menschen auf der anderen Seite der Mauer – auch *den* Mann aus Nordrhein-Westfalen, der ebenfalls angereist war, um dieses historisches Ereignis miterleben zu können. Es war wohl Liebe auf den ersten Blick zwischen den beiden, ein Jahr später heiraten sie und sie zieht zu ihrem Mann in den Westen. Doris Wolter lässt – fast – alles hinter sich: Sie kündigt ihre Arbeit, verlässt ihre Heimat Leipzig, ihre Kollegen, ihre Freunde, ihre Verwandten und ihre Tochter. Nur ihren Sohn nimmt sie mit in die nordrhein-westfälische Kleinstadt.

Doch nach etwa einem Jahrzehnt zeigt sich bei ihr das Symptom „Vergesslichkeit". Ihr Ehemann, von Beruf Arzt, will die Trennung. Sie kehrt allein nach Leipzig zurück. Hier lässt sie sich mehrfach untersuchen. Aufgrund ihres Alters, sie ist Mitte 50, und aufgrund bestimmter atypischer

---

1 Die Autorin hat mich autorisiert, den Artikel unter ihrem richtigen Namen zu veröffentlichen. Aufgrund der fortschreitenden demenziellen Erkrankung kann ich bei Frau Dr. Wolter (Pseudonym) allerdings nicht von einer freien, krankheitsunbeeinträchtigten Entscheidung ausgehen. Ich hatte auch keine Rücksprache mit ihren Kindern oder einer sonstigen Person ihres Vertrauens. Unter ethischen Gesichtspunkten habe ich mich deshalb für eine Anonymisierung entschieden und dafür, sehr intime Erzählsequenzen nicht zu veröffentlichen.

Symptome vermutet man zunächst andere Erkrankungen. Schließlich konzentrieren sich die Diagnostikverfahren auf eine „Präsenile Demenz vom Alzheimer-Typ", was sich bestätigt.

Ob diese Erkrankung, die aufgetretenen und/oder absehbaren Krankheitssymptome und die damit einhergehenden Belastungen und Einschränkungen das Miteinander und Zusammenleben des Ehepaares zerstörte oder ob vorhergehende, krankheitsunabhängige Krisen der Auslöser waren, kann ich in dem Gespräch mit Frau Dr. Wolter nicht (mehr) klären. Eines Tages kommt es jedenfalls zu einem heftigen Streit, bei dem der Ehemann ihr sagt, sie solle doch ausziehen und nach Leipzig zurückgehen. Umgehend packt sie ihre Sachen und fährt mit dem Zug in die Stadt zurück, die sie vor zwölf Jahren verlassen hat. Dieser – verständlicherweise – tief kränkende Rausschmiss beherrscht fortan ihr Leben.

Heute lebt sie allein in einem kleinen, hübsch eingerichteten Ein-Zimmer-Appartment. Eine gute Freundin und ein neuer Lebenspartner unterstützen sie. Doris Wolter bemüht sich außerordentlich, den Krankheitssymptomen entgegenzutreten, indem sie zum Beispiel mittels akribischer Führung eines Kalenders der Vergesslichkeit zu entgehen versucht.

Doch bereits das Schreiben fällt ihr schwer. So berichtet auch sie als sprechende Autorin von ihrer Lebens- und Krankengeschichte, und ich nehme die Rolle der Schreibpatin und schließlich der redigierenden Herausgeberin ein.

Doris Wolter kann oftmals die Sätze nicht mehr vollenden. Die unvollendeten Sätze sind auch in diesem Artikel mit … versehen.

* * *

Ich rede schon offen über die Erkrankung, weil, ich schäme mich ja nicht. Das trifft ja auch viele andere und man kann ja auch nichts dafür. Das kommt dann einfach so.

Nur wenn einen der Ehemann wegschickt, dann ist das schon hart. Er hat gesagt: „Dann geh doch nach Leipzig zurück", – und das habe ich dann auch gemacht. Hab meine Tasche gepackt und bin gefahren.

Leben in der DDR: Kindheit und Jugend, (geschiedene) Ehe und Beruf

Ich bin Leipzigerin, geboren bin ich in Leipzig, da hat die Familie gewohnt. Dann haben wir in Greifswald gewohnt und dann wieder in Leipzig. Da hat die Familie also gelebt in den letzten Jahren.

Ich habe einen Bruder und eine Schwester. Meine Schwester ist vier Jahre älter als ich und mein Bruder, der ist jünger als ich. Einen jüngeren Bruder habe ich (das Alter des Bruders weiß sie nicht mehr; Anm. G.P.). Ich bin so das Mittelkind. Meine Schwester, die hat diese ... na, ja, ich sag ja, ich war so die Einkäuferin. Ich war immer die Clevere. Ich konnte immer gut kaufen und war... Das war immer alles so abgeteilt: Meine Schwester, die musste immer so abwaschen usw., wenn das Essen ... also, damals. Mein Bruder, das war immer so der Liebste, das war noch der Kleine. Und der heißt Hartmut. Birgit, Hartmut und Doris. Ich heiße Doris, ja. Mein Bruder, der hat ein nettes Mädel. Meine Schwester ist nicht so nett – wie das so ist. Aber es sind ordentliche Leute. Mein Bruder hat auch keine Verhältnisse. Das ist schon mal eine gute Sache, dass die wenigstens ... Nur mein Mann, der hatte immer Verhältnisse.

Meine Mutter und so, die hat nicht gelitten darunter oder so ...

Ich weiß nicht, was sie (die Mutter; Anm. G.P.) gesagt hätte, wenn einer sagt: „Geh nach Leipzig zurück!" Die Tasche, mein Ausweis, und dann ... kannst Du noch bezahlen? Hast Du noch Geld dabei? Und weg!

Mein Vater war Direktor, Baubetrieb. Also, er hatte immer was mit Bau zu tun gehabt. Ja, ich sag mal so: Er war Direktor. Das ist für eine Familie ja auch ganz wichtig, was der Vater macht. Es ging immer um Bauwesen. Mein Vater war ein sehr liebevoller Vater, der auch geben konnte, der uns auch so drücken konnte, Kontakte und so. Und meine Mutter, die spielte eine andere Rolle. Meine Mutter ist Ilse Brand, d.h. sie ist eine geborene Brand. Das war so was Besonderes eigentlich, für dort, wo sie gelebt haben. Und sie hat kaum was ..., meine Mutter hat weder gut gekocht noch gut genäht noch irgendwas, was Besonderes war, aber sie war eine liebevolle Frau. Sie war eben Ilse Brand, ihr hat man beigebracht ... Na, ja, aber mein Vater hat sie sehr geliebt. Das ist wichtig. Er kam auch jeden Abend nach Hause – und hat nicht so was Schlimmes gemacht. Meine Mutter war einfach verzogen. Sie war eben jemand, die musste das nicht machen und deswegen ... Aber wir wuchsen ja auf. Mein Vater ist früh gestorben. An was konnte man gar nicht sagen. Er wurde krank und es konnte ihm niemand helfen. Meine Mutter hat dann sehr gelitten. Sie ist dann auch früh gestorben. Wenn man manchmal hört, wie alt Eltern werden können, aber das war bei uns leider nicht.

Ich bin Jahrgang 51, bin in der DDR aufgewachsen. Ich habe studiert und später dann promoviert. Das ist immer meins gewesen, die Literaturwissenschaft, das hat mir auch viel Spaß gemacht. Ich hatte bestimmte Schwerpunkte, die ich auch an der Uni gelehrt habe. Ansonsten war ich zu DDR-Zeiten in der Akademie tätig, das hat mir Spaß gemacht. Und dann war ich, als wir dann im Westen waren (die DDR aufgelöst war; Anm. G.P.), dann hatte ich, das war dann nicht mehr Akademie, aber ich konnte dort weiterarbeiten.

Zu DDR-Zeiten war das eigentlich kein Problem, einen Studienplatz zu bekommen. Ich wollte eigentlich immer in Leipzig studieren. Ich habe auch viel Zeit verstreichen lassen. Ich möchte auch noch mal diese Geschichten, die ich wirklich ..., auch für meine Kinder dann irgendwann mitteilen ... So zieht sich das durch und dann weiß man auch warum ...

Also die Unizeit, das war eine schöne Zeit. Und ich war auch ganz stolz. Dummerweise habe ich mal meine Doktorarbeit jemand gegeben, die sie auch wieder zurückbringen wollte, aber die Person hat sich erst mal verdünnisiert, aber die kann ich mir ja dann in der Uni wieder ausleihen, wenn ich wollte.

Wann sind die Kinder geboren? Moment, da muss ich erst einmal überlegen. Nein, zuerst kam das Studium. Studium und Promotion, da kamen die Kinder dazwischen. Das habe ich auch so gewollt, dann kann man auch aufatmen. Ich hatte auch noch eine Oma, die auch immer geholfen hat. Im Studium hätte ich das damals nicht gemacht, weil man erst einmal sehen muss, wie das dann da so läuft. Ich hab auch gedacht, das ist auch okay.

Das ist schon eine besondere Anforderung mit Kindern. Das ist auch heute noch so. Aber da hatte ich Glück, meine beiden „Wänster", die waren eigentlich so lieb.

Meinen ersten Mann habe ich damals geschickt zum Studium – musste ich ja. Ich bin ja so erzogen worden. Er war einfach ein ganz normaler Facharbeiter. Dann hat er die Fachschule besucht, in W. Das ist hinter Leipzig, da habe ich ihn hingeschickt. Das hat er auch geschafft, das Fachschulstudium. Und dann hat er natürlich Jobs angenommen und so, aber das hat er, wie gesagt ... Er kam aus einer Familie, die waren relativ ... Die Schwiegermutter war total lebensrau, hat immer alles hergegeben. Die hat immer viel mit Polen gehandelt. Durch die Schwiegermutter habe ich auch immer, habe ich polnisch so ein bisschen gelernt. Und wenn ich nach Polen fahre, dann spreche ich auch ein bisschen polnisch. Das hat sie mir beigebracht. Meine Familie, die hat so etwas nicht gemocht – das sind die Deutschen und so. Aber die war auch sehr herzlich und so. Die hat auch alles rüber gegeben, was irgendjemand brauchte und so. Und die hat auch, wie gesagt, auch immer mit denen gesprochen, dadurch kann ich das auch ein bisschen. Das war auch schön.

Zufällig haben die Nachbarn von meiner Freundin jetzt, die hat mich eingeladen, mit ihr irgendwann ... In einer Woche oder in zwei Wochen, da fahren wir nach Polen und da kann ich dann mitfahren. Die haben so ein Auto und da kann ich dann mitfahren. Ich bin lange nicht da gewesen. Na ja, das sind eben so Sachen, da konnten wir, die wir nicht viel Geld hatten, konnten wir immer da mit rüber. Wie es heute da ist, weiß ich gar nicht. Aber ich freue mich, dass ich dann mal wieder drüben bin und ein wenig polnisch sprechen kann.

Von der ganzen Familie von mir, da hat keiner polnisch gesprochen, nur, das hat mich irgendwie ... Ich habe Französisch gehabt, aber nie Englisch. Ich kann zwar ein paar englische Brocken, aber Französisch habe ich gelernt und war aber leider, war zwar ein paar Mal in Paris und so, und konnte das dann auch anwenden, aber man muss dann ja doch viel nachlesen und gucken und so. Wir waren mal zu zweit, mein Mann (der zweite Ehemann; Anm. G.P.) und ich, aber das ist gar nicht so einfach. Man muss immer wieder nachlesen und so.

Russisch habe ich auch in der Schule gelernt, aber das war eigentlich verlorene Liebesmühe. Wenn ich jetzt nach Polen gehe, die sprechen kein russisch, damit kann man nichts anfangen. Man kann nur gucken, ob man einen findet, der russisch spricht.

Ich habe zwei Kinder, einen Sohn und meine Tochter, sie ist 35 Jahre. Die leben auch in Leipzig.

Ich hätte eigentlich mit meinem ersten Mann keine Kinder haben sollen, weil er einfach …, das zeichnete sich ja ab. Doch die Schwiegermutter hat auch sehr geholfen bei den Kindern. Ich wollte zwei Kinder.

Mein Sohn hat so eine kleine Freundin, schon seit mehreren Jahren. Das sage ich immer ganz stolz, weil der Vater meiner Kinder, der auch lebt und von dem ich mich dann getrennt habe, der ist immer fremd gegangen und dann dachte ich immer, hoffentlich kriege ich keinen Jungen, aber mein Sohn ist ein ganz Braver und Lieber.

Meine Tochter, die hat wohl auch wieder eine Beziehung und so. Aber wie gesagt, wenn man so einen Mann hat, der so ein Schwerenöter ist, der lebt ja auch noch und der trifft ja auch meinen Sohn, das ist ja auch alles in Ordnung so. Aber wie gesagt, das ist wie so ein Albtraum gewesen, wenn man so einen Mann hat, der ständig immer so Affären hat. Aber Gott sei Dank, da hat sich nichts vererbt.

Ich habe Enkelkinder, einen Jungen und ein Mädchen von meiner Tochter; so einen Süßen, der Kleine, und das Mädchen ist fünf, so. Ja, ich sehe die beiden. Meine Tochter wohnt auch in Leipzig. Meine Tochter war ja mal verheiratet, jetzt hat sie einen Freund.

Sie macht so ein bisschen auf Elektronik und so, sie hat ja die beiden Kinder immer gehabt und sie muss ja auch von irgendwas leben.

Leben in der BRD: Heirat, Krankheit, Trennung, Rückkehr

Und dann habe ich den großen Fehler gemacht – aus Liebe! – habe ich in Nordrhein-Westfalen noch einmal geheiratet vor zwölf Jahren. Und der hat dann gemeint, das ist noch gar nicht so lange her, hat er gemeint: „Geh nach Leipzig zurück." Und ich habe das an dem Tag auch gemacht. Also, ich bin ja nun auch schon ein bisschen älter und so. Das habe ich einfach gemacht. Ich habe gesagt, gut, habe ich meine Tasche genommen. Und ich habe auch gedacht, nee, ich habe zwölf Jahre bei ihm gelebt. Er ist Arzt, das muss man wissen. Und er ist nicht irgendjemand. Er weiß ja auch, was in meinem Kopf da passiert. Durch ihn eigentlich ist das ausgelöst, weil er gesagt hat: „Geh nach Leipzig zurück." Dieser Satz kam. Und dann habe ich einfach, was ich so hatte, genommen und bin in den Zug gestiegen. Und ich musste ja dann mir eine Wohnung nehmen und alles bezahlen. Dann habe ich mir praktisch erst einmal ein Zimmer genommen. Ich habe heute alles, was ich brauche und wenn man baden geht, kann man duschen. Dusche habe ich, oder Badewanne habe ich auch. Ich habe alles was ich hier brauche. Ich habe kein Auto, ich brauche kein Auto. Ich habe mich dann darauf geeinigt, gut, so ist es dann. Er muss ja auch zahlen. Da wollte er nicht so richtig ran, wie die Menschen so sind. Aber wie gesagt, das bekomme ich. Das steht mir ja auch zu, wir waren ja auch zwölf Jahre verheiratet. Ich will da jetzt auch nicht drüber klagen. Ach Gott, da kann man viel drüber diskutieren, und kann sagen, die anderen haben es auch (gemeint ist die demenzielle Erkrankung; Anm. G.P.), und so, aber das ist schon blöd oder nicht schön. Früher hatte ich Freunde hier, aber die sind auch weggezogen, gestorben und so. Das ist schon schwierig.

Mein Mann wusste von meiner Krankheit. Ich kann jetzt nicht genau sagen, ob das so ist. Erst einmal hat er mir unterstellt, ICH hätte 60.000 Euro oder Geld, hätte ich genommen. Ich bin nicht so ein Mensch, der an irgendetwas dran geht. Wenn man mir was gibt und sagt, hier haste, ist das was anderes. Früher habe ich im Monat eine Summe gehabt und so. Er hat dann jetzt, hat er sich bei meiner Freundin oder Bekannten, hat er gesagt: „Ja, die hat mir alles weggenommen." Wie kann ich? Also, er hat mir unterstellt, mein geschiedener Mann, dass ich mir Geld angeeignet hätte. Da würde ich doch mit meiner Rente, die ich habe, nee ... Ich habe dann jemand geholt – mit 600 Euro kann ich nicht leben. Da habe ich auch gestaunt. Ich habe ... Die Ausbildung wird nicht anerkannt auf die Rente oder nur ein bisschen. Die Promotion, die ich habe, die drei oder vier Jahre, dann habe ich in der Akademie in der DDR gearbeitet und bin da auch, nachdem es die DDR nicht mehr gab, auch geblieben. Ich habe wirklich nur eine Rente von 600 Euro. Wie kann man? Ich habe ja mein Lebtag Kinder geboren, ich habe alles Mögliche gemacht. Und ich habe nur dadurch ein kleines Auskommen, dass er jetzt zahlt, er muss mir, wie gesagt, was dazu geben, aber ich habe gedacht, na ja, so 800 wirst Du doch bekommen. Ich habe ja auch Kinder geboren, und hab gearbeitet und hab da gemacht und so – schwierig, schwierig! Und ich weiß nicht, wie manche davon leben wollen. Also, mir geht es gut so wie es ist. Und ich hoffe auch, dass er nicht so bald stirbt, wegen der Rente. Oder bekomme ich dann weiterhin Geld? Dann auch? Man muss es dann erfragen. Er hat ja, da hat er ein Grundstück und da, auf Menorca, und alles Mögliche hat er ja herangeschafft. Das ist ja auch alles gut, soll er auch machen, aber sicher ist ja nichts. Ich will auch noch einmal irgendwohin gehen und mich beraten lassen. Weil, die Eltern von ihm leben noch, das ist ja auch gar nicht so schlecht, aber wie gesagt, die halten natürlich zum Sohn. Das ist ja ganz klar, das wird ja auch immer so sein. Das soll ja auch so sein, das wäre ja auch falsch, wenn die zu mir stehen würden. Ich will auch nicht viel mehr Geld. Wenn das so wie es ist ginge, könnte ich davon leben und so, aber es ist etwas ... Das Erstaunliche ist, wenn man dann auf einmal, ja, wenn man sich die Rechte erkämpft. Ich habe ja mit meiner Freundin, da wollten wir nächste Woche mal dahin gehen, was mir zusteht oder nicht, wie lange muss dann vielleicht wirklich auch ... muss man den Leuten wirklich sagen. Ich bin noch nicht da gewesen bzw. wir waren da, da war alles so toll und so, aber wir gehen noch mal hin und lassen uns noch mal beraten, was ich machen muss und nicht machen muss.

Wie wir uns kennen gelernt haben? Er ist aus Nordrhein-Westfalen. Wir haben uns kennen gelernt, das erste Mal, wo die Grenze aufging. Die Mauer ist gefallen, er stand drüben und ich stand hier. Ich war aus Leipzig angereist. Und so haben wir uns kennen gelernt. Er ist ja aus Nordrhein-Westfalen, war zufällig da, wollte alles mitkriegen und so. Das war '89. So ein Jahr später bin ich dann zu ihm da hingezogen.

Ich bin dann vielleicht auch stur. Er hat gesagt: „Geh nach Leipzig zurück." Ich hätte sagen können: „Du, wollen wir jetzt nicht noch einmal reden?" Nee, ich hab gedacht, wenn er dann … Das ist sein Ding. Dann muss er sagen: „Komm Du zurück", oder so, nee. Auf dieser Basis sind wir heute noch und ich habe dann auch mit ihm nie wieder ein Wort geredet – möchte ich auch nicht, weil, das sind immer solche Vorwürfe. Er wusste, dass ich nicht kochen kann. Also, ich habe keine großartigen Fähigkeiten. Dann habe ich auch so gedacht, natürlich, dass es ihm gut geht oder solche Sachen, habe ich versucht. Und ich hab auch gehofft und auch gedacht, dass er sich das noch einmal überlegt, was er denn macht. Dann hat er seinen Urlaub auf Menorca gemacht, er hat ja überall so Wohnungen gekauft. Also, er ist ja so ein Fleißiger, legt immer schön an. Das ist ja gut für die Nachkommen dann. Wie gesagt, das andere, ich höre ja auch immer von dort, das ist ja auch schön, wenn man das Geld immer anlegt, ist ja auch gut, und ich muss davon auch nichts haben. Ich bin ja kein Mensch, der da etwa zu viel hat, oder so. Ich will, dass er mir hilft, dass ich das Geld kriege von ihm.

Wie auch immer, ich muss jetzt sehen oder hoffe ich, dass ich davon leben kann. Mit 600 Euro kommt man nicht zurecht! Da habe ich schon, ich habe für die Wohnung schon, für diese kleine Wohnung bezahle ich schon über 400 Euro. Das ist viel Geld. Und wenn ich 600 oder 700 dann hätte – das ist ganz schön schwierig. Ich denke mal so, ich habe jetzt so keine Ahnung, ich denke mal schon, damit werde ich schon weiter kommen. Aber es ist schon ganz schön schwierig, wenn man nicht weiß, wo man sich Recht holt oder jemand sagt, jetzt kannst Du das machen oder das nicht machen – da muss man alleine durch.

Wir sind vor ein paar Wochen geschieden worden. Mein Ex-Mann war schon einmal verheiratet und er hat auch Kinder. Also, vor vielen Jahren, eine Frau, die Frau war wohl so dick geworden und ... Ich hab die nie gesehen und die Kinder auch nicht.

Ich weiß auch gar nicht, wie das ist, wenn er tot ist, ob ich dann von ihm sozusagen noch etwas kriegen würde.

Das Schlimme ist, dass irgendwie, dass Leute dazwischen auch ..., und er auch behauptete, ich hätte so viel Geld gestohlen, 60.000 Euro. Ich habe ja in seiner Wohnung natürlich gewohnt, oben, das ist klar. Aber ich bin ja nie an sein Geld gegangen, nee. Also, das wird dann auch so verbreitet, in dieser kleinen Gemeinde. Es wird erzählt, dass ich mir eben so viel Geld weggenommen hätte. ER hat das ... Und er scheint auch irgendwie nicht ganz so klar mehr zu sein, ich weiß es nicht, denn ich müsste ja dann überall Geld haben, hier in den Hosentaschen und so. Ich kaufe mir mal einen Pulli oder mal so ein paar Teile da, und habe dann wie gesagt, 600 habe ich eine ganze Weile gehabt, dann hat mir die Steuerberaterin geholfen, dass ich praktisch 500 ... Ob ich bei 500 bleibe, weiß ich nicht, aber jedenfalls das kommt dazu dann, das gehört dazu (hier vertauscht Frau Dr. Wolter die beiden Geldsummen; Anm. G.P.).

Er ist Arzt, hat eine eigene Praxis. Er soll eigentlich schon ... Er ist so ein Mensch, der immer so etwas streut, und ja, ich war schon krank, als ich da hinkam. Also, das hätte ich ja nun auch mal gemerkt. Aber ich habe einfach das Problem ... Wahrscheinlich hat auch sein Verhalten dazu – irgendwie – dazu mit beigetragen, dass er mir so ... So, diese ... Das wurde irgendwie immer mehr, dass er weiter so was erzählt hat: „Die war schon immer krank." Ich war nicht immer krank! Ich war eine ganz normale Person! Ich habe immer gefragt! Ich habe immer gearbeitet, ich habe immer Leute unter mir gehabt usw.! Ich habe so viel Spaß gemacht! Ich war damals so im Wissenschaftsbereich auch bekannt, jedenfalls konnte man mit mir auch arbeiten usw. Das ist jedenfalls sehr gemein alles, was er da so mit mir macht! Er hat, er hätte ja auch sagen, wir reden noch mal drüber, oder. Aber wenn er einfach sagt: „Geh nach Leipzig zurück", das ist eine deutliche Aufforderung. Und ich bin, ich habe mir, wie gesagt, erst einmal so eine Bude in Leipzig genommen, und dann bin ich hierher umgezogen. Und nun bin ich auch zufrieden, was soll man auch mehr machen?

Bei mir fing die Erkrankung so an, dass ich mich nicht mehr so gut orientieren konnte. Von der Orientierung her war ich eigentlich immer, also, da wo wir gelebt haben, habe ich immer alles gefunden. Ich war auch immer so die Einkäuferin von der Familie. Aber so orientierungsmäßig, da war ich eigentlich schon immer so … Klar, hier wohne ich, und das Zuhause finde ich auch. Und ich kann auch zwei, drei Wälder durchstreifen oder so und wüsste, wo ich dann noch hinmüsste, das ist dann noch möglich. Aber ich habe praktisch, ich muss immer schon einen schwachen Orientierungssinn gehabt haben. Das kann ich von mir so sagen. Aber einkaufen war ich immer, musste auch damals so durch den Wald, habe auch keine Angst gehabt.

Heute habe ich übrigens immer Angst, wenn ich nachts, abends fahre durch den Wald, oder so. Weil mein Freund, der hat ein Auto, und wenn Nacht ist … Ich habe jetzt aber auch ganz doll an mir gearbeitet und dass ich nicht mehr so aufschreie vor Schreck. Das geht schon. Aber diese Vergesslichkeit, das hatte ich nie damals. Das ist etwas, was entstanden ist und wahrscheinlich auch mit dieser gescheiterten Ehe zu tun hat, dieses Stigma, da weggezogen und dann hat man hier auch keine Kontakte mehr. Das ist eigentlich so deprimierend. Ich wollte eigentlich, als ich da weg war … Ich habe hier damals meine Kontakte vernachlässigt – es geht ja auch nicht alles. Meine beste Freundin hat leider ein Kind bekommen und ist gestorben. Die Vergesslichkeit, wie die entstanden ist, weiß ich nicht, hatte ich früher nie. Ich habe früher auch nie Geld verloren.

Hier gehe ich ja viel spazieren, das ist kein Problem. Ich gehe die Straßen lang und dann weiß ich irgendwann wieder, ach, jetzt bist Du ja da und da. Das ist kein Problem.

Das Schlimme ist ja, ich habe ja meine eigenen Kinder damals da gelassen in Leipzig, nur mein Söhnchen, der war drei Jahre mit in Nordrhein-Westfalen, dann habe ich ihn zurück gebracht. Die drei Jahre, das war ganz schön, dass er da war. Aber mein Mann war auch nicht so der Liebe, sondern war auch hart und so – und ich wollte ihn auch schützen! Ich wollte auch nicht irgendwie …

Dann hat er bei seinem Vater hier in Leipzig gelebt. Gut, ich habe gedacht, er ist ja ein ordentlicher Kerl, nur, dass er ständig was mit Frauen hatte. Das Schöne ist, mein Sohn hat eine Freundin schon acht Jahre, da bin ich ganz stolz drauf. Wenn er sich morgen trennen will, dann hat er schon also alles geleistet, was der Vater niemals geschafft hat. Na ja, da freut man sich. Er ist auch, er ruft dann auch mal an. Meine Tochter eigentlich wenig. Aber die bereden sich dann mal, und dann kommt auch mal jemand zu mir rüber. Aber ist ja auch egal, die sollen Ihr's machen. Hauptsache sie sind gesund.

Diese Belastung – man geht nicht in ein Land, wo man nicht hingehört. Das war ein ganz großer Schlag. Ich wollte eigentlich immer mit den Kindern zusammensein, und wollte immer … Und hab gedacht, das ist ein ordentlicher Kerl. Das macht man nicht! Man lässt nicht die eigene Frau zwölf Jahre da und dann sagt man …

Das sind so Sachen, die sind nicht ordentlich, dass passt nicht. Und er ist ja immerhin Arzt! Wenn er kein Arzt wäre, dann könnte er sich auch vorstellen, wenn eine Patientin, also ich, was könnte ich denn noch machen? Eine gescheiterte Person, dort, wo ich damals gelebt habe …! Dort in Nordrhein-Westfalen war ich nicht mehr berufstätig. Ich habe nur so gemacht, was zu tun war. Ich habe ja nicht mal gekocht. Da war immer jemand, der gekocht hat.

Als ich damals zu ihm zog, da musste er auch zeigen, dass ich aus Leipzig bin.

Die Eltern von ihm leben noch. Sie haben noch einen jungen Bruder, doch der ist jetzt verstorben, viel zu jung. Familie Wolter, also ich habe ja den Namen behalten. Mein Mädchenname ist Weber. Und ich hab gedacht, jetzt noch mal den Namen ändern, nee.

Nur Pech gehabt! Aber ich sehe ihn immer noch, an der Grenze da. Es war gleich so Liebe auf den ersten Blick. Er hat ja als Arzt, egal wo man ist, hat man ja immer eine hohe Anerkennung. Aber es macht ihm überhaupt nichts, wenn er seine eigene Frau so wegschickt.

Also, ich habe ja keine Freundinnen da, habe mal hallo gesagt.

Ich meine, das kriegen sie ja auch mit, obwohl das auch ja sehr einfache Leute waren. Er hat sich nie mit Leuten umgeben, die was im Kopf hatten, nur so Mitläufer, die brauchte er.

Ich soll ihm nun also 60.000 Euro weggenommen haben. So viel Geld hat man nicht zu Hause. Vor allem gibt man es nicht der Frau, die man nicht mehr mag, oder so. Na, ja, er ist mit seiner Mutter jetzt, da hat er sich eine Wohnung gekauft, auf Menorca. Er ist krank im Moment, aber er macht seine Praxis weiter. Clever ist er schon. Er hat also überall das Geld, was er hatte, immer ordentlich angelegt. Er hat die Wohnung da auf Menorca, dann hat er in Schweden ein ganz großes, sehr schönes Häuschen, eine Art Doppelhaus. Das eine hatte er mir zugeschrieben, und deswegen habe ich jetzt diese Summe, die ich jetzt habe, da hat er dann so rumgemodelt, das ich praktisch dann, das ist abgezahlt, das Haus, durch das Haus das Geld bekomme. Das hat er mir dann zugestanden.

Ich hatte ja noch den schönen Job in der Akademie. Das war schon gut. Ich hätte es ihm auch nicht zugetraut, dass er so etwas macht. Ich bin ja nicht irgendjemand gewesen. Ich habe ja auch was gemacht, ich habe ja auch meine Promotion gemacht. Ich habe zwar nicht mit sehr gut oder gut abgeschlossen, aber auch wenn die Note schlecht war, habe ich doch bestanden. Da war er auch mal dabei mit usw., und da habe ich natürlich, da war dann nicht mehr alles so wichtig, und da habe ich dann gesagt, dass ich die Promotion gerade so bestanden hatte, na, ja. Da muss ich mich auch nicht für schämen. Aber er fand das nicht gut, dass die anderen es jetzt wissen.

Man heiratet da nicht hin, einfach so. Es war so ein kleiner Ort, da in Nordrhein-Westfalen. Jeder kennt jeden, es ist alles so klein. Nein, das macht man nicht, nein, das macht man nicht. Den Schock werde ich wahrscheinlich auch nie überwinden. Wenn man aus Leipzig kommt, wenn man weiß, man hat einen tollen Job – und dann auf einmal steht man da und hat nichts. Das war ein Fehler! Ich wusste das nicht: Ich hatte eine gute Basis, hatte alles, was man so brauchte. Ich hatte ein Auto noch, damals usw. – und dann auf einmal mich dann rauszusetzen.

Meine Schwester wohnt bei Leipzig. Da hat sie ihren Mann …
und das ist auch gut so …

Mein Brüderchen, der hat sich eine Frau gesucht, die kommen
ganz gut zurecht …

Die haben alle, mein Bruder und meine Schwester, die haben
alle etwas mit Bau zu tun. Wohl vom Vater her. Ich bin da ganz
abgewichen.

Wenn ich drei Wünsche einfach so frei hätte, was würde ich mir
wünschen? Eigentlich möchte ich nur, dass ich mit meinen Kindern, dass ich stärkere Kontakte habe, dass ich meine Enkel mal
häufiger sehe oder so. Das ist eigentlich so mein Wunsch. Ich bin
nicht so, dass ich wer weiß wie häufig mit ihnen spielen muss oder
so. Dass ich einfach mal sehe, wie entwickeln sie sich und so.

Ja, ich denke, die zwölf Jahre, meine Tochter wird mir die nie
verzeihen, glaube ich. Aber mein Sohn war ja drei Jahre da, hatte
ich ihn ja da. Und er ist sowieso ganz anders. Er ruft dann auch öf-
ters an. Meine Tochter wird mir vielleicht irgendwann verzeihen,
aber es ist ja auch Liebe gewesen. Es war ja nicht irgendwas, wo
ich gesagt habe, hier … nee. Wie gesagt, mein Söhnchen, der ruft
an und sagt: „Mir geht es gut", oder: „Wir machen jetzt …", dies
und das. Meine Tochter – mal gucken. Man kann es ja auch nicht
ändern. Ich kann nichts ungeschehen machen.

Wegen der Erkrankung gehe ich zu Dr. Niemann. Ich nehme
ja meine Tabletten. Ich habe ja keine Schmerzen, oder so. Es gibt
wahrscheinlich keine Heilung, denke ich. Operieren können sie
nicht, am Kopf ist es ohnehin schwierig. Es kann durchaus sein,
dass sie mal was finden, was hilft, aber im Moment muss ich schon
so damit leben.

Ich habe nichts am Bein, ich habe auch sonst nichts, mir tut
auch nichts weh. Ich habe auch keine Beschwerden, im Gegenteil.
Ich bewege mich sehr gerne, ich gehe sehr gerne, dass ich nicht steif
werde. Ich bin heute auch wieder ganz viel gelaufen.

Mittlerweile habe ich wieder einen Bekannten. Ich habe, meine Freundin hat, sagte, ich soll mir doch mal wieder einen Mann
raussuchen oder so. Dann habe ich was aufgeschrieben, ich habe
aber so „gekliert", ich wollte eigentlich nicht, und habe das prak-

tisch abgeschickt. Einen Brief habe ich geschrieben und ich kriegte einen zurück. Und das war er. Er hat dann geantwortet. Ist ein netter Mensch. Er ist vielleicht sieben Jahre älter.

Er hat ein kleines Haus, in der Nähe ist ein kleiner See, da fahren wir am Wochenende immer hin. Das ist schon ganz schön.

Er hat hier in Leipzig eine Wohnung, da bin ich noch nicht gewesen. Ich will auch nicht, ich muss mir die Wohnung ja auch nicht angucken, wenn er ... Aber wie gesagt, er muss gucken, wenn er jetzt aufhört, im Juli oder so wird er aufhören. Dann hat er das Alter. Und das ist schon schön, wenn man die Möglichkeit hat, im Sommer da am See, herrlich. Und auch jetzt ist es schon schön, wenn man da so rumstreichen kann.

Leipzig hatte sich für mich, nach zwölf Jahren, eigentlich nicht groß verändert. Ich bin heute z.B. eine ganze Stunde durch die Stadt gelaufen, wo ich sonst immer nicht lang gehe. Wenn ich morgens wach bin und der Heinz ist weg, zur Arbeit oder so, dann ziehe ich mich an, wasche mich und dann gehe ich los. Dann bin ich heute eineinhalb Stunden in der Gegend gewesen, wo ich selten war.

Ich muss morgens los, ich kann nicht liegen bleiben. Ich kann nicht Stunden fernsehen oder sonst was. Draußen ist schöne Luft, und so. Dann gehste mal. Dann habe ich einiges gefunden, was ich noch gar nicht, was ich sonst noch gar nicht gesehen habe. Ich bin ziemlich weit gelaufen, insofern, nein, ich muss sagen, ich habe da eigentlich gar keine Probleme. Ich habe da auch keine Defizite. Ich denke, da wohnt man, da benutzt man die Läden, wo man schwimmen geht, oder so. Und wie gesagt, wo ich heute raus kam, beim Rathaus bin ich da raus gekommen. Einen riesengroßen Kreis hatte ich mir da vorgenommen, und war auch ganz froh, weil, ich kann da nicht so sitzen. Kaffee hatte ich getrunken, und dann muss ich Luft haben. Wenn man jetzt nicht gerade putzen will, oder so ... Nein, das kann man nicht sagen, da habe ich kein Problem, weil ... Ich streife gerne mal durch die Stadt, gucke mir immer mal was Neues an und so, wo kann man noch mal hingehen und so. Und ich habe auch weiter vor, noch mal rumzustöbern, wo man noch mal hingehen kann. Was ich jetzt leider vernachlässigt habe, ist so diese, ich bin sehr häufig im Theater gewesen früher.

Ich war viel in Kinos – habe ich lange nicht mehr gemacht. Vielleicht … Man hat ja das Fernsehen, da ist ja vieles … Aber es gibt auch einiges, was man versäumt.

An alte Bekanntschaften kann ich im Allgemeinen nicht mehr so gut anknüpfen. Das ist unterschiedlich. Ich habe z.B. einen Freund, der verheiratet ist. Mit dem war ich auch mal zusammen und der mag mich auch immer noch. Ich habe mich da auch mal gezeigt, und das tut ihm auch immer noch weh. Man kann das schon machen, aber man muss auch keine schlafenden Hunde wecken.

Es sind auch einige gestorben. Meine beste Freundin ist gestorben.

* * *

Nachtrag der Herausgeberin

Das Schicksal von Frau Dr. Wolter hat mich sehr berührt. Sie ist noch ungewöhnlich jung, als sie die Alzheimer-Erkrankung ereilt. Auch ich bin in den 50er Jahren geboren und so rückt die Vorstellung, ebenfalls einmal erkranken zu können, in greifbare Nähe. Die partielle Identifikation und Betroffenheit rührt aber auch daher, dass sich hier eine Frau aktiv – und wahrscheinlich teilweise unter großen Anstrengungen – einen Lebenslauf geschaffen hat, dem Respekt gebührt: Doris Wolter hat studiert, geheiratet, zwei Kinder geboren, promoviert, sich scheiden lassen, war in leitender Funktion tätig. Fast analog zum Ende der DDR beendet sie ihr bisheriges Leben und beginnt in der BRD, in einem anderen (alten) Bundesland, mit einem neuen Mann, ein neues Leben. Doch der Preis ist hoch: Sie gibt ihre Selbstständigkeit auf, sie löst das soziale und familiäre Netzwerk. Ihre Tochter, die in Leipzig bleibt, kann ihr das nie wirklich verzeihen und so bleibt das Verhältnis zu ihrem Kind und zu ihren Enkelkindern – auch ohne große räumliche Distanz – sehr distanziert. Ihren Sohn kann sie zunächst in das neue Leben „im Westen" einbinden, doch auch er findet keinen richtigen Platz im neuen Leben der Mutter und des Stiefvaters.

Schließlich ereilt sie eine demenzielle Erkrankung, und rasch bricht das „zweite Leben" zusammen. Frau Wolter führt die Alzheimer-Krankheit auf das Verhalten des zweiten Ehemannes zurück, der sie wohl nicht unterstützen will und weder psychosozial begleiten noch finanziell ausgleichen will. Es kommt zum Zerwürfnis. Am Ende einer zwölfjährigen Ehe packt sie ihre Sachen in einer einzigen Tasche zusammen und kehrt alleine zurück – krank und gekränkt, arm und desillusioniert. Und dennoch: Sie findet Unterstützung in Person einer alten Freundin, die ihr hilft, einen neuen Lebensgefährten zu finden und die für sie eine Rechtsanwältin einschaltet, damit sie finanziell von ihrem Ex-Ehemann versorgt wird. Dieser Freundin in ihrer neuen und alten Heimatstadt Leipzig ist sie sehr verbunden und sie ist ihr sehr dankbar.

War die „Herzensentscheidung" von Frau Dr. Wolter ein Fehler? Wäre ihr Leben letztlich glücklicher verlaufen, wenn sie in Leipzig geblieben wäre?

Anhang

Ausgewählte, weiterführende Adressen

Alzheimer Angehörigen-Initiative e.V.
Brunnenstr. 5
10119 Berlin
Tel.:   030/44 33 87 41
Fax: 030/44 33 87 22

Bundesarbeitsgemeinschaft für Alten- und
Angehörigenberatung e.V. (BAGA)
Huntestr. 21
48431 Rheine
Tel.:   0171/1 87 74 55
E-Mail: info@baga.de
Internet: www.baga.de

Deutsche Alzheimer Gesellschaft e.V.
Friedrichstraße 236
10969 Berlin
Tel.:   030/2 59 37 95-0
Fax: 030/2 59 3795-29
Alzheimertelefon: 01803/17 10 17 (9 Cent/pro Minute Festnetz)
E-Mail: info@deutsche-alzheimer.de
Internet: www.deutsche-alzheimer.de
                  www.alzheimerforum.de

Kuratorium Deutsche Altershilfe (KDA)
Wilhelmine-Lübke-Stiftung e.V.
An der Pauluskirche 3
50677 Köln
Tel.:   0221/93 18 47-0
Fax: 0221/93 18 47-6
E-Mail: kontakt@kda.de
Internet: www.kda.de

Die Gedächtnissprechstunde

Eine Liste der Gedächtnissprechstunden, Gedächtnisambulanzen und Memory-Kliniken in Deutschland, der Schweiz und Österreich, sortiert nach Postleitzahlen

Im Internet: http://www.alzheimerforum.de/2/8/1/1/sprechst.html (Stand: Mai 2007; eine Gewähr für die Richtigkeit der Anschriften und Telefonnummern kann nicht gegeben werden)

Gedächtnissprechstunde in Deutschland

Gedächtnissprechstunde Universitätsklinikum Carl Gustav Carus der TU Dresden Klinik und Poliklinik für Psychiatrie und Psychotherapie Ansprechpartner: Frau Dr. med. Vjera Holthoff, Frau Dr. J. Schellong, Herr Dr. Barth, Frau Dipl.-Psych. S. Lüdecke	01307	Dresden	Fetscherstraße 74	Tel: 0351 / 458-2797
Gedächtnissprechstunde Psychiatrische Klinik und Poliklinik der Universität Leipzig Ansprechpartner: Herr Prof. Dr. Gertz, Herr Dr. Nägler, Herr Dr. Ulrich Müller und Frau Dipl.-Psych. A. Hensel	04317	Leipzig	Johannisallee 34.	Tel: 0341/ 97-24304 Fax: 0341/ 97-24662
Gedächtnisambulanz Klinik und Poliklinik für Psychiatrie und Psychotherapie der Universität Halle Ansprechpartner: Herr Dr. K. Broich	06097	Halle	Julius-Kühn-Str. 7	Tel: 0345/ 557-3640
Gedächtnissprechstunde Neurologische Poliklinik Charité Berlin Ansprechpartner: Herr Dr. Eike Spruth	10115	Berlin	Luisenstraße 11-13	Tel: 030/ 450-572079 Fax: 030/ 450- 560912

215

Einrichtung	PLZ	Ort	Straße	Telefon
Gedächtnissprechstunde Vivantes Wenckebach-Klinikum Klinikum für Psychiatrie, Psychotherapie/ Gerontopsychiatrisches Zentrum Ansprechpartner: Herr OA Dr. Gerth, Herr Dr. Rüdiger Trabant, Frau Schminke (Sekr.)	12099	Berlin	Wenckebachstr. 23	Tel: 030/ 7561-2304
Gedächtnissprechstunde Neurologische Poliklinik Universitätsklinikum Benjamin Franklin Ansprechpartner: Herr Dr. Ralf Siedenberg, Herr Dr. Andreas Lueschow	12200	Berlin	Hindenburgdamm 30	Tel: 030/ 8445-2255
Gedächtnissprechstunde Vivantes Krankenhaus Hellersdorf ö.B. Wilhelm-Griesinger-Krankenhaus Gerontopsychiatrische Abteilung Ansprechpartner: Frau OÄ Dr. Kathrin Haupt, Frau G. Prehn (Ärztin)	12683	Berlin	Brebacher Weg 15 Haus 41 5.OG Station GA 71	Tel: 030/ 5680-3560 Tel: 030/ 5680-3591 Fax: 030/ 5680-3562
Gedächtnissprechstunde St. Joseph-Krankenhaus Berlin-Weißensee Fachklinik für Neurologie und Psychiatrie Gerontopsychiatrisches Zentrum Ansprechpartner: Frau Dr. Iris Hauth, Frau Dr. Eckelmann, Frau Timpus	13088	Berlin- Weißensee	Gartenstr. 1-5	Tel: 030/ 92790-257 Tel: 030/ 92790-470 Tel: 030/ 92790-322 Fax: 030/ 92790-700
Gedächtnissprechstunde Evangelisches Geriatriezentrum Berlin (EGZB) Ansprechpartner: Herr Dr. Gernot Lämmler, Herr Dr. Fischer (OA)	13347	Berlin-Wedding	Reinickendorfer Str. 61	Tel: 030/ 4594-1975 Tel: 030/ 4594-1000 Fax: 030/ 4594-1938

13585	Berlin-Spandau	Neue Bergstraße	Gedächtnissprechstunde Vivantes Klinikum Spandau Klinik für Psychiatrie und Psychotherapie – Memory Clinic Ansprechpartner:Prof. Dr. med. Jürgen Staedt	Tel: 030/3387-3001
14050	Berlin	Nußbaumallee 38 bzw. Eschenallee 3	Gedächtnissprechstunde Klinik und Hochschulambulanz für Psychiatrie und Psychiatrie Charité – Universitätsmedizin Berlin CAMPUS BENJAMIN FRANKLIN Ansprechpartner:Prof. Dr. Rainer Hellweg, Dr. Oliver Peters	Tel:030/ 8445-8310 Fax: 030/ 8445-8350
14772	Brandenburg an der Havel	Anton-Saefkow-Allee 2	Gedächtnissprechstunde Landesklinik Brandenburg Ansprechpartner: Dr.Eckard Marg , Frau Dr. Martina Arndt	Tel: 03381/ 78- 2201 Tel:03381/ 78- 2218 Fax: 03381/ 78- 2543
16225	Eberswalde	Oderberger Straße 8	Gedächtnissprechstunde Landesklinik Eberswalde Gerontopsychiatrisches Zentrum Ansprechpartner:Herr Dr. Eick Fritzsche	Tel:03334/ 53-367 Tel:03334/ 53-248
18147	Rostock	Gehlsheimer Straße 20	Gedächtnissprechstunde Klinik und Poliklinik für Psychiatrie und Psychotherapie am Zentrum für Nervenheilkunde Ansprechpartner:Frau OÄ Dr. R. Mau, S.Doreen	Tel:0381/ 494- 9689
19348	Perleberg	Dobberziner Str. 112	Gedächtnissprechstunde Kreiskrankenhaus Prignitz Ansprechpartner:Frau Dr. Karin Konnopka	Tel:03876/ 303201

217

Gedächtnissprechstunde
Klinik für Psychiatrie und Psychotherapie der Universität Hamburg
Ambulanz in der Poliklinik
Ansprechpartner: Herr Dr. Tomas Müller-Thomsen, Herr Dr. S. Arlt, Frau Dr. A. Jungbluth und Herr Dr. O. Mittermeier
20246 Hamburg
Martinistraße 52
Tel: 040/ 42803- 3220
Tel: 040/ 42803- 2228
Fax: 040/ 42803- 4237
Fax: 040/ 42803- 3218

Gedächtnissprechstunde
Neurologisch-psychiatrische Schwerpunktpraxis
Ansprechpartner: Prof. Dr. med. Dipl.-Psych. Wolfgang Meins
20354 Hamburg
Neuer Wall 32
Tel: 040/ 30708988
Fax: 040/ 30708994

Gedächtnissprechstunde
AKH Harburg
Abtg. für Psychiatrie und Psychotherapie
Memory Klinik
Ansprechpartner: Herr Dr. M. Preiter
21075 Hamburg
Eißendorfer Pferdeweg 52
Tel: 040/ 7921-3243
Fax: 040/ 7921-3090

Gedächtnissprechstunde
Institutsambulanz der Psychiatrischen Klinik Häcklingen/Uelzen
Anmeldungen für Häcklingen :
Ansprechpartner: Dr. T. Müller-Thomsen
21335 Lüneburg
Am Wischfeld 16
Tel: 04131 / 7008-85

Gedächtnissprechstunde
Klinikum Nord-Ochsenzoll
Abteilung für Geriatrie
Ansprechpartner: Herr Dr. Claus Wächtler, Herr Dr. Günther Hofstra, Frau Dr. Heidi Peters und Frau Dipl.-Psych. B. Stieglitz
22419 Hamburg
Langenhorner Chaussee 560 Haus 15
Tel: 040/ 5271-2337
Tel: 040/ 5271- 2404
Tel: 040/ 5271- 2199
Tel: 040/ 5271- 2445
Fax: 040/ 5271- 1605

Einrichtung	PLZ	Ort	Straße	Telefon
Gedächtnissprechstunde Albertinen-Haus Zentrum für Geriatrie Memory-Clinic Ansprechpartner: Frau Ganß (Sekr.) und Prof. Dr. med. H. Becker	22459	Hamburg	Sellhopsweg 18- 22	Tel: 040/ 5581-1852 Tel: 040/ 55 88- 2904 Fax: 040/ 5581-1000
Memory-Sprechstunde Senioren-Residenz Godenblick Ansprechpartner: Prof. Dr. Wulf-Dieter Möller	23714	Malente	Godenbergredder 7	Tel: 04523/ 996-600
Memory-Sprechstunde H.-G. Creutzfeldt Institut Ansprechpartner: Prof. Dr. Wulf-Dieter Möller	24105	Kiel	Waitzstraße 6	Tel: 0431/ 567-350 Fax: 0431/ 567-351
Gedächtnissprechstunde Klinik für Psychiatrie und Psychotherapie der Christian-Albrechts Universität Kiel Ansprechpartner: Frau Dr. Kraus	24105	Kiel	Niemannsweg 147	Tel: 0431/ 597-2585 Tel: 0431/ 597-2681
Gedächtnissprechstunde in der Ambulanz der Gerontopsychiatrischen Tagesklinik Diakoniewerk Kropp Ansprechpartner: Dr. Rainer Kirchhefer	24848	Kropp	Johannesallee	Tel: 04624/ 801-150 Fax: 04624/ 801-100
Memory-Sprechstunde FA für Nervenheilkunde, Psychiatrie und Psychotherapie Ansprechpartner: Dr. med. Peter Arriens	27472	Cuxhaven	Rohdestr.5 (ab 01.04.2007 Kapitän-Alexander-Str.1)	Tel: 04721 / 34018 / 9 Fax: 04721 / 53244

Einrichtung	PLZ	Ort	Adresse	Telefon
Memory-Clinic-Bremerhaven Neurologische Abteilung des ZKH Reinkenheide Ansprechpartner: Dipl. Psych. A. Gies	27574	Bremerhaven	Postbrookstr. 103	Tel. 0471/ 299-2743
Gedächtnissprechstunde Institutsambulanz der Psychiatrischen Klinik Häcklingen/Uelzen Ansprechpartner: Dr. T. Müller-Thomsen	29525	Uelzen	Alewinstr. 17	Tel: 0581 / 976540
Gedächtnissprechstunde Henriettenstiftung Hannover Ansprechpartner: Frau Dipl.-Päd. M. Kenklies, Herr Dr. Marahrens, Chefarzt Herr Dr. Klaus Hager	30171	Hannover	Marienstr. 72 - 90	Tel: 0511/ 289-3487 Tel: 0511/ 289-3350 Tel: 0511/ 289-3223 Fax: 0511/ 289-3004
Memory-Clinic Eggeland-Klinik VKA/ Kur- und Rehabilitationszentrum mit Abteilung für Geriatrische Rehabilitation Ansprechpartner: Frau Kronibus	33014	Bad Driburg	Bahnhofstraße 1	Tel: 05253/ 986-0 Fax: 05253/ 986-100
Gedächtnisambulanz Gerontopsychiatrische Ambulanz des Westf. Zentrum für Psychiatrie und Psychotherapie Paderborn Ansprechpartner: Dr. Klaus-Georg Neubert	33098	Paderborn	Mallinckrodtstraße 22	Tel: 05251/ 1609210 Fax: 05251/ 1609211
Demenzsprechstunde Caritas-Verband Paderborn im Altenzentrum St. Veronika (jeden Dienstag von 17.00 – 19.00 Uhr)	33098	Paderborn	Husener Straße 89	Tel: 05251/ 16195-0

Einrichtung	PLZ	Ort	Adresse	Kontakt
Gedächtnisambulanz Bielefelder Gedächtnisambulanz Universität Bielefeld Raum: C02-222 Ansprechpartner: Frau Dipl.-Psych. Nadine Reinhold	33501	Bielefeld	Postfach 100131	Tel.:0521/106-3521
Gedächtnisambulanz an der Klinik für Psychiatrie und Psychotherapie Gießen Ansprechpartner: Herr Dr. H. Wegener	35394	Gießen	Licher Straße 106	Tel: 0641/ 403-414 Fax: 0641/ 403-471
Gedächtnissprechstunde Ambulanz am Zentrum für Psychiatrie der Justus- Liebig-Universität Giessen Ansprechpartner: OA Dr. S.Paulsen, S.Emmerich	35385	Gießen	Am Steg 22	Tel: 0641/ 99-45724
Gedächtnisambulanz Klinik für Psychiatrie und Psychotherapie Georg-August-Universität Göttingen Ansprechpartner: Dr. Gerthild Stiens	37075	Göttingen	Von-Siebold-Str. 5	Tel: 0551 / 39-14258 Tel: 0551 / 39-8484 Tel: 0551 / 39-6611
Gedächtnissprechstunde Klinik für Neurologie der Otto-von-Guericke-Universität Magdeburg Ansprechpartner: Herr Dr. Rainer Wolf	39120	Magdeburg	Leipziger Straße 44	Tel: 0391/ 67-14206 Tel: 0391/ 67-14245 Fax: 0391/ 67-190368
Gedächtnissprechstunde Klinik für Neurologie II der Otto-von-Guericke Universität Magdeburg Ansprechpartner: Herr Dr. Daniel Bittner	39120	Magdeburg	Leipziger Str. 44	Tel: 0391/67-15031 Fax: 0391/67-15032

Einrichtung	PLZ	Ort	Straße	Telefon
Gedächtnissprechstunde Schwerpunktpraxis Hirnleistungsstörungen Ansprechpartner: Herr Priv. Doz. Dr. med. Martin Haupt	40211	Düsseldorf	Hohenzollernstr. 1-5	Tel: 0211/ 1691040
Demenzsprechstunde für psychiatrische Störungen im Alter Psychiatrische Klinik und Poliklinik der Heinrich-Heine-Universität Düsseldorf Ansprechpartner: Priv.-Doz. Dr. med. T. Supprian, Dr. med. Christian Luckhaus, Oberarzt Dr. phil. Brigitte Grass-Kapanke, Dipl.-Psychologin Psychol. Psychotherapeutin Annika Reinersmann	40629	Düsseldorf	Bergische Landstraße 2	Tel: 0211/ 922-4201 Fax: 0211/ 922-4213
Gedächtnissprechstunde Fliedner Krankenhaus Bereich Gerontopsychiatrie Ansprechpartner: Herr Mohr, Oberarzt eMail: info@krankenhaus.fliedner.de	40885	Ratingen	Thunesweg 58	Tel: 02102/ 303-381 Tel: 02102/ 303-381 Fax: 02102/ 303-282
Alzheimersprechstunde Westfälisches Zentrum für Psychiatrie Ansprechpartner: Frau Dr. Brüne-Cohrs	44791	Bochum	Alexandrinenstraße 1	Tel: 0234/ 5077-101 Fax: 0234/ 5077-235
Gedächtnissprechstunde und Beratung DRK Gesellschaft für Beratung u. Betreuung mbH Ansprechpartner: Frau Eva-Maria Matip	44795	Bochum-Weitmar	An der Holtbrügge 8	Tel: 0234/ 9445-145
Gedächtnissprechstunde Neurologische Uniklinik Ansprechpartner: Herr Dr. P. Calabrese	44892	Bochum	In der Schornau 23-25	Tel: 0234/ 299-3700 Fax: 0234/ 299-3709

Gedächtnissprechstunde Kompetenzzentrum für Gerontopsychiatrie der Klinik für Psychiatrie und Psychotherapie der Universität Duisburg-Essen Ansprechpartner: Frau Zwanzig	45147	Essen	Wickenburgstraße 23	Tel: 0201/ 8707-0
Memory Clinic Essen des Elisabeth Krankenhaus Geriatriezentrum Haus Berge Ansprechpartner: Herr Dr. Hartmut Fahnenstich E-Mail: memory@elisabeth-essen.de	45356	Essen	Germaniastraße 3	Tel: 0201/ 6311- 133 Fax: 0201/ 6311- 139
Gedächtnissprechstunde der Gerontopsychiatrische Ambulanz des Westfälischen Zentrums Herten Psychiatrie, Psychotherapie und Psychosomatik Ansprechpartner: Dr. Ute Brüne-Cohrs	45699	Herten	Im Schlosspark 20	Tel: 02366/ 802- 0 Tel: 02366/ 802- 319 Fax: 02366/ 802- 449
Gedächtnissprechstunde Gesundheitsamt der Stadt Bottrop Ansprechpartner: Frau Dr. Sigrid Danneberg, Herr Dr. Klaus Erkrath	46236	Bottrop	Gladbecker Str. 66	Tel: 02041/ 70- 3773 Tel: 02041/ 70- 3500 Fax: Fax: 02041/ 70-3959
Memory-Clinic der Westfälischen Klinik Münster Abt.Gerontopsychiatrie Ansprechpartner: Frau Isabelle Dandrel-Fischbach	48147	Münster	Friedrich-Wilhelm-Weber-Str. 30	Tel: 0251/ 591-5269 Tel: 0251/ 591-5268 Fax: 0251/ 591-4868

Einrichtung	PLZ	Ort	Straße	Telefon
Gedächtnisambulanz Gerontopsychiatrisches Zentrum Münster Clemens-Wallrath-Haus Ansprechpartner: Frau Dr. H. Halbritter	48151	Münster	Josefstraße 4	Tel: 0251/5202-0 Fax: 0251/5202-62
Gedächtnisambulanz Klinikum Osnabrück GmbH Neurologische Ambulanz Ansprechpartner: Herr Chefarzt Priv.-Doz. Dr. Peter Haller E-Mail:info@klinikum-osnabrueck.de	49076	Osnabrück	Am Finkenhügel 1	Tel: 0541/ 405-0 Tel: 0541/ 405-6501 Fax: 0541/ 405-4198
Gedächtnisambulanz Uniklinik Köln, Klinik und Poliklinik für Neurologie Ansprechpartner: PD Dr. D. Nowak	50937	Köln	Kerpener Str. 62	Tel: 0221/478-4015
Gedächtnissprechstunde im Gerontopsychiatrischen Zentrum Köln-Mülheim der Rheinischen Kliniken Köln Ansprechpartner: Frau Ulrike Meyer zu Allendorf (Beratungsstelle) und Herr Dr. Christian Halfmann (Ambulanz)	51063	Köln-Mülheim	Adamsstr. 12	Tel.:0221/ 606085-02 Fax:0221/ 606085-18
Gedächtnissprechstunde in der gerontopsychiatrischen Fachambulanz der Rheinischen Kliniken Köln Ansprechpartner: Herr Dr. Johannes Johannsen	51109	Köln-Merheim	Wilhelm-Griesinger-Str 23	Tel.:0221 / 8993 – 201 Fax:0221 / 8993 590

Einrichtung	PLZ	Ort	Adresse	Kontakt
Gedächtnissprechstunde in der Institutsambulanz des Alexianer-Krankenh aus Köln Klinik für Psychiatrie, Psychotherapie und Neurologie Demenz-Servicezentrum für die Region Köln und das südliche Rheinland Ansprechpartner: Herr Prof. Dr. Ihl	51149	Köln	Kölner Straße 64	Tel.: 01803 / 88 00 10 00 0 Fax: 01803 / 88 00 11 12 9
Gedächtnisambulanz Universitätsklinikum der RWTH Aachen Neurologische Klinik Spezialsprechstunden in der Neuropsychologie Ansprechpartner: Frau Marion Hentschel (Sekr.)	52074	Aachen	Pauwelsstraße 30	Tel: 0241/ 80-88426 Fax: 0241/ 80-82598
Spezialsprechstunden der Poliklinik Psychiatrie und Psychotherapie Universitätsklinikum der RWTH Aachen Poliklinik Ansprechpartner: Herr OA Dr. med. Klaus Podoll, Herr Dr. med. Yavuz Karaahmetoglu, Frau Dr. Stefanie Becker	52074	Aachen	Pauwelsstraße 30 Aufzug B5, Etage 3, Flur 11 (Rezeption B5)	Tel: 0241/ 80-89638 Tel: 0241/ 80-89508 Tel: 0241/ 80-89516
Gedächtnisambulanz Diagnostik- und Behandlungszentrums für Gedächtniserkrankungen im Alter (DBGA) Klinik und Poliklinik für Psychiatrie und Psychotherapie Rheinische- Friedrich-Wilhelms-Universität Ansprechpartner: Dr. med Frank Jessen	53105	Bonn	Sigmund-Freud-Straße 25	Tel.: 0228/ 287-6367
Memory Clinic Gerontopsychiatrisches Zentrum Bonn Rheinische Kliniken Bonn Ansprechpartner: Dr. U. Kastner	53111	Bonn	Kaiser-Karl-Ring 20	Tel: 0228/ 551-2567 Fax: 0228/ 551-2924

Einrichtung	PLZ	Ort	Adresse	Kontakt
Gedächtnissprechstunde Paritätische Tagesklinik und Instituts-Ambulanz für Psychiatrie und Psychotherapie Ansprechpartner: Dr. Thomas Klingler	55128	Mainz	Drechslerweg 25	Tel: 06131 / 7896-0
Gedächtnissprechstunde Psychiatrische Klinik und Poliklinik Johannes Gutenberg-Universität Mainz Ansprechpartner: Herr Dr. Fellgiebel, Herr Dipl.-Psych. Scheurich	55131	Mainz	Untere Zahlbacher Strasse 8	Tel: 06131 / 17-7340
Gedächtnissprechstunde Ambulanz der Psychiatrie des Siegener Kreiskrankenhauses Ansprechpartner: Frau Dipl.-Psych. Nicole Gruber	57076	Siegen	Weidenauer Straße 86	Tel: 0271 / 705 - 1901 Fax: 0271 / 705 - 1994
Gedächtnissprechstunde Stadtkrankenhaus Soest, Abt. Geriatrie Ansprechpartner: Dr. phil. Roland Brosch	59494	Soest	Senator- Schwartz -Ring 8	Tel: 02921/ 901-205 Fax: 02921/ 901-111
Gedächtnisambulanz Westfälische Klinik Lippstadt, Abteilung für Gerontopsychiatrie Ansprechpartner: Dr. med. Dr. phil. Moritz Heepe, Terminierung: Fr.Böckmann	59556	Lippstadt	Eickelbornstr. 19	Tel.: 02945/ 981 - 1030
Memory Clinic KLINIK am STEIN Geriatrisches Zentrum Olsberg Ansprechpartner: Frau Kräling	59939	Olsberg	Wattmecke 1-7	Tel: 02962/ 808-100 Fax: 02962/ 808-298

Einrichtung	PLZ	Ort	Straße	Telefon
Gedächtnissprechstunde Klinik für Psychiatrie und Psychotherapie I Johann Wolfgang Goethe Universität Frankfurt am Main Ansprechpartner: OA Dr. med. Lutz Frölich und Herr Dr. Kratzsch	60528	Frankfurt	Heinrich-Hoffmann-Str. 10	Tel: 069/ 6301-5996 Fax: 069/ 6301-5811
Spezialsprechstunde für Kognitive Neurologie und Demenz Universitätsklinik für Neurologie Ansprechparter: Herr Dr. Notger Müller, Herr Dr. Matthias Lorenz	60528	Frankfurt/M	Schleusenweg 2-16	Tel. 069 6301 7468
Gedächtnisambulanz Zentrum für soziale Psychiatrie Bergstraße Ansprechpartner: Frau Dr. Gerber, Herr Dr. Kohl, Herr Dr. Matthias Münch	64646	Heppenheim	Ludwigstraße 54	Tel: 06252/ 16-1 Tel: 06252/ 16-383
Gedächtnissprechstunde Zentrum für Soziale Psychiatrie Rheinblick Klinik Rheinhöhe Institutsambulanz für Erwachsene Ansprechpartner: Dr. med. Gerd Warken stellvertr. Leiter der Institutsambulanz	65195	Wiesbaden	Eberleinstr. 48	Tel: 0611/ 18 14 23
Memory Clinic Asklepios Paulinen Klinik Zentrum für internistische u. geriatrische Medizin [ZIGM] Fachbereich Memory Clinic Ansprechpartner: Herr Dr. med Wolfgang Knau[2]	65197	Wiesbaden	Geisenheimer Str. 10	Tel: 0611/ 847-2801 Fax: 0611/ 847-2803

Einrichtung	PLZ	Ort	Straße	Kontakt
Gedächtnissprechstunde Neurozentrum Hochheim Privates Institut für Hirnfunktionsanalyse und Begutachtungsfragen Ansprechpartner: Herr Dr. Rainer Wiegand	65239	Hochheim am Main	Weiherstraße 1	Tel: 06146/ 835858 Fax: 06146/ 835859
Gedächtnisklinik Otto-Fricke-Krankenhaus Fachklinik für Geriatrie und Orthopädie Ansprechpartner: Herr Dipl.-Psych. Thomas Helmenstein	65307	Bad Schwalbach	Martha-von-Opel-Weg 34	Tel: 06124/ 506-408 Tel: 06124/ 506-412 Fax: 06124/ 506-532
Gedächtnissprechstunde Saarland Heilstätten GmbH Geriatrie Sonnenberg Ansprechpartner: Herr Dr. Scheel und Herr Dr. Gehlen	66110	Saarbrücken	Sonnenbergstraße	Tel: 0681/ 889-2201 Fax: 0681/ 889-2630
Gedächtnissprechstunde Universitätskliniken des Saarlandes Nervenklinik und Poliklinik Psychiatrie und Psychotherapie Ansprechpartner: Dr. H. Kessler	66421	Homburg / Saar	Ringstr.	Tel: 06841 / 16-24210 Tel: 06841/ 16-24169
Gedächtnissprechstunde Krankenhaus Zum Guten Hirten Ansprechpartner: Ansprechpartner: Herr Dr. Breitmaier und Herr Dr. Niethammer	67071	Ludwigshafen am Rhein	Semmelweisstr. 7	Tel: 0621/ 6819-0
Gedächtnissprechstunde Klinik Sonnenwende Ansprechpartner: Herr Dr. Junker	67098	Bad Dürkheim	Sonnenwendstr. 86	Tel: 06322 / 794-213

Institution	PLZ	Ort	Straße	Telefon
Gedächtnissprechstunde Westpfalz-Klinikum GmbH Neurologische Klinik Ansprechpartner: Herren Oberarzt P.D. Dr. med. Johannes Treib und Dr. med. Martin Morgenthaler	67655	Kaiserslautern	Hellmut-Hartert-Str. 1	Tel: 0631/ 203-1792 Fax: 0631/ 203-1977
Gedächtnissprechstunde Medizinisches Zentrum Glanblick Ansprechpartner: Dr. med. Albert Alt	67749	Offenbach-Hundheim	Schulweg 1	Tel: 06382/ 9214-0
Gedächtnisambulanz am Zentralinstitut für Seelische Gesundheit Ansprechpartner: Herr Dr. Erik Weimer, Frau Dr. Magda Syren, Frau Dipl.-Psych. Gudrun Schulte-Brochterbeck, Herr PD Dr. Stefan Schwarz Sekretariat: Frau Marietta Pfeifer	68159	Mannheim	J 5	Tel: 0621/ 1703- 3306 Tel: 0621/ 1703- 3301 Tel: 0621/ 1703- 3303 Tel: 0621/ 1703- 3304 Tel: 0621-1703- 3302 Fax: 0621/ 1703-3305
Gedächtnisambulanz Psychiatrische Universitätsklinik Ansprechpartner: Herr Dr. Ulrich Seidl und Frau Dipl. Psych. Sonja Barth	69115	Heidelberg	Voßstraße 4	Tel: 06221/ 56-4431 56-4446 Fax: 06221/ 56-4435
Alzheimer Initiative Evangelische Gesellschaft Stuttgart e.V. Alzheimer Beratungsstelle / Angehörigengruppe Ansprechpartner: Herr Dipl.-Psych. Günther Schwarz	70174	Stuttgart	Büchsenstr. 34	Tel: 0711/ 2054- 374 Fax: 0711/ 2054- 499

229

Name	PLZ	Ort	Straße	Telefon
Memory-Klinik im Rahmen der Tagesklinik für Ältere an der Klinik für Psychiatrie und Psychotherapie im Bürgerhospital Stuttgart Ansprechpartner: Frau Dr.Stauder, OA Dr. Fischer oder diensthabender Arzt der psychiatrischen Klinik	70191	Stuttgart	Türlenstraße 22	Tel:0711/ 253-2974 Tel:0711/ 253-2852 Tel:0711/ 253-00 Fax: 0711/ 253-2989
Memory Ambulanz Klinik für Geriatrische Rehabilitation am Robert-Bosch-Krankenhaus Stuttgart Ansprechpartner: Frau Dr. P. Koczy	70376	Stuttgart	Auerbachstraße 110	Tel:0711/ 8101-3158 Fax: 0711/ 8101-2969
Gedächtnissprechstunde / Memory Clinic der Universitätsklinik für Psychiatrie und Psychotherapie Ansprechpartner:Frau Dr. E. Richartz-Salzburger	72074	Tübingen	Stauffenbergstr. 10	Tel:07071/ 29-87126 Mo-Fr. 7.00-12.30
SOFA Sozialpsychiatrischer Dienst für alte Menschen Ansprechpartner: Frau L. Stickel Sekretariat/ und Herr H. v. Kutzschenbach E-Mail: info@sofa.es.uunet.de	72622	Nürtingen	Stuttgarter Straße 2	Tel:07022/ 785830 Fax:07022/ 785840
DemenzZentrum der Enzkreis-Kliniken E-Mail:DemenzZentrum@enzkreis-kliniken.de	75305	Neuenbürg	Marxzeller Str. 50	Tel: 07082/ 4914-0 Fax:07082/ 4914-12
Gedächtnissprechstunde Städtisches Klinikum Klinik für Psychiatrie und Psychotherapie Oberärztin Frau Dr. Ellen Piffl-Boniolo	76133	Karlsruhe	Kaiserallee 10	Tel:0721/ 974- 3710 (Pforte) Tel:0721/ 974- 3704

76307	Karlsbad	Guttmannstr. 1	Gedächtnissprechstunde der Neurologischen Abteilung am Klinikum Karlsbad-Langensteinbach Ansprechpartner: Frau Bachteler (Chefsekretariat Neurologie) oder Herr Peter	Tel: 07202/ 61-3369 Tel: 07202/ 61-3408 Fax: 07202/ 61-6175
77787	Nordrach	Klausenbach 1	Gedächtnissprechstunde Rehaklinik Klausenbach Ansprechpartner: Herr Dr. B. Dickreiter	Tel: 07838/ 82-0 Tel: 07838/ 82-250 Fax: 07838/ 82-426
78473	Allensbach	Tafelholz 8	Gedächtnissprechstunde Kliniken Schmieder Memoryklinik Ansprechpartner: Herr Prof. Dr. P.W. Schönle	Tel.: 07533/ 808-1105
78479	Reichenau	Feursteinstraße 55	Gedächtnissprechstunde Zentrum für Psychiatrie Reichenau (ZPR) Ansprechpartner: Herr Ulrich Bohnet (Chefarzt Geronto- u. Neuropsychiatrie), Frau Dipl.Psych. Anna Landgrebe E-Mmail: info@zfp-reichenau.de	Tel: 07531/ 977-0 Tel: 07531/977-424 Tel: 07531/977-105 Fax: 07531/ 977-570
79106	Freiburg	Lehener Str. 88	Neurogeriatrie- und Memory-Ambulanz Zentrum für Geriatrie und Gerontologie Freiburg Ansprechpartner: Herr Klaus Schmidtke, Herr Dr. Michael Hüll	Tel: 0761/ 270-7098 Tel: 0761-270-7077 Fax: 0761/ 270-7089
79761	Waldshut-Tiengen	Untere Haspelstr. 15	Gedächtnissprechstunde Memory Praxis Hochrhein Ansprechpartner: Herr Dr. Marc Dressel Diplom-Psychologe und Psychotherapeut	Tel: 07751/ 700036

Gedächtnissprechstunde Psychiatrische Klinik der Ludwig-Maximilians-Universität München Psychiatrische Klinik Station D2 Ansprechpartner: Herr Dr. Harald Hampel und Frau Katharina Bürger	80336	München	Nußbaumstraße 7	Tel: 089/ 5160-5820 Tel: 089/ 5160-5824 Fax: 089/ 5160-5808
Gedächtnisambulanz Max-Planck-Institut für Psychiatrie München Ansprechpartner: Frau Dr. Ackl und Frau Dipl.-Psych. Schreiber	80804	München	Kraepelinstraße 2-10	Tel: 089/ 30622-379 Tel: 089/ 30622-368
Gedächtnissprechstunde Neurologische Klinik und Poliklinik der Ludwig-Maximilians-Universität Ansprechpartner: Prof. Dr. Adrian Danek (Schwerpunkt sind degenerative Demenzen vom Nicht-Alzheimer-Typ)	81366	München	Postfach 701260	Tel: 089/ 7095-3690 Tel: 089/ 7095-4821 Fax: 089/ 7095-4801
Gedächtnissprechstunde / Alzheimer-Zentrum Psychiatrische Klinik der Technischen Universität München Prof. Dr. Alexander Kurz, Frau Dr. J. Diehl Herr Dr. Thimm und Herr Grimmer	81675	München	Möhlstraße 26	Tel: 089/ 4140- 4275 Tel: 089/ 4140- 4279 Tel: 089/ 4140- 4269 Tel: 089/ 4140- 4285
Geriatrische Ambulanz Städt. Krankenhaus Neuperlach Memory Klinik Ansprechpartner: Herr Prof. Dr. R. Heinrich und Frau Dr. B. Wiegele	81737	München	Oskar-Maria-Graf-Ring 51	Tel: 089/ 6794-2284 Fax: 089/ 6794-2455

Einrichtung	PLZ	Ort	Straße	Kontakt
Alzheimer Therapiezentrum der Neurologischen Klinik Bad Aibling Ansprechpartner: Frau Dr. Barbara Romero E-Mail: alzheimer@schoen-kliniken.de	83043	Bad Aibling	Kolbermoorer Straße 72	Tel: 08061/ 3879-0 Fax: 08061/ 3879-11 Service-Tel: 01805 / 2241402
Gedächtnissprechstunde BKH Gabersee Ansprechpartner: Frau Dr. Fric, Herr Dr. Frei	83512	Wasserburg	Gabersee 7	Tel: 08071/ 71-347
Gedächtnisambulanz am Bezirkskrankenhaus Taufkirchen (Vils) Ansprechpartner: Abteilungsarzt Dr. Ralf Marquard, Diplom-Psychogerontologin Frau Caroline Schrenk E-Mail: gedaechtnisambulanz@bkh-taufkirchen.de	84416	Taufkirchen (Vils)	Bräuhausstraße 5	Tel: 08084/ 934-407 Tel: 08084/ 934-212 Fax: 08084/ 934-400
Gedächtnissprechstunde in der Psychiatrischen Institutsambulanz der Danuvius Klinik GmbH Ansprechpartner: Frau Dr. Hildegund Weber	85049	Ingolstadt	Bei der Schleifmühle 34	Tel: 0841/ 9339-800 Fax: 0841/ 9339-811
Gedächtnissprechstunde Klinikum Ingolstadt Memory Klinik Ansprechpartner: Frau S. Winkler	85049	Ingolstadt	Krumenauerstraße 25	Tel: 0841/ 880-2205 Fax: 0841/ 880-2209
Gedächtnissprechstunde Klinik für Psychiatrie, Psychotherapie, Psychosomatik im Bezirkskrankenhaus Augsburg Ansprechpartner: Frau F. Sürer, Frau Dr. A. Hiedl, Frau B. Ringenberger	86156	Augsburg	Dr.-Mack-Straße 1	Tel: 0821/4803-115 Tel: 0821/4803-126 Fax: 0821/4803-266

PLZ	Ort	Straße	Einrichtung	Kontakt
86199	Augsburg	Butzstrasse 25	Memory Klinik der Hessing Stiftung Geriatrische Rehabilitationsklinik Ansprechpartner: Ärztl. Leiterin: Ute Streicher E-mail: memoryklinik@hessing-stiftung.de	Tel: 0821/ 909-424
86633	Neuburg a.d. Donau	Luitpoldstr. c 72	Gedächtnissprechstunde Caritasverband Neuburg-Schrobenhausen Sozialpsychiatrischer Dienst c/o Praxis für Neurologie Dr. Bergmann, Geriatriezentrum Neuburg Ansprechpartner: Herr Gößwein, Herr Portenlänger, Dr.Bergmann, Dr.med.A.Bergmann E-mail: team@neuropsy.de	Tel: 08431/ 45899 Fax: 08431/ 45898
88214	Ravensburg	Weingarthoferstr. 2	Gedächtnissprechstunde Zentrum für Psychiatrie „Die Weissenau' Gerontopsychiatrische Ambulanz Ansprechpartner: Herr Dr. med. Michel Marpert, Frau Christa Höninger (Sekretariat)	Tel: 0751/ 7601- 0 Tel: 0751/ 7601- 2404 Tel: 0751/ 7601- 2259 Fax: 0751/ 7601- 2259
88529	Zwiefalten	Hauptstraße 9	Gerontopsychiatrische Ambulanz Zentrum für Psychiatrie, Münsterklinik Zwiefalten' Ansprechpartner: Frau Dr. Eleonore Fronk, Chefärztin	Tel: 07373/ 10-0 Tel: 07373/ 10-3216
89075	Ulm	Steinhövelstraße 9	Gedächtnissprechstunde Poliklinik für Neurologie der Universität Ulm Ansprechpartner: PD Dr. Christine v. Arnim und Prof. Markus Otto	Tel: 0731/ 500-24564 Tel: 0731/ 500-21434 Fax: 0731/ 500-26745

Einrichtung	PLZ	Ort	Straße	Telefon / Fax
Gedächtnissprechstunde Klinik für Psychiatrie und Psychotherapie am Klinikum Nürnberg-Nord Ansprechpartner: Dr. Hartmut Lehfeld	90419	Nürnberg	Prof.- Ernst-Nathan-Str. 1	Tel. 0911/ 398-3943 Fax: 0911/ 398-3942
Gedächtnis-Zentrum Universität Erlangen-Nürnberg / Klinikum am Europakanal Ansprechpartner: Prof. Oswald, Frau Dr. S. Engel, Herr A. Mück	91052	Erlangen	Nägelsbachstr. 25	Tel: 09131/ 85-22519 Fax: 09131/ 85-26561
Gedächtnissprechstunde Klinik mit Poliklinik für Psychiatrie und Psychotherapie der Universität Erlangen-Nürnberg Ansprechpartner: Herr Dr. Stefan Bleich	91054	Erlangen	Schwabachanlage 6 u. 10	Tel: 09131/ 85-34597
Demenzsprechstunde Neurologische Klinik und Poliklinik Kopfklinikum der Universität Erlangen Ansprechpartner: Herr Prof. Dr. Lang	91054	Erlangen	Schwabachanlage 6	Tel: 09131/ 85-34455 Fax: 09131/ 85-36596
Gedächtnissprechstunde BKH Ansbach Ansprechpartner: Frau Dipl.-Psych. Perisic	91522	Ansbach	Feuchtwanger Str. 38	Tel: 0981/ 4653-0
Gedächtnissprechstunde Bezirksklinikum Regensburg Ansprechpartner: Herr Dr. K. Gürtler, Herr Dr.med.Bernd Ibach, Herr Dr. A. Szeczey	93053	Regensburg	Universitätsstr. 84	Tel: 0941/ 941-1200 Tel: 0941/ 941-0 Fax: 0941/ 941-1205

Einrichtung	PLZ	Ort	Adresse	Kontakt
Gedächtnissprechstunde Asklepios Klinik Schaufling Ansprechpartner: Frau Sabine Bühler , Herr Jörg Oppitz	94571	Schaufling	Hausstein 2	Tel: 09904/ 77-2400 Tel.: 09904/77-2100 Fax: 09904/ 77-7299
Gedächtnissprechstunde Klinikum Bayreuth Geriatrische Tagesklinik Ansprechpartner: Herr Thomas Tümena und Herr Dietrich de Fallois	95445	Bayreuth	Preuschwitzer Straße 101	Tel: 0921/ 400- 1260 Tel: 0921/ 400- 1268 Tel: 0921/ 400- 1262 Fax: 0921/ 400- 6609
Gedächtnissprechstunde Alzheimer Therapiezentrum im Klinikum Staffelstein Ansprechpartner: Frau Dr. Marion Eichhorn	96231	Bad Staffelstein	Am Kurpark 11	Tel: 09573/56- 364 Fax: 09573/56- 552
Gedächtnissprechstunde und Beratung Psychiatrische Universitätsklinik Würzburg	97080	Würzburg	Füchsleinstraße 15	Tel: 0931/ 203-290
Gedächtnissprechstunde Praxisgemeinschaft Ansprechpartner: Frau Dipl. Med. Petra Stelzer, FÄ für Neurologie und Psychiatrie und Frau Dipl.-Psych. Sylvia Wunderlich, Klinische Neuropsychologin	99084	Erfurt	Bahnhofstraße 6	Tel: 0361/ 56 60 924
Gedächtnissprechstunde Geriatrische Klinik und Tagesklinik c/o Geriatrisches Zentrum Ansprechpartner: Herr Dr. Klaus-Martin Christ	99089	Erfurt	Nordhäuser Str. 74	T: 0361/ 781-2850

Gedächtnissprechstunde in der Schweiz

Institution	PLZ	Ort	Adresse	Kontakt
Gedächtnissprechstunde mehrsprachig Consultation de la mémoire sService Universitaire de Psychiatrie de l'Age Avancé (SUPAA) Département de Psychiatrie Du CHUV (DP-CHUV) Ansprechpartner: Herr Dr Armin von Gunten	1005	Lausanne	1, rte Du Tunnel	Tel: 021/316-7960 Fax: 021/316-7980
Gedächtnissprechstunde mehrsprachig Consultation mémoire Institutions Univérsitaire de Gériatrie de Genève Ansprechpartner: Frau Dr. Reinhild Mulligan	1207	Genève	Route de XXXI-ième Décembre	Tel: 022/ 718-4592 Fax: 022/ 718-4599
Gedächtnissprechstunde (mehrsprachig) Consultation mémoire de Perreux Centre de psychiatrie gériatrique Ansprechpartner: Dr. Adrian Küng	2017	Boudry		Tel: 032/843-2121 Fax: 032/843-2497
Gedächtnissprechstunde Abteilung für Neuropsychologische Rehabilitation Neurologische Universitätsklinik Ansprechpartner: Herr Prof. Dr. med. R. Müri	3010	Bern	Inselspital	Tel: 031/ 632-2111 Fax: 031/ 632-8950
Gedächtnissprechstunde Psychiatrische Universitätsklinik Ansprechpartner: Frau Dr. Eva Krebs-Roubicek	4025	Basel	Wilhelm Klein-Str. 27	Tel: 061/ 325-5111 Fax: 061/ 325-5258

Gedächtnissprechstunde Memory Clinic Universitätsspital Basel Ansprechpartner: Prof. Dr. phil. Andreas U. Monsch	4031	Basel	Schanzenstrasse 55	Tel: 061/ 265-3881 Fax: 061/ 265-3788
Gedächtnissprechstunde Memory-Clinic Solothurn Bürgerspital Ansprechpartner: Frau Dr. Beat Selz oder Frau S. Ackermann	4500	Solothurn	Schöngrünstraße	Tel: 032/ 6274401 Fax: 032/ 6274402
Gedächtnissprechstunde Memory Klinik am Kantonsspital Olten Ansprechpartner: Herr Dr. med. Dieter Breil	4600	Olten	Baslerstrasse 150	Tel: 062 311 43 47 Fax: 062 311 54 85
Gedächtnissprechstunde Memory Clinic Psychiatrische Klinik Königsfelden Ansprechpartner: Herr Dr. med. Dan Georgescu	5201	Brugg	Postfach 432	Tel: 056/462-2351 Fax: 056/462-2521
Gedächtnissprechstunde Luzerner Psychiatrie Memory Clinic Sursee Ansprechpartner: Frau lic.phil. Josy Höller Moggi	6210	Sursee	Spitalstrasse 16 b	Tel: 041/9250620 Fax: 041/9250601
Gedächtnissprechstunde Demenz-Hotline Luzern Ansprechpartner: Frau Dr. Doris Sutter-Gut	6003	Luzern	Morgartenstraße 7	Tel: 041/ 2108282 Fax: 041/ 2108406

	PLZ	Ort	Adresse	Kontakt
Gedächtnissprechstunde Deutsch, Französisch, Italienisch Memory-Klinik Pfäfers/Valens Klinik St. Pirminsberg für Psychiatrie, Psychotherapie und Suchtbehandlung Ansprechpartner: Herr Daniel Strub, Leitender Arzt Alterspsychiatrie	7312	Pfäfers	Klosterweg	Tel: 081/303-62 27 (Direkt) Tel: 081/303-6060 (Zentrale) Fax: 081/303-6990 Natel: 079/4457094
Gedächtnissprechstunde Psychiatrische Universitätsklinik Gerontopsychiatrischen Zentrum Hegibach Ansprechpartner: Herr Prof. Dr. med. Christoph Hock	8029	Zürich	Minervastraße 145	Tel: 044/ 389-1457 Fax: 044/ 389-1468
Gedächtnissprechstunde Klinik für Akutgeriatrie Stadtspital Waid Ansprechpartner: Frau Dr. Irene Bopp-Kistler	8037	Zürich	Tiechstr. 99	Tel: 044/ 366-2606 Tel: 044/ 366-2185 Fax: 044/366- 2181
Gedächtnissprechstunde Memory Klinik Pflegezentrum Entlisberg Ansprechpartner: Herr Dr. Ulrich Erlinger	8038	Zürich	Paradiesstraße 45	Tel: 043/4951000 Fax: 043/4951001
Gedächtnissprechstunde Memory Klinik Kantonale Psychiatrische Klinik Münsterlingen Station U2/3 Ansprechpartner: Frau Dr. Ivana Späti	8596	Münsterlingen	Postfach 154	Tel: 071/ 686-4280 Fax: 071/ 686-4621

Gedächtnissprechstunde Regionales Psychiatriezentrum Uznach Kompetenzzentrum Demenz Gedächtnissprechstunden und Nachbetreuung Ansprechpartner: Dr. med. S. Freidel (bis Februar 07), dann Dr. med N. Spasojevic	8730	Uznach	Zürcherstrasse 16	Tel: 055/2851480 Fax: 081/2851481
Gedächtnissprechstunde Memory Clinic Bürgerspital St. Gallen Ansprechpartner: Herr Dr. Daniel Inglin	9000	St. Gallen	Rorschacherstrasse 94	Tel: 071/243-8412 Fax: 071/243-8113

Gedächtnissprechstunde in Österreich

Einrichtung	PLZ	Ort	Adresse	Kontakt
Gedächtnisambulanz Allgemeines Krankenhaus der Stadt Wien Leitstelle 6A Ansprechpartner: Herr Prof. Dr. Peter Fischer	1090	Wien	Währinger Gürtel 18-20	Tel: 01/ 40400-3547 Fax: 01/ 40400-3141
Gedächtnisambulanz Neurologisches Zentrum Rosenhügel Ansprechpartner: Herr Univ.-Doz. OA Dr. Josef Spatt	1130	Wien	Rosenhügelstraße 192a	Tel: 01/ 880 32-42553 Fax: 01/88032-42001
Gedächtnisambulanz Geriatriezentrum am Wienerwald Psychologische Ambulanz Ansprechpartner: Herr Magister Dittrich und Herr Dr. Gatterer	1130	Wien	Jagdschloßgasse 59	Tel: 80 110-3888 Tel: 01/ 80110-3249 Tel: 01/ 80110-3763
Gedächtnisambulanz Ordination Dr. Dal-Bianco ao Univ. Prof. Dr. Peter Dal-Bianco Facharzt für Neurologie und Psychiatrie Ansprechpartner: Herr Prof. Dr. Peter Dal-Bianco	1190	Wien	Himmelstrasse 27	Tel: 01/ 3203334 Fax: 01/ 3203334
Memoryambulanz Allgemeines öffentliches Krankenhaus Neurologische Abteilung Ansprechpartner: Frau Dr. Riedelberger und Frau Magister Tesa	3100	St. Pölten	Probst Führer Straße 4	Tel: 02742/ 300-2842 Tel: 02742/ 300-2821 Fax: 02742/ 300-3080

Institution	PLZ	Ort	Adresse	Kontakt
Gedächtnisambulanz Landeskrankenhaus Vöcklabruck Ansprechpartner: Dr. Christoph Silberbauer	4840	Vöcklabruck	Dr.-Bock-Straße 1	Tel: 050554/ 71-0 Tel: 050554/ 71-26530 Fax: 05C554/ 71-22204
Geriatrische Ambulanz Christian-Doppler-Klinik Salzburg Geriatrie	5020	Salzburg	Ignaz Harrer Str. 79	Tel: 0662/ 4483-4130
Demenzabklärung Christian-Doppler-Klinik Salzburg Neurologie	5020	Salzburg	Ignaz Harrer Str. 79	Tel: 0662/ 4483-3015 Tel: 0662/ 4483-3035
Gedächtnisambulanz Universitätsklinik für Neurologie Innsbruck Ansprechpartner: Dr. W. Berger	6020	Innsbruck	Anichstraße 35	Tel: 0512/ 504-3858 Tel: 0512/ 504-4239
Gedächtnisambulanz Universitätsklinik für Neurologie Ansprechpartner: Prof. Dr. Hans-Peter Hartung und Dr. Reinhold Schmidt	8036	Graz	Auenbruggerplatz 22	Tel: 0316/ 385-385 Fax: 0315/ 325-520
Gedächtnisambulanz LKH Klagenfurt Neurologische Ambulanz Ansprechpartner: Dr. Grossmann, Dr. Kuschnik, Frau Neumann	9020	Klagenfurt	St. Veiter Str. 47	Tel: 0465/ 538- 22776 Fax: 0463/ 538- 22057

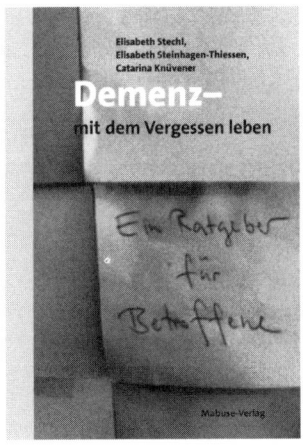

Elisabeth Stechl,
Elisabeth Steinhagen-Thiessen,
Catarina Knüvener

Demenz – mit dem Vergessen leben

Ein Ratgeber für Betroffene

128 Seiten
15,90 Euro
ISBN: 978-3-938304-98-3

Dieser Ratgeber richtet sich an Menschen mit Demenz im Frühstadium, an Angehörige und alle Menschen, die verstehen möchten, wie sich eine demenzielle Erkrankung für die Betroffenen anfühlt.

Menschen mit Demenz beschreiben in kurzen Interviewausschnitten, wie sie selbst ihren Alltag erleben. Sie und ihre Angehörigen kommen zu Wort und schildern, welche Probleme im täglichen Miteinander häufig wiederkehren – und wie sie gemeistert werden können.

Die Autorinnen zeigen, wo und wie sich das Leben mit Demenz leichter machen lässt. Sie sagen, welche Vorkehrungen getroffen werden sollten, und zeigen, dass alle Beteiligten etwas tun können. Das Buch soll Mut machen, sich mit der Krankheit auseinanderzusetzen, sich rechtzeitig helfen zu lassen – und sich selbst zu helfen.

Mabuse-Verlag

Postfach 900647 b • 60446 Frankfurt am Main
Tel.: 069 - 70 79 96-16 • Fax: 069 - 70 41 52
info@mabuse-verlag.de • www.mabuse-verlag.de

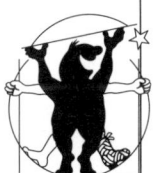

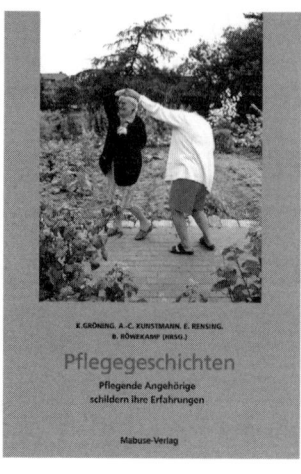
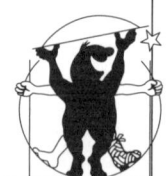

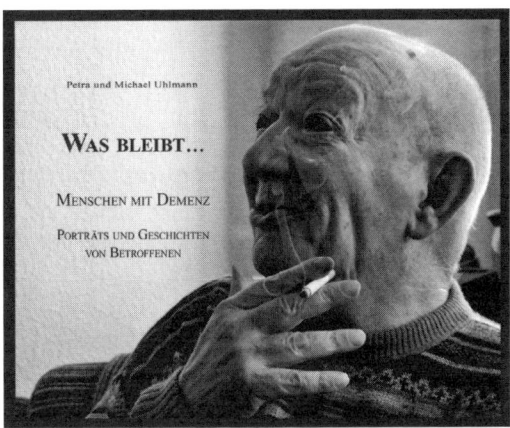